古典哈他瑜伽体式

Classical Hatha Yoga Asanas

主　编 ◎ 于欣力

副主编 ◎ 蔡春阳　王赞贻　余松松

［印度］ Yengkhom Ronica Devi（媛坤）

编委会成员

于欣力　蔡春阳　王赞贻　余松松

Yengkhom Ronica Devi（媛坤）　徐燕超

刘倩茹　瞿晨曦　穆佳钰 唐梦林　喻佳丽　洪见光

中国海洋大学出版社

· 青岛 ·

图书在版编目（CIP）数据

古典哈他瑜伽体式 / 于欣力主编 . — 青岛 : 中国海洋大学出版社 , 2024.1

ISBN 978-7-5670-3725-0

Ⅰ . ①古… Ⅱ . ①于… Ⅲ . ①瑜伽—基本知识 Ⅳ . ① R161.1

中国国家版本馆 CIP 数据核字 (2023) 第 243350 号

出版发行 中国海洋大学出版社
社　　址 青岛市香港东路 23 号　　邮政编码 266071
网　　址 http://pub.ouc.edu.cn
订购电话 0532-82032573（传真）
出 版 人 刘文菁
责任编辑 付绍瑜　　电　　话 0532-85902533
电子信箱 184385208@qq.com
印　　制 青岛国彩印刷股份有限公司
版　　次 2024 年 1 月第 1 版
印　　次 2024 年 1 月第 1 次印刷
成品尺寸 185 mm × 260 mm
印　　张 19
字　　数 350 千
印　　数 1~1700
定　　价 89.00 元

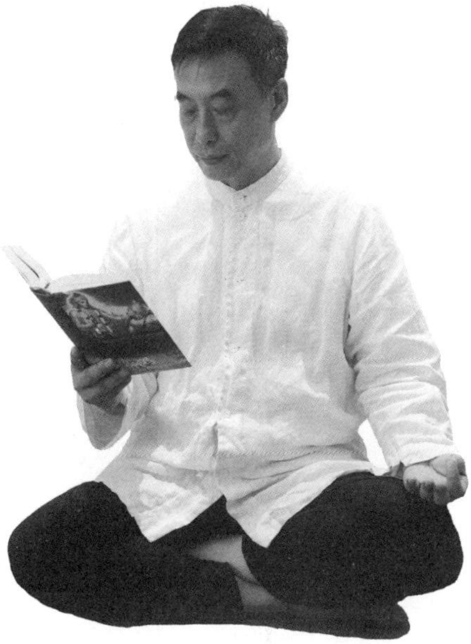

主编简介

于欣力，1964 年 5 月生，山东济南人，云南民族大学中印人文交流中心主任、云南民族大学中印瑜伽学院硕士研究生导师、印度辨喜瑜伽大学博士生中方合作导师、印度卡林加印太研究院编委会国际委员。1985 年 7 月开始从事高等教育国际合作与交流工作，曾任山东大学外事处留学生科科长、中国教育国际交流协会与加拿大教育中心合作成立的中加教育交流与合作办公室中方主任、山东大学威海分校对外交流中心主任、云南大学国际合作与交流处处长、云南大学外国语学院党委书记、云南大学侨联主席、云南民族大学国际处处长。社会兼职：中国教育国际交流协会理事（第六届）、云南省侨联副主席（第六届）、云南侨史会副主席、云南侨知会副主席、中国海洋大学云南校友会会长、中国海洋大学校友会常务理事。

撰写多篇高校国际化和中外人文交流的理论文章，编著《云南大学国际化探索与实践》《高校国际化探索与实践》《东亚峰会框架下的高等教育合作》《游于道——云大师生走世界》《东陆洋先生从教记》《多元互动和谐》《两岸同心，我们同行》《美国游学》等图书。近年来，致力于中印人文交流的探索与实践，出版中印人文交流三部曲《叩开中印大同之门》、《中国青年眼中的印度》（中英文）、《印度青年眼中的中国》（中英文），后两本书得到了中宣部“丝路书香出版工程”重点翻译资助项目的支持。2022 年 1 月出版专著《瑜伽史纲》。

前言

身是菩提树
心如明镜台
时时勤拂拭
勿使惹尘埃

这是唐代高僧，禅宗五祖弘忍弟子，北宗禅创始人神秀所作的一偈。背景是唐咸亨三年（公元672年），弘忍为觅法嗣，乃命门人各呈一偈，表明自己的悟境。当时的神秀是上座，此偈的意思是身是菩提树，菩提即是觉，心明如镜台，仍需勤拂拭，以免被尘埃污染。而同在禅宗五祖弘忍门下，在碓房舂米的“行者”惠能，其地位远低于神秀，本无缘成为嗣法弟子，听师兄读了神秀的偈后，因其不识字，遂口述请人代书一偈：

菩提本无树
明镜亦非台
本来无一物
何处惹尘埃

惠能不识字本是不利因素，却因其悟性和直觉力得到弘忍嘉许，并被授其衣钵，创南宗禅一派。其禅法以定慧为本，认为觉性本有，烦恼本无，明心见性，便是顿悟。他并不认为静坐敛心才算是禅，而认为一切时中行住坐卧皆可体会禅的境界。正所谓：心包太虚，量周沙界。一切般若智，皆从自性生，不从外入。若识自性，一悟即能常乐我净。

印度近代也出现了跟唐代惠能大师相仿的一位奇人——室利·罗摩克里希纳（公元1836—1886年），他也几乎不识字。唐代的弘忍是伯乐，惠能是千里马；而罗摩克里希纳自己就是伯乐，培养出了一位伟大的“千里马”学生——辨喜（公元1863—1902年）。尽管辨喜仅仅在世间生活了39年，他却是新吠檀多哲学和近现代瑜伽的奠基人。辨喜在罗摩克里希纳的指导下以传统吠檀多思想为体，以西方哲学和近现代自然科学成果为用，以吠檀多与瑜伽合流形成了近现代瑜伽体系，使瑜伽成为大众哲学并呈体系化发展。

在当今信息网络化时代，我们该何去何从？是追逐不断涌来的信息，还是让自己内心平静，从而回归真正的自我？什么是真正的自我？这是我们需要认真思考和回答的永恒问题。古印度哲人提出了真实自我是“真 · 知 · 乐”这样一个观点。“真”是真实存在，“知”是意识，“乐”是无限喜乐。

“真 · 知 · 乐”与“身 · 心 · 灵”高度和谐与统一。真实存在的载体就是人的身体，现代社会的快节奏导致的压力与焦虑，让我们的身心出现诸多不适，“身 · 心 · 灵”的不和谐是现代人的普遍现象，也是我们需要关注的现实问题。

杨定一博士在其《真原医》一书中写道：“当身心呈现合一性时，就像一个稳定和谐的小宇宙。同步且和谐的生理状况下，包括免疫、消化、循环、思考能力甚至创造力，都大幅提升且运作顺畅。”他认为“压力是身心失去协调的状态，它是一种‘不和谐’的状态。克服压力最主要的方法不是去减少造成压力的事务，而是如何改变对事情的认知。唯一解决压力的长期、有效的办法，是彻底改变心念，从一个更宽阔的角度去看待生命”。

在“身 · 心 · 灵”之外，呼吸是生命中必不可少的。我们时时刻刻都要呼吸，生命呈现于吐纳之间。古代中印哲学家们都非常重视“气”的概念。古印度奥义书哲学家提出了“五鞘身”的概念，即因食物的供养而产生身体层；气息在身体内流通，而产生生命体征的呼吸层；而人因为不同于其他动物，且因思考而产生了思想层；思想进一步达到觉知的智慧层以及觉知使内心喜乐的喜乐层。奥义书哲学家认为，身体、呼吸、思想、智慧和喜乐这“五鞘身”都是“梵”，起源于“梵”，存在于“梵”，归于“梵”。由此表明，由“五鞘身”构成的主观世界的真实自我的本质是“梵”，而超越“五鞘身”的束缚，才能够达到“梵我同一”的境界。

“真 · 知 · 乐”与“身 · 心 · 灵”以及“五鞘身”的和谐统一，需要哲学层面的逻辑自洽，也需要行法的印证与支持。

瑜伽便是其逻辑自洽和行法印证的桥梁。“瑜伽”一词取自最早的吠陀神曲集《梨俱吠陀》中的词根“Yuj”，最初含义是给牛马套上轭，瑜伽取其“连接、联合、合一”之意。瑜伽不仅是体式与行法，更蕴含深刻哲理与智慧。瑜伽与生活和所有的一切合一，瑜伽是给我们飞扬的思绪和心意加一个“轭”，调节我们心意的波动，使其保持稳定，从而回归真实自我。

古印度六派哲学时期，帕坦伽利进一步总结前人的经验，并依照数论的哲学观编纂了瑜伽派的代表作《瑜伽经》。《瑜伽经》提出了以苦行、奉爱和自我知识为核心的克利亚瑜伽以及瑜伽八支行法，二者既有密切联系又各成体系。以瑜伽八支行法为例，依次为持戒、精进、体式、调息、感官收束、专注、冥想和三摩地。八支行法中，前五支是相对外在的，后三支是相对内在的，后三支合称为“三氧马”。总体而言，八支行法以冥想为核心，前五支是为冥想做准备，后三支是冥想的不同阶段。现代医学证明，专注与冥想的过程虽然身体对氧气的需求大幅度降低，却可以让细胞达到非常好的氧合效应。

古典哈他瑜伽三部曲为《湿婆本集》《哈他瑜伽之光》和《格兰达本集》，它们共同构成古典哈他瑜伽的标志性成果。《瑜伽经》对于体式的描述是“保持舒适稳定的姿势”。但是对于何为以及如何保持舒适稳定的姿势没有展开详细论述。古典哈他瑜伽三部曲对如何习练八支行法进行了细致的描述，形成了规范的行法体系，极大发展和完善了瑜伽的行法。以瑜伽行法练习为主的现代瑜伽，绝大部分源于古典哈他瑜伽。

目前市场上讲解瑜伽体式的书不少，但质量参差不齐。我们编写本书的目的，一是让瑜伽的习练者回归习练瑜伽体式的本源，瑜伽体式追求的不是难度和花样，而是舒适、稳定和持久。本书尝试以真正古籍中的古典哈他瑜伽体式的表述为基础，辅以体式图，让瑜伽习练者从中受益。二是瑜伽的本土化和中国化需要我们真正理解瑜伽，并从印度古老的典籍中汲取营养和智慧。

本书较完整地讲述了古典哈他瑜伽体式。对于瑜伽初学者，建议从第四章开始阅读，找到适合自己的可以持久保持稳定且舒适的体式，练习一段时间，当有了一定的体验后，再从头读起，进一步理解瑜伽的哲学原理和生理原理。对于瑜伽的资深修习者，则建议从“绪论”开始阅读，通过阅读各个章节并对照自己平时的练习，提高瑜伽哲学部分的理论素养。

本书既可供瑜伽爱好者自学，亦可作为教科书或者教培书籍供教师和学员使用。本书第四章至第六章古典哈他瑜伽三部曲中，我们将有关体式部分内容的梵文原文放到书中并配上中文翻译，这样做的目的一是瑜伽古籍多以梵文书写，可供愿意学习梵文的朋友借鉴；二是让瑜伽习练者理解瑜伽体式并非为了难度和花样，而是为了“身 · 心 · 灵”的合一，同时也希望让读者领略千百年前瑜伽士甘于寂寞、孜孜以求的精神。

于欣力

2023 年 11 月 21 日

目录

绪　论

一、印度哲学及其流派

印度哲学源自吠陀。吠陀（वेद Veda）是印度上古知识的合集，以古梵文写成，是印度文明、哲学、宗教及文学的基石。印度哲学流派的形成，都是对吠陀思想的继承和延续。“吠陀”一词在我国古代佛经中有各种音译。在唐玄奘之前，多译作“韦陀、围陀、毗陀、皮陀”等[1]；在唐玄奘之后，多译作“吠陀、吠驮、薜陀、辫陀”等[2]。佛教译师通常译作“明、明论、明智”。这些译法表明，“吠陀”是“知识、智慧”之意。

在印度哲学中，吠陀有狭义与广义之分。狭义吠陀指吠陀本集，由神曲集（संहिता Saṃhitā）、婆罗门书（ब्राह्मण Brāhmaṇa）、森林书（आरण्यक Āraṇyaka）和奥义书（उपनिषद् Upaniṣad）四种典籍构成。神曲集包括《梨俱吠陀》（ऋग्वेद Ṛgveda）、《娑摩吠陀》（सामवेद Sāmaveda）、《夜柔吠陀》（यजुर्वेद Yajurveda）和《阿闼婆吠陀》（अथर्ववेद Atharvaveda），统称为“四吠陀”（चतुर्वेद Caturveda）。

广义吠陀，除吠陀本集外，还包括梵经（ब्रह्मसूत्र Brahmasūtra）、法经（धर्मसूत्र Dharmasūtra）、往事书（पुराण Purāṇa）等一系列解释吠陀的经书，也称“吠陀文献”。此外，为了辅助吠陀的学习，衍生出吠陀的六个分支（वेदाङ्ग Vedāṅga）：①语音学（शिक्षा Śikṣā）；②语法学（व्याकरण Vyākaraṇa）；③音韵学（छन्द Chanda）；④语源学（निरुक्त Nirukta）；⑤天文学（ज्योतिष Jyotiṣa）；⑥仪轨学（कल्प Kalpa）。为了补充对吠陀的理解，又衍生出四个附属吠陀（उपान्ग Upānga）：①弥曼差（मीमांसा Mīmāṃsā）；②逻辑（न्याय Nyāya）；③往事书（पुराण Purāṇa）和史诗（इतिहास Itihāsa）；④法论[3]（धर्मशास्त्र Dharmaśāstra）。后又增加四个吠陀附录（उपवेद

① 分别见于《金光明最胜王经》慧沼疏五、《摩登伽经》（上）、《一切经音义》卷七十二、《金七十论》（中）。

② 分别见于《大唐西域记》卷二、《南海寄归内法传》卷四。

③ 法论包括法经、法典、法集以及法注，以《摩奴法典》和乔底利耶《政事论》最为著名。

Upaveda)：①阿育吠陀（आयुर्वेद Āyurveda）；②利论（अर्थशास्त्र Arthaśāstra）；③音乐舞蹈（गान्धर्ववेद Gāndharvaveda）；④射箭术（धनुर्वेद Dhanurveda）。[①]

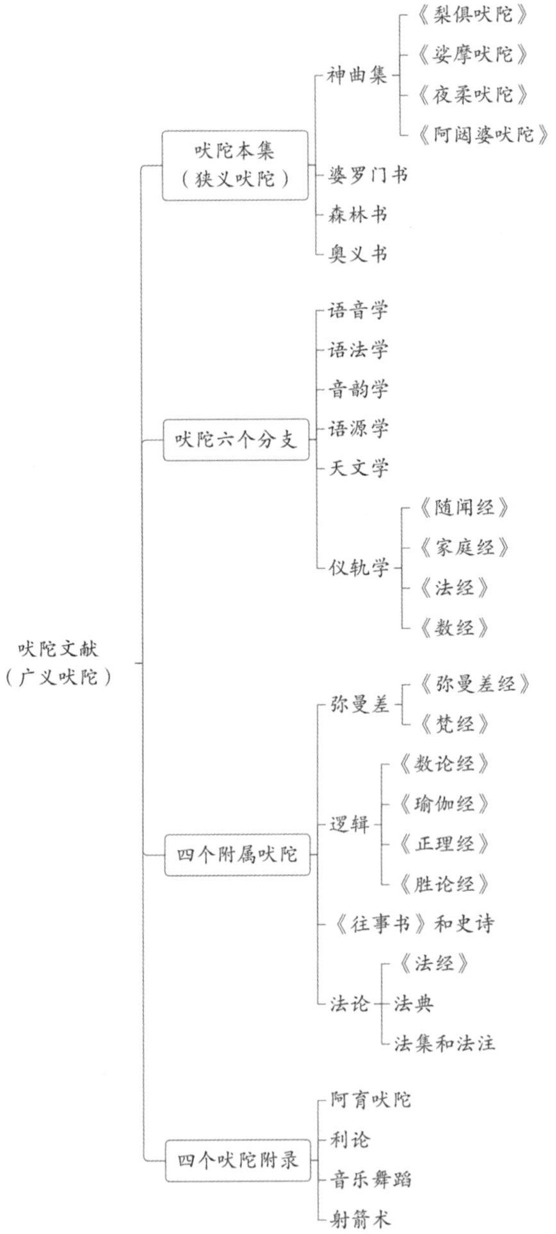

广义与狭义吠陀图示

① 此为印度近代瑜伽士室利·钱德拉谢卡仁得拉（Sri Chandrasekharendra）的分法。另一种为古印度哲学家邵那卡（Shaunaka）的分法：阿育吠陀、建筑学、音乐舞蹈和射箭术。

从哲学史来看，印度哲学最初分为正统哲学和非正统哲学。正统哲学承认吠陀权威、祭祀万能和婆罗门至上，包括六个派别：数论（सांख्य Sāṃkhya）、瑜伽（योग Yoga）、弥曼差（मीमांसा Mīmāṃsā）、吠檀多（वेदान्त Vedānta）、正理派（न्याय Nyāya）和胜论（वैशेषिक Vaiśeṣika），统称为“六派哲学”。而非正统哲学不承认吠陀权威、反对祭祀万能和婆罗门至上，也称为“沙门思想”，其中最具影响力的有五派：佛教、耆那教、顺世派、生活派和不可知论派。无论是作为印度正统哲学的六派哲学，还是作为非正统哲学的沙门思想，其哲学根基都是吠陀。各派思想虽有不同，但都是吠陀思想的延续，皆以解脱为其目标。印度正统哲学中，六派哲学都尊吠陀为权威，但有亲疏远近之分。数论、瑜伽、正理派、胜论是依据吠陀而形成的，唯有弥曼差和吠檀多是吠陀的传承。

事实上，六派哲学并不只是一个简单的概念集合。六派哲学名为“六派”，实则两两互为姊妹哲学：①数论与瑜伽。数论提出，“原人”在“原质”三性（悦性、辨性、惰性）的作用下产生宇宙万物，并提出“二十五谛”[①]的概念。瑜伽以数论的哲学观为依据，系统总结奥义书中的瑜伽思想与行法，成为印度六派哲学中行法的集大成者。②正理派与胜论。正理派源于古印度的辩论术，注重逻辑与推理，是印度古老的逻辑学说。胜论提出，宇宙起源于不可再分的原子。这两派在哲学原理上都使用“句义”[②]一词来命名概念，重视对宇宙本原的细微分析。③弥曼差与吠檀多。弥曼差原为一派，后分为前弥曼差和后弥曼差，后弥曼差即吠檀多。弥曼差是对吠陀祭祀、祭仪方法及其意义的审察考究，吠檀多是吠陀哲学的集大成者。

如上所述，瑜伽是印度哲学行法的集大成者，具有极强的包容性和实践性。无论是正统哲学还是非正统哲学，都遵从瑜伽的行法。瑜伽的持戒和精进是六派哲学以及佛教、耆那教共同遵守的道德规范，瑜伽的冥想是六派哲学以及佛教、耆那教共同遵循的修行方法。发展到近现代，瑜伽与印度主流哲学思想吠檀多合流，正所谓行法的集大成者与哲学的集大成者合流，成为大众哲学并呈体系发展，广泛传播于海外，实现了印度传统文明的复兴。瑜伽不仅是强身健体的工具，更蕴含着深厚的哲学思想。瑜伽的研究者应该跳出瑜伽看瑜伽，跳出宗教看瑜伽，把瑜伽的发展脉络融入印度哲学的发展过程中。

---

① 这里的“谛”（Tattva）指真相或真实，实际上就是此派论述的主要观念或范畴。

② 句义（Padartha）：所谓“句”（Pada）就是概念，“义”（Artha）是“客观存在”。句义指用概念命名的对象。

二、瑜伽的概念

"Yoga"（瑜伽）一词取自《梨俱吠陀》[①]中的词根"Yuj"，"Yuj"有多重含义。古印度梵文语法学家帕尼尼[②]把瑜伽的词根"Yuj"定义为"集中、专注"。"Yoga"一词多次出现在《梨俱吠陀》中，原为"给牛、马上轭"，后引申为"连接、联合、合一、控制、驾驭、献祭"等多种含义。瑜伽取其"连接、联合、合一"之意。

《泰帝利耶奥义书》(तैत्तिरीय उपनिषद् Taittirīya Upaniṣad) 2.4.1 中描述："'梵'是真正的自我，信仰是其头，吠陀是其智慧，真理是其左手，正义是其右手，瑜伽是其躯干，连接各部分。"

《慈氏奥义书》(मैत्रायणीय उपनिषद् Maitrāyaṇīya Upaniṣad) 6.25–6.28 定义瑜伽为："它与呼吸、Om 和一切连接，称为瑜伽。呼吸、意识及各种感官结合，称为瑜伽。"

《伽陀奥义书》(कठ उपनिषद् Kaṭha Upaniṣad) 2.3.10–2.3.11 中描述："当五种感官与心意处于静止，意识不再动摇，这是人们所知的最高状态。人们认为这就是瑜伽，约束感官，不再迷乱，因为瑜伽就是来去生灭。"

《薄伽梵歌》[③](भगवद्गीता Bhagavad Gītā) 2.50 定义瑜伽为："瑜伽是'业'的技巧。"

《胜论经》[④](वैशेषिकसूत्र Vaiśeṣika Sūtra) 5.2.15–5.2.16 把瑜伽定义为："心意不受感官及感官对象的支配，不受快乐与痛苦的困扰，就是瑜伽。"

---

① 《梨俱吠陀》是祭祀中咏诵者所诵的诗歌。它是四吠陀之首，有神曲 1028 首，每首神曲由若干段诗节构成，共 10600 段诗节，分为 10 卷，约在公元前 20 世纪形成，是最早形成的吠陀文本。按主要内容粗略地划分，《梨俱吠陀》前 7 卷是神话的宇宙构成论、多神论、泛神论、神人一神畜一神物同形或同质论，从第 8 卷开始，逐渐向少数神和一神论过渡。

② 帕尼尼(Panini)：生卒年代约为公元前 5 世纪至公元前 4 世纪。著有《梵文语法》，也称《帕尼尼语法》，用 3996 条(一说 4000 多条)规则分析梵文语音和语法，被认为是最早的梵文语言书籍。

③ 《薄伽梵歌》取自印度史诗《摩诃婆罗多》第六章，其成书年代约为公元前 3 世纪一公元 5 世纪。相传为毗耶娑口述，由象头神抄录，以梵文写成，有 700 颂，分为 18 章。其故事背景是古印度婆罗多族的两支后裔俱卢族和般度族在俱卢之野发生的一场大战。

④ 《胜论经》是胜论最根本的经典，相传为迦那陀(Kanada)所著。目前的编撰形式大概是在公元 50 年—150 年左右完成，共 10 卷，370 颂。第一卷陈述二十四谛；第二卷、第三卷阐述实体的类别；第四卷论述性质的类别和原子论；第五卷论述行为的类别；第六卷阐述宗教伦理观以及行为的结果；第七卷论述认知的本质；第八卷、第九卷论述认知和推理；第十卷论述阿特曼的属性。

《瑜伽师地论》[1]（योगाचारभूमिशास्त्र Yogācārabhūmi Śāstra）2.152 提出："瑜伽应具备四要素：信念、志向、毅力和方法。"

印度中世纪最著名的经院哲学家，吠檀多不二论者商羯罗[2]在其《梵经有身疏》（ब्रह्मसूत्रभाषा Brahmasūtra Bhāṣā）2.1.3 中描述："瑜伽是证悟真知的途径。"

帕坦伽利《瑜伽经》（योगसूत्र Yoga Sūtra）1.2 把瑜伽定义为"调节心意的波动使其保持稳定（योगश्चित्तवृत्तिनिरोधः Yogaś Citta-Vṛtti-Nirodhaḥ）"。

三、瑜伽的发展脉络

早在印度河文明[3]时期，古印度人已经开始借助某种方式修行瑜伽。后来印度河文明神秘消失了，但在印度河文明的摩亨佐·达罗（Mohenjo-Daro）考古遗址发现了一枚印章，名为帕束帕提（पशुपति Paśupati），意为"动物之王"，现存于巴基斯坦伊斯兰堡博物馆。方形印章描绘了一个裸体的三面男神，以瑜伽的姿势端坐于宝座之上，他的双臂上戴着手镯，头上还戴着一个精致的头饰。头饰两侧各呈现出五个代表印度河古文字的符号，头饰由两个向外突出的水牛式弯曲角制成，呈现出两个向上突出的点。一根带有三片菩提叶的树枝从头饰的中间升起。三面男神的左臂上有七个手镯，右臂上有六个，其双手自然垂放于膝盖上。简易坐姿，双脚脚跟压在腹股沟下，双脚脚掌略微超出宝座边缘。宝座的脚部刻有牛蹄的图案，就像在公牛和独角兽印章上看到的那样。印章也许没有被火烧过，但是制作印章的石头很硬。印章的背面有一个带沟槽和穿孔

---

① 《瑜伽师地论》相传是弥勒（约公元 350 年—430 年）所著。在汉译佛经中关于弥勒的生平有种种记载，学术界有不同看法。有人认为弥勒是一个历史人物，有人认为在瑜伽行派兴起时期有弥勒论师，他们假托弥勒菩萨之名有了不少论著。瑜伽师地，意即瑜伽修行所要经历的十七种境界，故亦称《十七地论》，为大乘佛教瑜伽行派及中国法相宗的根本论书，亦是玄奘西行取经的重要经典。

② 商羯罗（公元 788 年—820 年）：出生于印度喀拉拉邦马拉巴尔海岸的伽拉迪，年少时曾追随印度著名吠檀多不二论者乔奈波陀（公元 640 年—690 年）的弟子乔频陀，在贝纳勒斯曾与其他哲学派别进行辩论，在印度次大陆四个方位建立四大静修院，组织"十名"教团。主要著作有《梵经有身疏》（Brahmasūtra Bhāṣā）、《示教千则》（Upadeśasāhasri）、《我之觉知》（Ātma-bodha）、《薄伽梵歌评注》（Bhagavad Gītā Bhashya）、十奥义评注等。

③ 印度河文明是印度次大陆已知的最早的城市文明，是世界上最早的文明之一，也被称为哈拉帕文明。公元前 26 世纪达到鼎盛，人口可能超过 500 万。

的凸台。考古学家认为，印章上的男性是湿婆[①]（शिव Śiva）的化身之一楼陀罗（रुद्र Rudra）。[②]瑜伽学者认为，印章上的姿势是瑜伽体式的根锁式（मुलभाण्डासन Mulabhāṇḍāsana）。古典哈他瑜伽三部曲之《哈他瑜伽之光》开篇写道："向第一个瑜伽士湿婆致敬。"这也相互印证了湿婆是第一个瑜伽士。[③]

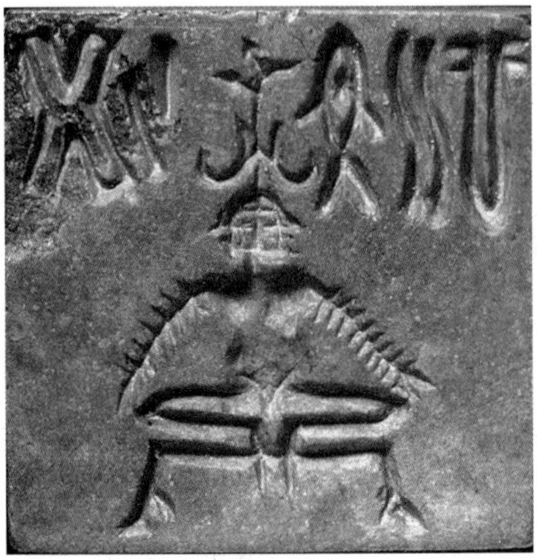

印章"帕束帕提"

关于印度河文明如何起源，又如何发展直至消失，一直是未解之谜。仅凭留存下来的无声遗迹，我们对该文明的经济、社会结构和文化所知甚少。人们利用放射性碳定年法，将印度河文明的成熟阶段界定在公元前 26 世纪—公元前 17 世纪。对于印度河文明消失的原因有各种猜测，但始终没有定论。而更重要的问题则是印度河文明与吠陀文明之间的关系。有部分学者认为印度河文明是由吠陀时代说梵语的雅利安人建立的。

人们在印度河文明遗址中发现了多枚印章，但是印章上的文字尚未被破解。上面这枚与瑜伽有关的印章，让我们看到了瑜伽的雏形，但是并没有关于瑜伽文字方面的记载，因而还不能作为瑜伽哲学开端的依据。

鉴于此，笔者把有文字记载的吠陀文明作为瑜伽哲学奠基期。瑜伽的发展应分为以下五个时期：

---

① 湿婆是毁灭之神，与梵天（ब्रह्मा Brahmā）、毗湿奴（विष्णु Viṣṇu）并称为印度教三大主神，兼具生殖与毁灭、创造与破坏双重性。

② Werness, Hope B, *The Continuum Encyclopedia of Animal Symbolism in Art.* London: A&C Black, 2006, p. 270.

③ Werness, Hope B, *The Continuum Encyclopedia of Animal Symbolism in Art.* London: A&C Black, 2006, p. 270.

第一个时期是吠陀时期——哲学奠基期(公元前 20 世纪—公元前 5 世纪)：以吠陀和奥义书为标志，奠定瑜伽的哲学基础。

第二个时期是前古典时期——史诗时期(公元前 5 世纪—公元 5 世纪)：以《薄伽梵歌》和《瓦希斯塔瑜伽》为标志，论述瑜伽思想。

第三个时期是古典时期——瑜伽形成时期(公元前 3 世纪—公元前 2 世纪)：以帕坦伽利《瑜伽经》为标志，系统总结前期瑜伽理论。

第四个时期是后古典时期——哈他瑜伽(公元 5 世纪—18 世纪)：以哈他瑜伽三部曲为标志，瑜伽行法日趋完善。

第五个时期是近现代瑜伽体系的形成——吠檀多与瑜伽合流(19 世纪至今)：以辨喜①为代表的一批印度近现代哲学家以传统吠檀多思想为体，以西方哲学和近现代自然科学成果为用，以吠檀多与瑜伽的合流形成近现代瑜伽体系，使瑜伽成为大众哲学，并呈体系化发展。

上述五个分期较为清晰地描述了瑜伽从起源、形成到发展的过程，瑜珈的理论行法日趋完善，呈体系化发展。

(一) 吠陀时期——哲学奠基期(公元前 20 世纪—公元前 5 世纪)

这一时期以吠陀和奥义书为标志，奠定瑜伽的哲学基础。四吠陀中，《梨俱吠陀》最古、最原始，产生于公元前 20 世纪左右。②后三吠陀是它派生的作品，相继成书较晚。《娑摩吠陀》和《夜柔吠陀》基本是《梨俱吠陀》有关歌咏和祭祀两部分内容的复述。《阿闼婆吠陀》性质与前三吠陀有所不同。《梨俱吠陀》是颂神诗集；《娑摩吠陀》是颂神歌曲集；《夜柔吠陀》是祈祷诗文集；《阿闼婆吠陀》是符咒和密语诗集。瑜伽起源于《梨俱吠陀》中“苦行”“奉爱”等观念，瑜伽继承了奥义书的理念，多部奥义书都有对瑜伽概念及行法的详细描述。

吠陀本集由行为部分(कर्मकाण्ड Karma Kāṇḍa)和知识部分(ज्ञानकाण्ड Jñāna Kāṇḍa)构成。婆罗门书阐述吠陀的祭祀仪式，森林书从祭祀之路转向知识之路，奥义书阐述吠陀哲学。

---

① 辨喜(1863.1.12—1902.7.4)：印度近现代著名哲学家、思想家，新吠檀多哲学体系及近现代瑜伽体系的奠基人，把瑜伽传播到印度本土以外的关键人物。主要著作有《吠檀多哲学》(*Vedanta Philosophy*)(1896)、《实践的吠檀多》(*Practical Vedanta*)(1912)、《瑜伽经注》(*Patanjali Yoga Sutras, Translation & Commentary*)(1896)、《王瑜伽》(*Raja Yoga*)(1896)、《业瑜伽》(*Karma Yoga*)(1896)、《业瑜伽和奉爱瑜伽》(*Karma-Yoga & Bhakti-Yoga*)(1896)、《智瑜伽》(*Jnana Yoga*)(1899)、《奉爱瑜伽》(*Bhakti Yoga*)(1902)、《辨喜全集》(*The Complete Works of Swami Vivekananda*)(1962—1964)等。

② 巫白慧：《印度哲学》，东方出版社，2000 年，第 28 页。

奥义书，原意是“近坐”，也译作“近坐书”，意为“坐在临近上师的地方”。这个词本无“奥义”之意，后引申为“传授秘密知识”，故称“奥义”。这种说法与奥义书刚产生时人们对它的观感有关。奥义书也称为“吠檀多”（वेदान्त Vedānta），意为“吠陀的终极奥秘”或“吠陀至高无上的真理”。对此有两种解释，一说它是吠陀本集最末尾的部分，另一说它所阐述的是吠陀文献中最深奥、最圆满的理论。德裔英国东方学家马克斯·缪勒[①]（Max Muller）称：“奥义书是吠陀的终结和吠檀多哲学的基础，是‘一种人类的沉思几臻乎顶点的体系’。奥义书支配印度哲学、宗教和生活将近三千年。”[②]

奥义书多为散文体和诗体，其内容驳杂，博大精深，核心是探讨世界的本原以及自我的本质。奥义书实际上是一种哲学类书或对话录，确切地说，是这个时期执“梵我同一”论的各家言论集。

奥义书集中阐述“梵”（ब्रह्मन् Brahman）、“我”（अहम् Aham）、“幻”（माया Māyā）三个核心范畴和它们之间在哲学上的相互关系，从而创立“梵我同一”思想。简明扼要地说，“梵”“我”和“幻”的基本内涵和相互关系为：“梵”是世界的本原，“我”为主观世界，“梵”与“我”本质上是同一的；“幻”是客观世界的现象，产生于“梵”；现象是“幻”，而本体是真实。奥义书哲学家认为，世界起源于“梵”，存在于“梵”，归于“梵”。“梵”是真、知、乐三位一体的存在。奥义书哲学家认为，人生的最高境界，就是力争达到“梵我同一”的境地，达到最终解脱，这是一个断灭轮回、绝对永恒、无限幸福圆满的境地。

（二）前古典时期——史诗时期（公元前5世纪—公元5世纪）

这一时期以《薄伽梵歌》和《瓦希斯塔瑜伽》（योगवासिष्ठ Yoga Vāsiṣṭha）为标志，论述瑜伽思想。《薄伽梵歌》论述通往解脱的三种瑜伽道路——业瑜伽、智瑜伽和奉爱瑜伽。《瓦希斯塔瑜伽》是关于“自我知识”的经典之作。

---

① 马克斯·缪勒（1823.12.6—1900.10.28）：德裔英国东方学家、宗教学家，精通印度宗教与哲学。主要著作有《佛教及佛教巡礼者》《古代梵文文学史》《梵文文法入津》《宗教的起源和发展》《吠檀多哲学》《印度六派哲学》；主编《东方圣书》51卷（1875年以后）；翻译佛教文献《阿弥陀经》（梵文1881，英译1894）、《无量寿经》（梵文1883，英译1894）、《金刚般若经》（梵文1881，英译1894）、《般若心经》（梵文1884，英译1894）、《佛顶尊胜陀罗尼经》（1884）、《法集经》（1884）等。

② Edited by S. Radhakrishnan and C. A. More, *A Source Book in Indian Philosophy*, New Jersey: Princeton University Press, 1957, p.37.

1.《薄伽梵歌》

《薄伽梵歌》取自史诗《摩诃婆罗多》[①](महाभारत Mahābhārata)，意为“神之歌”。这里的“神”指守护之神毗湿奴(विष्णु Viṣṇu)的化身克里希纳(कृष्ण Kṛṣṇa)。《薄伽梵歌》的成书年代约为公元前3世纪—公元5世纪，相传为毗耶娑口述，由象头神[②](गणेश Gaṇeśa)抄录，以梵文写成，有700颂，分为18章，以印度列国纷争时代的社会为背景，叙述了婆罗多族两支后裔俱卢族和般度族争夺王位继承权的斗争。般度族王子阿周那(Arjuna)不愿手足残杀，陷入痛苦。克里希纳教导以阿周那为代表的世人，论述通往解脱的三种瑜伽道路——业瑜伽(कर्मयोग Karma Yoga)、智瑜伽(ज्ञानयोग Jñāna Yoga)和奉爱瑜伽(भक्तियोग Bhakti Yoga)，其内容涵盖吠檀多、瑜伽和数论思想。

业瑜伽有三层含义：一是行使责任。人们应该遵照吠陀中“法”(धर्म Dharma)的规定行使责任，这种行为就是“业”(कर्म Karma)。二是轮回取决于“业”。善业产生善果，恶业产生恶果，但无论善业还是恶业，只要有“业”存在，就有轮回，轮回始终是痛苦。因此，人需要解脱。三是弃绝，即不执着于一切行为的结果。智瑜伽是获得“自我知识”。“自我知识”是关于“梵”的知识，称为“上知”。“自我知识”以外的知识称为“下知”。《薄伽梵歌》认为，只有通过“上知”才能“证悟自我”。奉爱瑜伽也有两层含义：一是把一切行为的结果都当作是对“神”的奉爱；二是以奉爱“神”的精神对待一切事物，心存敬畏。《薄伽梵歌》认为，业瑜伽、智瑜伽和奉爱瑜伽对于通往解脱之路同等重要。

《薄伽梵歌》12.9-12.12：“如果不能专注，那就练习瑜伽。如果不能练习瑜伽，那就无私奉献。如果无私奉献也做不到，那就弃绝。因为智慧胜于瑜伽，冥想胜于智慧，弃绝胜于冥想，一旦弃绝，心意便能保持平静。”这表明，瑜伽是适合所有人的解脱之道，每个人都可以选择适合自己的瑜伽道路。有人认为，《薄伽梵歌》隐喻有第四种瑜伽道路，即“冥想瑜伽”。

---

① 《摩诃婆罗多》成书年代可追溯到公元前4世纪至公元4世纪。史诗里的故事可能发生在公元前9世纪至公元前8世纪，以印度列国纷争时代的社会为背景，叙述了婆罗多族两支后裔俱卢族和般度族争夺王位继承权的斗争。

② 象头神相传为印度教三大主神之一的湿婆和女神帕瓦蒂的儿子，其头为象头，象征智慧和知识。

2.《瓦希斯塔瑜伽》

《瓦希斯塔瑜伽》取自史诗《罗摩衍那》①(रामायण Rāmāyaṇa)。关于《罗摩衍那》的成书时间存有很大争议，推测最早为公元前 5 世纪至公元前 4 世纪，最晚则为公元 1 世纪。②因此，《瓦希斯塔瑜伽》的成书时间也不确定。③相传作者为蚁垤④(वाल्मीकि Vālmīki)，也是《罗摩衍那》的作者。

《瓦希斯塔瑜伽》是关于“自我知识”的经典之作，蕴含吠檀多、数论和瑜伽思想。其故事的背景是年轻的王子罗摩朝圣归来，内心无法平静，父亲见到罗摩日益憔悴，请来圣哲瓦希斯塔为他解惑，瓦希斯塔将他和所有人带入引人入胜的故事，这段对话持续了数天，最终解除了罗摩的困惑。《瓦希斯塔瑜伽》以瓦希斯塔和罗摩对话的形式呈现，罗摩提出“我是谁？”“什么是生死？”“宇宙的起源？”“宇宙的规则是什么？”瓦希斯塔揭示了“自我”的本质，引导人们寻找世界的终极真理，适合追求精神之路的探索者，指引修行者通往自我觉醒之路。

（三）古典时期——瑜伽派形成时期(公元前 3 世纪—公元前 2 世纪)

这一时期以帕坦伽利(पतञ्जलि Patañjali)所著的《瑜伽经》为标志。此书系统总结前期瑜伽理论，标志着瑜伽派形成。关于帕坦伽利生活的年代，众说纷纭。经印度学者考证，他可能生活在公元前 3 世纪—公元前 2 世纪。⑤

《瑜伽经》开篇就描述了瑜伽的概念：“瑜伽是调节心意的波动使其保持稳定。”它系统阐述了瑜伽的八支行法——持戒、精进、体式、调息、感官收束、专注、冥想和三摩地。八支行法是递进关系。

---

① 《罗摩衍那》中的故事发生在古印度，天神毗湿奴化身为古印度伊科什瓦库王国(Ikshvaku)的王子罗摩，罗摩的父亲受到继母凯可伊的蛊惑，把罗摩流放到森林里 14 年。罗摩与妻子希塔，以及兄弟拉克什马纳生活在森林里，罗摩的妻子被恶魔罗瓦纳绑架到了今斯里兰卡。罗摩最后除掉恶魔，救回妻子，加冕为国王。

② J. L. Brockington, *The Sanskrit Epics*, Netherlands: Brill Academic Publishers, 1998, p.379.

③ 学者认为，《瓦希斯塔瑜伽》的简短版本由克什米尔学者阿比南达所著，阿比南达生活在公元 9 世纪或 10 世纪，所以成书时间可能更晚。现存最古老的手稿是公元 10 世纪在印度西北部斯利那加被发现的。

④ 蚁垤：原名阿格尼·夏尔马(Agni Sharma)。据说，他师从圣贤纳拉达(Narada)，印度著名的禁欲主义者。阿格尼·夏尔马受到开示，进行多年的苦修。在苦修的日子里，围绕着他形成巨大的蚁丘，于是他更名为蚁垤。

⑤ Sures Chandra Banerji, *A Companion to Sanskrit Literature: Spanning a Period of Over Three Thousand Years,* Delhi: Motilal Banarsidass, 1989, p. 233.

现行的《瑜伽经》有196句[①]经文，分为四章。第一章三摩地[②]篇(समाधिपाद Samādhipāda)，有51句经文，描述瑜伽的定义、五种改变心意的方式、三摩地的不同阶段、“神”的含义及作用、Om的含义、练习瑜伽的九种障碍及四种表现形式。第二章练习篇(साधनपाद Sādhanapāda)，有55句经文，描述克里亚瑜伽(क्रिया Kriyā)，痛苦的原因，“原人”与“原质”，前五支行法——持戒、精进、体式、调息、感官收束。第三章成就篇(विभूतिपाद Vibhūtipāda)，有56句经文，描述瑜伽后三支行法——专注、冥想、三摩地。第四章解脱篇(कैवल्यपाद Kaivalyapāda)，有34句经文，论述瑜伽修行的目的以及解脱的过程。

帕坦伽利通过《瑜伽经》把吠陀四神曲、奥义书、婆罗门书、森林书、往事书以及取自《摩诃婆罗多》的《薄伽梵歌》和取自《罗摩衍那》的《瓦希斯塔瑜伽》中关于瑜伽的哲学思想和行法串联起来，并以数论哲学为《瑜伽经》的哲学依据，汇总、精练而形成了这部伟大的作品。《瑜伽经》还串起了瑜伽习练者的个人体验，为瑜伽习练者提供目标、路径、成就和解脱。同时，遵从古鲁[③]的教诲与读经典同等重要。

《瑜伽经》沿用了数论哲学中“原人”与“原质”“二十五谛”等概念，此外，又提出“神”(ईश्वर Īśvara)这个概念。《瑜伽经》认为，神是“特殊的原人”，一种无形存在的至高意识。帕坦伽利把“神”看作调节心意波动所要达到的目标，借以排除在瑜伽练习过程中出现的种种障碍。他并没有认为神是宇宙的起源或可干预宇宙的演变过程。

（四）后古典时期——哈他瑜伽时期(公元5世纪—18世纪)

这一时期以哈他瑜伽为标志，瑜伽行法日趋完善。

公元5世纪开始，印度出现了各种瑜伽行法，按照时间顺序依次为：

(1) 密宗瑜伽(Tantra Yoga，约公元450年)：通过体式、调息、冥想、身印、清洁术、曼陀罗唱诵、央陀罗冥想等行法，调节生命能量，提高内在意识以及保持身体健康，探索内在能量与宇宙的关系。

---

① 也有198句之说。

② 三摩地(Samadhi)为音译，旧译作“三昧”，原为“全神贯注”之义，最高阶段的三摩地即解脱。

③“古鲁”意为把光明带给黑暗之人，即去除无知的人。通常把古鲁译为“上师”或“导师”，但它所包含的意义远胜于此。古鲁既要传承知识，还要照顾弟子的生活，帮助他们树立正确的世界观和人生观。古鲁不仅通过口耳相传的方式把吠陀传承给弟子，还教授弟子唱诵吠陀的方法，并理解其中的深刻含义。此外，古鲁还向弟子传授哲学、历史、宗教、文化、医学等方面的知识。

(2) 曼陀罗瑜伽(Mantra Yoga，约公元 10 世纪)：密宗瑜伽的分支。曼陀罗是用于唱诵的吠陀经文。通过曼陀罗唱诵，将意识集中，从外在转向内在，从而达到与最高意识合一。

(3) 央陀罗瑜伽(Yantra Yoga，约公元 10 世纪)：密宗瑜伽的分支。央陀罗是象征“神”的图形的统称。通过对央陀罗进行冥想，将意识集中，从外在转向内在，从而达到与最高意识合一。

(4) 昆达里尼瑜伽(Kundalini Yoga，公元 11 世纪前后)：通过唱诵、调息和体式等行法，唤醒体内的昆达里尼能量，增强意识。

(5) 拉亚瑜伽(Laya Yoga，公元 13 世纪—公元 15 世纪)：通过冥想，达到更高阶段的瑜伽——王瑜伽。

哈他瑜伽综合各种瑜伽行法，影响最为广泛。“哈”(Ha)代表“生命能量”，“他”(Tha)代表“精神能量”，哈他瑜伽意味着生命能量与精神力量的平衡。“哈”也代表“阳”，“他”也代表“阴”，哈他瑜伽也意味着阴阳平衡。

哈他瑜伽通过体式保持身体的稳定持久，通过清洁术净化身体，通过调息法净化呼吸，通过收束法和身印加强身体的稳定性，通过聆听体内的密音以及冥想达到更高的意识觉醒。哈他瑜伽的目的是通过生命能量与精神能量的平衡，以达到身、心、意的平衡，唤醒体内熟睡的昆达里尼能量。昆达里尼能量(कुण्डलिनी Kuṇḍalinī)犹如一条熟睡的灵蛇盘旋在人体脊柱的中脉底部，处于人体的精神领域内，它的唤醒意味着意识觉醒的超然状态。

哈他瑜伽也被称为“净化的科学”，它强化了清洁术的作用。通过清洁术，身心得以净化，体内的能量通道得以畅通，体内的能量进而得以更好释放。帕坦伽利《瑜伽经》提出疾病是练习瑜伽的障碍之一，而哈他瑜伽强化了瑜伽的理疗功能。

现存最具影响力的哈他瑜伽著作有《湿婆本集》(शिवसंहिता Śiva Saṃhitā)、《哈他瑜伽之光》(हठयोगप्रदीपिका Haṭha Yoga Pradīpikā)和《格兰达本集》(घेरंडसंहिता Gheraṇḍa Saṃhitā)，这三部著作被统称为“古典哈他瑜伽三部曲”。

《湿婆本集》[①]也译作《湿婆纲要》。关于成书时间，说法不一，推测最早为公元 10 世纪，最晚为公元 17 世纪。[②]相传作者为古印度瑜伽士玛特斯言德拉[③](मत्स्येन्द्र Matsyendra)。《湿婆本集》被认为是迄今为止最完整的瑜伽纲要。

---

① K. Sivaraman, *Śaivism in Philosophical Perspective: A Study of the Formative Concepts*, Delhi: Motilal Banarsidass, 1973, p.131.

② James Mallinson, *The Shiva Samhita*, Yoga Vidya, 2007, p.x.

③ 玛特斯言德拉可能出生于公元 10 世纪早期的印度孟加拉邦或阿萨姆邦，生平不详。

[①]现存的《湿婆本集》有五章[②]，517 段诗节，以湿婆与其妻子帕瓦蒂女神[③](पार्वती Pārvatī)对话的形式呈现。第一章讲述自我知识；第二章讲述能量；第三章讲述调息及体式；第四章讲述身印；第五章讲述弃绝及冥想。《湿婆本集》述及的行法包括：①体式(4 种)；②调息法(交替鼻孔呼吸法)；③身印及收束法(10 种)；④冥想。

《哈他瑜伽之光》也被称为《哈达瑜伽之光》或《哈他之光》。作者是瑜伽士斯瓦特玛拉玛(स्वात्माराम Svātmārāma)，他可能生活在公元 13 世纪—14 世纪，因此，推测成书年代应不晚于 15 世纪。[④]现存的《哈达瑜伽之光》有四章，389 段诗节。第一章讲述体式；第二章讲述清洁术和调息法；第三章讲述身印和收束法；第四章讲述三摩地。《哈他瑜伽之光》述及的行法包括：①体式(15 种)；②清洁术(6 种)；③调息(8 种)；④身印和收束法(10 种)；⑤聆听体内的密音；⑥三摩地。

《格兰达本集》也被称为《格楞陀师说本集》。在印度西孟加拉邦和拉贾斯坦邦发现了 14 种手稿，作者不详。[⑤]现存最古老的手稿被推测为 17 世纪的作品，被认为是论述哈他瑜伽的最全面著作。[⑥]《格兰达本集》有七章，355 段诗节，以圣人格兰达与国王禅达卡帕利对话的形式呈现：第一章讲述六种清洁术；第二章讲述体式；第三章讲述身印和收束法；第四章讲述感官收束；第五章讲述调息法；第六章讲述冥想；第七章讲述三摩地。它述及的行法包括：①清洁术(6 种)；②体式(32 种)；③身印、收束及专注(25 种)；④感官收束；⑤调息法(8 种)；⑥冥想(3 种)；⑦三摩地(6 种)。

(五) 近现代瑜伽体系形成——吠檀多与瑜伽合流(19 世纪至今)

这一时期近现代瑜伽体系形成——以辨喜为代表的一批印度近现代哲学家以传统吠檀多思想为体，以西方哲学和近现代自然科学成果为用，以吠檀多与

---

① Swami M, *Shiva Samhita,* Pune: Kaivalyadhama, Shrimanmadhava Yogamandir Samiti, 1999, pp.1-18.

② 《湿婆本集》原文无章节名，文中是笔者根据其内容归纳出来的。

③ 帕瓦蒂女神代表女性的创造力。

④ Moti Lal Pandi, *Towards Transcendence: A Historico-Analytical Study of Yoga as a Method of Liberation,* Intercultural, 1991, p. 205.

⑤ James Mallinson, *The Gheranda Samhita: The Original Sanskrit and an English Translation,* Yoga Vidya, 2004, pp.xiv–xvi.

⑥ Mikel Burley, *Haṭha-Yoga: Its Context, Theory, and Practice,* Delhi: Motilal Banarsidass, 2000, pp.8–9.

瑜伽的合流形成近现代瑜伽体系，使瑜伽成为大众哲学，并呈体系化发展。

辨喜(Swami Vivekananda)，原名纳兰德拉纳斯·多德(Narendranath Datta)，印度近现代著名哲学家、思想家，新吠檀多哲学体系及近现代瑜伽体系的奠基人，把瑜伽传播到印度本土以外的关键人物。1893年，辨喜到美国演讲时开始使用斯瓦米·维韦卡南达(Swami Vivekananda)这一名字。他以传统吠檀多思想为体，以西方哲学为用，创立了新吠檀多哲学体系。他把新吠檀多哲学注入瑜伽思想，使吠檀多与瑜伽的合流并形成近现代瑜伽体系，从而使瑜伽走上大众哲学之路，被广泛传播到印度本土以外，复兴了印度文明。

室利·奥罗宾多[①](Sri Aurobindo)，原名奥罗宾多·高斯(Aurobindo Ghose)，1926年开始署名室利·奥罗宾多，印度近现代哲学家、思想家，新吠檀多哲学体系奠基人之一，印度民族独立运动初期的主要领导人。他被尊称为"圣哲"，与圣雄甘地、圣诗泰戈尔并称为"印度三圣"。他以"整体吠檀多"和"整体瑜伽"著称，在促进吠檀多和瑜伽走向大众化、科学化和理性化进程中作出重要贡献。他继承传统吠檀多思想，在辨喜所建构的新吠檀多哲学理论模型的基础上，吸收西方哲学思想，主要是达尔文进化论思想，用以解释宇宙的起源及人类的进化，形成了"精神进化论"，也称为"整体吠檀多"。他从"整体吠檀多"思想出发，把四种瑜伽道路以及哈他瑜伽纳入其体系，形成"整体瑜伽"。"整体瑜伽"以实现人的精神进化为指导原则，人通过习练瑜伽，实现完美进化，进而上升为人类社会的完美进化。"整体吠檀多"与"整体瑜伽"的融合，完善了新吠檀多哲学体系以及近现代瑜伽体系。

希瓦南达[②](Sivananda)，全名希瓦南达·萨拉斯瓦蒂(Sivananda Saraswati)，原名库普斯瓦米(Kuppuswamy)，综合瑜伽的创始者，印度知名瑜伽士。他从医十年，又弃医践行瑜伽，创立了"综合瑜伽"。综合瑜伽继承了传统吠檀多思想，综合四种瑜伽道路，强化哈他瑜伽的行法，以六个信念为核心：服务(Serve)、爱(Love)、给予(Give)、净化(Purify)、冥想(Meditate)和觉醒(Realise)。

① 室利·奥罗宾多(1872.8.15—1950.12.5)：主要著作有《神圣人生论》(*The Life Divine*)、《综合瑜伽》(*The Synthesis of Yoga*)、《瑜伽的基础》(*Bases of Yoga*)、《瑜伽书信集》(*Letters of Yoga*)、《吠陀的奥秘》(*The Secret of the Veda*)、《薄伽梵歌随笔》(*Essays on the Gita*)、《社会进化论》(*The Human Cycle*)、《人类统一理想》(*The Ideal of Human Unity*)等。

② 希瓦南达(1887.9.8—1963.7.14)：主要著作有《综合瑜伽》(*Yoga of Synthesis*)、《健康与哈他瑜伽》(*Health and Hatha Yoga*)、《昆达里尼瑜伽》(*Kundalini Yoga*)、《习练瑜伽》(*Practice of Yoga*)、《奉爱瑜伽的精髓》(*Essence of Bhakti Yoga*)等。

克里希纳玛查亚[①](Krishnamacharya)，全名蒂鲁马莱·克里希纳玛查亚(Tirumalai Krishnamacharya)，印度知名瑜伽士、阿育吠陀理疗师。他被称为“现代瑜伽之父”“20世纪最具影响力的瑜伽士”，他把阿育吠陀纳入瑜伽体系，强化了瑜伽的理疗功能，创立了“阿斯汤加瑜伽”和“维尼瑜伽”，为复兴哈他瑜伽作出了突出贡献。

罗摩克里希纳[②](Ramakrishna)，全名罗摩克里希纳•帕拉马哈姆萨(Ramakrishna Paramahamsa)，印度思想家，吠檀多思想的践行者和改革家。罗摩克里希纳是辨喜的导师，他提出“人类宗教”的理念，主张“世界上各宗教所信仰的‘神’只是称呼不同，但是同一个实体。基督教称之为‘上帝’，伊斯兰教称之为‘安拉’，佛教称之为‘佛陀’，印度教称之为‘罗摩’或‘克里希纳’……不同教派遵循不同的道路，但所有人都向着同一个‘神’，以实现人类的‘普遍之爱’和‘美好生活’”。他希望通过突出各宗教派别和思想的共同点，以消除分歧，实现各教派的和平共处。辨喜继承了罗摩克里希那“人类宗教”的思想，在此基础上提出“世界宗教”(Universal Religion)的思想。1893年，辨喜前往美国芝加哥参加世界宗教大会并作了关于“世界宗教”思想的演讲，得到世界各国宗教人士的认可，并开始在美国和欧洲传播吠檀多思想和瑜伽思想。罗摩克里希纳对辨喜的影响，更重要的一点是提出“瑜伽经验”是吠檀多不同学说共有的特点。辨喜在此基础上，完成了吠檀多与瑜伽的合流，创立了新吠檀多哲学体系和近现代瑜伽体系，并把吠檀多和瑜伽传播到印度本土以外。

罗摩纳[③](Ramana)，全名室利·罗摩纳·玛哈希(Sri Ramana Maharshi)，原名文卡塔拉曼·艾耶(Venkataraman Iyer)，印度知名瑜伽士，吠檀多思想的践行者。他提出“证悟自我”学说。

---

① 克里希纳玛查亚(1888.11.18—1989.2.28)：主要著作有《瑜伽的精髓》(*Yoga Makaranda*)、《瑜伽体式》(*Yogaasanagalu*)、《瑜伽习练要点》(*Yoga Rahasya*)及《瑜伽疗法》(*Yogavalli*)等。

② 罗摩克里希纳(1836.2.18—1886.8.16)：他没有留下著作。《室利罗摩克里希纳福音》(*The Gospel of Sri Ramakrishna*)为其弟子马亨德拉纳特•古普塔(Mahendranath Gupta)在日记中所记载的1882年—1886年罗摩克里希纳与其弟子的对话。

③ 罗摩纳(1879.12.30—1950.4.14)：主要著作有《自省》(*Self-Enquiry*)、《教学的本质》(*The Essence of Instruction*)、《实相四十节》(*Forty Verses on Reality*)、《实相四十节：补充》(*Reality in Forty Verses: Supplement*)等。

尤迦南达[①](Yogananda)，全名帕拉玛哈撒·尤加南达(Paramahansa Yogananda)，原名穆昆达·拉·高士(Mukunda Lal Ghosh)，印度知名瑜伽士，克利亚瑜伽传承者。他为克里亚瑜伽在印度本土以外的传播作出了贡献。

四、关于古印度文明中的几个重要理念

为了更好地理解瑜伽，我们还需要理解古印度文明中的几个重要理念。

（一）“五大元素”说与“五鞘身”理念

要理解印度的传统文化和哲学，核心是要读通以《梨俱吠陀》为代表的“四吠陀”和阐述吠陀哲学的奥义书。我国著名哲学家、梵文学家巫白慧先生曾这样写道：“如果把《梨俱吠陀》创世神话的纱罩移去，即可发现隐蓄在神话内核的吠陀智者的智慧闪光。”

奥义书始终围绕“梵”“我”“幻”这三个核心概念之间的关系进行论述。“五大元素”(पञ्चमहाभूत Pañcamahābhūta)说用以阐述“梵”与客观世界的关系，“五鞘身”(पञ्चकोषा Pañcakoṣā)的理念用以阐述“梵”与主观世界“我”之间的关系。

相传奥义书有百余部，笔者选取最古老的十三部奥义书之一《泰帝利耶奥义书》讲述“五大元素”说与“五鞘身”的理念。

1.“五大元素”说

关于客观世界的起源，奥义书中提出“五大元素”说。

《泰帝利耶奥义书》2.1.1 阐述五大元素的产生：“从它(指梵)或从这个阿特曼产生空，从空中产生风，从风中产生火，从火中产生水，从水中产生土，从土中产生药草，从药草中产生食物，从食物中产生人的身体。”由此可见，“五大元素”产生的顺序依次为：从梵或阿特曼产生空，从空产生风，从风产生火，从火产生水，从水产生土。奥义书把“空”解释为风、火、水、土存在的场所，也被称为“以太”。

---

① 尤迦南达(1893.1.5—1952.3.7)：主要著作有《自我实现之旅》(*Journey to Self-Realization*)、《自我实现的本质》(*The Essence of Self-Realization*)、《如何一直快乐》(*How to Be Happy All the Time*)、《你如何与神对话》(*How You Can Talk with God*)、《薄伽梵歌瑜伽》(*The Yoga of Bhagavad Gita*)、《一个瑜伽行者的自述》(*Autobiography of A Yogi*)等。

奥义书哲学认为，从“梵”依次产生“空、风、火、水、土”五大元素，由五大元素产生客观世界。

2.“五鞘身”的理念

为了阐述“梵”与主观世界“我”之间的关系，奥义书哲学家提出“五鞘身”的理念。

《泰帝利耶奥义书》3.2–3.6 描述：“他认识到食物是梵，呼吸是梵，思想是梵，智慧是梵，喜乐是梵。食物、呼吸、思想、智慧、喜乐都是从它产生，依靠它存在，最后又归于它，进入它，它就是梵。”

“五鞘身”依次为：

（1）身体层：食物的供养产生身体。

（2）呼吸层：气息在体内流通，产生生命体征。

（3）思想层：思考并产生思想。

（4）智慧层：思想进一步达到觉知。

（5）喜乐层：觉知使内心喜乐。

奥义书哲学认为，身体、呼吸、思想、智慧和喜乐这“五鞘身”都是“梵”，起源于“梵”，存在于“梵”，归于“梵”。由此表明，由“五鞘身”构成的主观世界的“我”的本质是“梵”。同理，“我”起源于“梵”，存在于“梵”，归于“梵”。认识真实的自我，需摆脱“五鞘身”的束缚，因为身体会消亡，呼吸会停止，思想会消失，智慧会消散，喜乐易消逝，而阿特曼是永恒存在的。

（二）人生“四行期”（आश्रम Āśrama）与人的“四种状态”（चतुर्थम् Caturtham）

印度传统文化中有很多阶段或者状态都分为四个。通常情况下，前三个阶段或者状态都是人可以亲身经历而感知的，相对比较容易理解。而第四个阶段或者状态一般是人很难亲身经历或者直接感知的，需要去领悟，只有悟到了或者人生达到那样一种阶段或者状态，有了人生的体验才能深刻领会到。第四个阶段或者状态通常是超越前三个阶段或者状态的，在文字描述上一般相对抽象和比较概括，甚至很难用文字描述清楚。

1. 人生“四行期”

印度的传统文化中对人生有一个圆满的定义就是“四行期”。根据印度古老的吠陀传统，人的一生分为四个阶段。按照“四行期”生活，是一种理想的人生。有时也会从第一或第二行期跨越到第四行期。第一个阶段：梵行期。童年到青少年，从师学习。第二个阶段：居家期。娶妻生子，履行世俗义务，行使社会责任。第三个阶段：林栖期。在精神上做好准备，逐步退出世俗生活，为处于前两个行期的人提供人生经验和帮助。第四个阶段：遁世期。退居山林，自我修行。

印度的“四行期”实际上是对自我人格的修炼和完善，一是尽责，二是放下与舍得。

2．人的“四种状态”

古印度最古老的十三部奥义书之一《蛙氏奥义书》(माण्डूक्यउपनिषद् Māṇḍūkya Upaniṣad)把人的四种状态详细描述为：

第一种是清醒状态：认知外在。

第二种是梦中状态：认知内在。

第三种是熟睡状态：无欲无梦，智慧密集，充满喜乐，所有体验都变得统一(无差别)，通往智慧之路。

第四种是自我觉知状态：既不认知外在，也不认知内在；非智慧密集，不可目睹，不可言说，不可执取，不可名状，无特征，以确信唯一自我为本质，平静，吉祥，不二。

前三种状态相对容易理解，第四种状态很难亲身体验，相对难理解一些。有人把第四种状态翻译成“超越状态”，但是“超越状态”依然很难理解，笔者在《瑜伽史纲》一书中将其翻译为“自我觉知状态”。印度哲学认为，在这种状态下，个体认识到真实自我。

（三）苦行(तपस् Tapas)

印度文化中有“苦行”传统。要理解苦行，首先要从古印度的吠陀以及最古老的十三部奥义书入手。

苦行一词取自词根“Tap”，义为“燃烧”，即燃烧内心的欲望，意识变得更清晰。古印度人认为，苦行是认识“梵”和通往“梵”之路的途径之一。这表明，苦行是一种自我约束和自律行为，既有身体层面的，也有精神层面的。苦行的目的是为了认识真实的自我。

印度哲学还有一个重要概念，就是“非暴力”。印度哲学认为，非暴力不仅是对他人不实施暴力，对自己也不能实施暴力。所以，苦行也要遵循“非暴力”的原则，在身体层面和精神层面允许的情况下，通过苦行自我约束，以摆脱欲望的束缚。

《由谁奥义书》(केनउपनिषद् Kena Upaniṣad)4.8 描述苦行的目的：“苦行、自制和行动是认识‘梵’的基础，吠陀是其四肢，真理是其支点。”

《剃发奥义书》(मुण्डकउपनिषद् Muṇḍaka Upaniṣad) 3.1.5 描述苦行的目的：“通过苦行，‘梵’逐渐被认识，由此产生食物—生命—呼吸—心意—真理，而不朽也蕴含其中。”

《慈氏奥义书》4.4 描述苦行及冥想的目的：懂得“梵”的真知的人会说，“这是通往‘梵’之路。通过苦行、冥想和真知，‘梵’被认知。”

要理解苦行，单单有理论还远远不够，还应该有亲身实践才更加真实可信。古印度有佛陀经过六年苦行后在菩提树下悟道成佛；近现代有辨喜曾有过五年托钵僧的生涯，艰难困苦，险些饿死，但他终成为新吠檀多哲学及近现代瑜伽体系的奠基人，并将瑜伽传播到印度本土以外。

(四)《薄伽梵歌》中“行使责任”与“弃绝行为的结果”

《薄伽梵歌》以“责任”(धर्म Dharma)开始，以“我的”(मम Mama)结束，寓意“我的责任”——从履行社会责任到实现人生终极目标，从业瑜伽、奉爱瑜伽到智瑜伽，从束缚走向解脱。本书选取几段阿周那与克里希纳的对话来阐释古印度哲人对“行使责任”与“弃绝行为的结果”的认识。

1. 行使你的责任，起来战斗吧

战争开始前，阿周那请克里希纳将马车停在两军交战的战场上，并气势汹汹地准备战斗。当他看到对面是他的堂兄弟、亲戚、朋友、老师和昔日的战友时，他问克里希纳：“你看到了吗？他们为争夺王位而与我交战。现在我的身体发生剧烈的抖动，所有的毛发全部竖了起来。”阿周那非常痛苦和无助，他宁愿放弃战争，也不愿意手足相残。于是他决定放弃这场战争。他说：“我不是为了个人的利益，而是从社会的角度出发，我的理智已经丧失，无法摆脱痛苦。如果家庭不存在了，以家庭为代表的价值观和家庭教育传承也将不存在，那么依靠家庭世代传承所维持的‘法’也将不存在。克里希纳，请告诉我该怎么办？”

克里希纳说：“有生必有死，有死必有生。你不必为无法改变的事情而悲伤。万物起初不显现，过程中显现，最终又不显现，又何必悲伤呢？有人看它如奇迹一般，有人说它如奇迹一般，有人听它如奇迹一般，而即便听了也无法理解。阿特曼存在于身体里，永远不会被摧毁。所以，行使你的责任，起来战斗吧！”

2. 业瑜伽士因不执著于行为的结果而摆脱束缚

阿周那问：“你赞美了业瑜伽，也赞美了智瑜伽，执行业与弃绝业哪个更好？”

克里希纳对业瑜伽士进行描述：“业瑜伽士放下执著，不受好恶的驱使，纯粹用身体、心灵、智慧以及感官产生的行为来净化心灵。那些执著于行为结果的人受到束缚，而业瑜伽士因不执著于行为的结果而摆脱束缚。”

3. 那些弃绝行为结果的人是真正的弃绝者

阿周那问：“弃绝行为与弃绝欲望，两者本质上有什么区别？”

克里希纳回答：“弃绝应是弃绝对行为结果的执著。”

克里希纳解释由三性产生的责任：“自欺欺人，弃绝规定的责任，是惰性的弃绝；因担心产生麻烦或引起痛苦而弃绝，是辨性的弃绝；履行责任但弃绝对行为结果的执着，是悦性的弃绝。正确理解责任，不因个人好恶而履行职责的人，是真正悦性的智者。当然，完全放弃行为是不可能的，但那些弃绝行为结果的人是真正的弃绝者。”

“行使责任”与“弃绝行为的结果”是对立统一的，犹如一枚硬币的两面，看似矛盾，实则是有机的结合。

（五）《伽陀奥义书》中关于马车的比喻

《伽陀奥义书》有一段著名的关于马车的比喻，生动形象地描述心意。《伽陀奥义书》1.3.3：“智者应该知道自我（आत्मन् Ātman）是马车之主，身体是马车，觉知是车夫，心意如缰绳。智者们说，感官是马匹，感官对象是领域，与感官、觉知和心意相连接的自我是领域的知者。缺乏智慧的人，心意时常不受约束，其感官犹如车夫难以驾驭的烈马。富有智慧的人，心意始终受到约束，他的感官犹如车夫易于驾驭的驯马。”

如何理解感官与感官对象、心意与感官、觉知与心意、身体和自我之间的关系？感官对象（客观世界）通过感官（马匹）呈现，心意（缰绳）约束感官，觉知（车夫）调节心意（缰绳）的波动。身体（马车）是行为的实施者，自我则是感官对象的亲历者和见证者。

《薄伽梵歌》中有关于心意以及如何调节心意的论述：

6.33-6.34 阿周那：“心意是不安分的、强大的、顽固的，能够完全压倒觉知、身体和感官，如同风一样难以控制。”

6.35-6.36 克里希纳：“心意难以控制，所以要通过不断的练习来调节心意的波动。那些无法调节心意的人，很难掌握瑜伽，要通过努力和适当的方法去实现。“

6.37-6.39 阿周那：“如果一个人尝试了你提到的所有方法，但直到死去也没能成功呢？”

6.40-6.43 克里希纳：“没关系，他依然会去到极乐之地，获得善业的福报，再转世到一个有智慧的传统家庭，或者直接出生为一个瑜伽士，继续他的修行，最终获得解脱。如果一个人以正确的方式开始，便无须担心成功与否，他最终一定会获得成功。”

6.47 克里希纳：“瑜伽修行者比冥想者更优秀，比博学者更优秀，比付诸行为者更优秀。拥有坚定信仰的人是最崇高的瑜伽士。”

经典之所以能够成为经典，就在于其以精练的语言阐述了深刻的道理。这些深刻的道理是需要我们去悟的。研读经典就如同走在一条光明的大道上，可能领悟的过程会慢一些，但可以一点点去除黑暗与无知，获得智慧之光，启迪人生。

（六）《瑜伽经》中几个重要概念

1. 调节心意的波动而不是控制心意的波动

关于瑜伽的概念，《瑜伽经》开篇第二句即开宗明义把瑜伽定义为：“调节心意的波动，使其保持稳定。”这里有两个关键词：调节和心意。有些人把这两个关键词翻译成：控制和意识。乍一看似乎区别不大，但是如果仔细研读，我们就会明白用“调节”和“心意”更加准确。心意是难以控制的，如果强行去控制它，反而会产生内心的矛盾与冲突。帕坦伽利的《瑜伽经》重点讲述了瑜伽的八支行法，强调需要通过循序渐进的练习，逐步使心意保持稳定。

就概念而言，瑜伽是调节心意的过程，其目的是保持心意的稳定。帕坦伽利这位印度哲学史上最优秀的编辑用一句最简单的话，说出了最难做到的事情。很多人会说，明明是帕坦伽利撰写的《瑜伽经》，你却称其为编辑。实际上，如果熟知印度历史和哲学，就会知道，印度历史不识以编年体的方式详细记录，印度哲学主要通过口耳相传的方式传承下来。编辑要善于发现前人的智慧，能够用最准确、最简练的语言予以概括，才得以将古人的智慧延续至今，所以伟大的编辑毫不逊色于任何著者。

2.《瑜伽经》中的八支行法

（1）持戒：非暴力、真实、诚信、节欲、不贪婪。

（2）精进：洁净、知足、苦行、自我学习、奉爱神。

（3）体式：保持舒适稳定的姿势。

（4）调息：包括外在的、内在的或间断性的，受时间、地点和数量的影响变得持久而微妙，第四种调息是超越内在和外在的。

（5）感官收束：将感官从感官对象中抽离出来，使其不受感官对象的影响。

（6）专注：将意识集中于某一对象上。

（7）冥想：持续不间断的专注。

（8）三摩地：最高阶段的三摩地即解脱。

瑜伽八支行法中，前五支是相对外在的，后三支是相对内在的，后三支合称为“三氧马”。前五支为冥想做准备，后三支是冥想的不同阶段。八支行法是一套循序渐进的练习，前两支是五种持戒和五种精进，是对修行者的道德规范，修行者无论何时、何地、何种情况都应该遵守的基本行为准则。修行者通过持戒意志更加坚定，具备基本的明辨能力，不因恶念产生恶业，就不会从恶业中产生恶果。修行者通过精进净化身心。关于体式，帕坦伽利只强调稳定、舒适，这样的体式才能持久，为持续的冥想打下基础。然后，通过调息将遮蔽明辨的“业”去除，再通过感官收束，让意识更加洁净。当身心都做好准备，意识保持专注，再通过冥想达到三摩地，最终获得解脱。

3. 克里亚瑜伽

克里亚瑜伽由苦行、自我学习和奉爱“神”构成。克里亚瑜伽的目的是净化身心和减少痛苦，以达到三摩地。

帕坦伽利认为，调节心意的波动并使其保持稳定是很困难的。对一般人来说，修行克利亚瑜伽是比较可行的。苦行，是根据古籍所规定的方式进行修行；“自我学习”是通过古鲁和古籍获得知识和思辨的能力；奉爱“神”是弃绝一切行为的结果，把行为的结果当作对“神”的奉爱。

（七）古典哈他瑜伽经典中的“六要六不要”

1.《湿婆本集》

（1）六要：信心；信念；尊重权威；平等；约束感官；适量饮食。

（2）六不要：被感官愉悦所奴役；说谎；言语暴力；不尊敬古鲁；结交坏朋友；持怀疑论者。

《湿婆本集》3.33-3.39 进一步解释：“不宜食用酸、涩、咸、有芥末、辛辣的、油腻的食物；不宜频繁外出；不宜在日出前洗澡；不宜语言暴力或对他人动怒；不宜有女伴陪伴；不宜言语过多；不宜吃得过饱；不宜抱有寻求解脱以外的其他想法；宜食酥油、牛奶、甜的食物和没有石灰的槟榔；宜言辞得体；宜简单的住所；宜唱颂毗湿奴的名字；宜听愉快的声音（避免争吵）；宜有耐心，待人宽容，苦行，洁净，谦虚，虔诚，为古鲁服务。瑜伽修行者应该以右脉主导呼吸时进食，以左脉主导呼吸时睡觉；瑜伽修行者饥饿或暴饮暴食，都不能进行调息练习；调息练习前可食用适量的牛奶或酥油；瑜伽修行者应控制食物的摄取，少食多餐，并在规定的时间进行调息练习。”

2.《哈他瑜伽之光》

（1）六要：热情；毅力；明辨；信念坚定；勇气；避免与人交往。

(2) 六不要：暴饮暴食；用力过猛；喋喋不休；循规蹈矩；与人结伴；意志不坚。

《哈他瑜伽之光》1.58-1.63 进一步解释："宜食用令人愉悦的食物，将胃的四分之一腾空；不宜食用苦的、酸的、辛辣的、咸的、热的食物；不宜食用绿色蔬菜（除五种）、酸粥、油、芝麻和芥末、酒精、鱼、肉类食品、凝乳、酸奶、大枣、油饼和大蒜；不宜食用变冷后又重复加热的食物、干燥(不含天然油脂)的食物、过咸或过酸的食物、不新鲜或混合而成的蔬菜；应避免火，不宜与女伴长途旅行，避免与有不良习惯的人结伴，不宜清晨洗澡，不宜断食，避免身体产生疼痛；宜食用谷物、小麦、大米、大麦、牛奶、酥油、红糖、蜜糖、蜂蜜、干姜、蔬菜、绿豆、纯净的水，瑜伽修行者应该吃富含营养和悦性的食物，这些食物能滋养身体，令人愉快。"

3.《格兰达本集》

《格兰达本集》中没有明确提出"六要六不要"的概念，但是《格兰达本集》5.23-5.31 也提出了修习瑜伽的禁忌以及注意事项："开始练习时，不宜食用苦、酸、咸和涩的食物，油炸食品，酸奶，脱脂牛奶，不易消化的蔬菜，酒，棕榈，坚果和过熟的水果；禁食马豆、扁豆、南瓜及蔬菜茎、葫芦、浆果、酸橙、大蒜等；初学者应该避免长途旅行、女性陪伴或以火取暖；不宜食用新鲜黄油、澄清黄油、牛奶、粗糖、石榴、葡萄、熟香蕉等。宜食用豆蔻，丁香，肉豆蔻和枣，易消化、令人愉快、滋润、强健和健脑的食物；不宜食用硬的、污染的、发霉的、加热的、极冷的和极热的食物；不宜清晨洗澡，以免身体不适；避免每日一餐或断食，或在两餐之间进食；调息练习前，可食用牛奶和酥油；每日两餐，午餐和晚餐。"

从古典哈他瑜伽三部曲提出的瑜伽修行"六要六不要"可以看出，当时的瑜伽士们非常重视平和与适度的修习。一方面，哈他瑜伽极大地完善了瑜伽的行法，也提出一些非常好的修行建议和练习的禁忌；另一方面，哈他瑜伽强调个体的密修，正如书中所述："瑜伽士应该保守这个秘密。"

直到 19 世纪后期印度伟大哲人——辨喜出现，这种传统的密修方式才得以改观，瑜伽沿着大众哲学之路发展起来，广泛传播到印度本土以外，当下瑜伽的修习方式也因此而逐步确立，对世界产生深远影响。

五、瑜伽哲学史上两次哲学思想的融合

（一）六派哲学时期瑜伽以数论的哲学观为其哲学依据

六派哲学时期，瑜伽和数论同属印度正统哲学，二者互为姊妹哲学。瑜伽以数论提出的“原人”在“原质”的作用下产生宇宙万物的哲学观为理论基础。原人指的是永恒存在、纯洁的、超脱的“纯意识”。原质指原人具有的三种性质，包括悦性、辨性和惰性。原人与原质的概念是用来描述宇宙起源，以及解释“梵我同一”思想的。根据《瑜伽经》的描述，当原人摆脱原质的干扰，便回归“纯意识”，达到“梵我同一”的境界。

（二）近现代吠檀多与瑜伽的合流

吠檀多是吠陀哲学的集大成者，侧重于哲学理论研究。瑜伽是行法的集大成者，侧重于认识论和方法论的实践，二者皆以解脱为目标。这为二者在近现代的合流奠定了基础。

辨喜的导师罗摩克里希纳提出：“‘瑜伽经验’是吠檀多不同学说所共有的特点，吠檀多的每一种学说都是‘瑜伽经验’不同阶段或不同等级的反映，它们具有以心理经验或体验为基础的统一性。”[①]罗摩克里希纳用“瑜伽经验”来阐述吠檀多哲学的共有特点。“瑜伽经验”实际上就是“证悟自我”的过程，而瑜伽正是“证悟自我”的方法。这表明，吠檀多思想是“证悟自我”过程中对瑜伽经验的总结。

辨喜在罗摩克里希纳论述的基础上，把吠檀多思想融入瑜伽，以吠檀多与瑜伽的合流为标志形成近现代瑜伽体系。辨喜将吠檀多“不二论”思想融入智瑜伽，智瑜伽以吠檀多“不二论”思想为其理论支撑，吠檀多以智瑜伽的形式呈现，二者相辅相成，成为大众哲学。辨喜又把“奉爱瑜伽”从“对神的奉爱”上升为“人类无私之爱”，把“业瑜伽”从“行使吠陀中所规定的责任”上升为“为国家和社会奉献的无私行为”，使“奉爱瑜伽”和“业瑜伽”更具普遍意义。他继承了“王瑜伽”的理念，把《瑜伽经》的八支行法纳入“王瑜伽”，使理论与实践相结合，为大众所广泛接受。由此，印度近现代瑜伽体系形成。

---

① 朱明忠：《印度吠檀多哲学史》（下卷），中国社会科学出版社，2013 年，第 87 页。

第一章
生理学篇

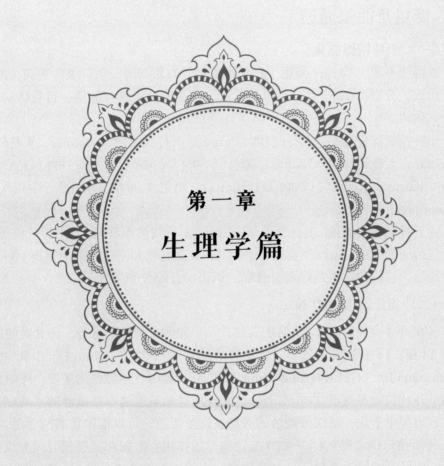

第一节　古典哈他瑜伽之能量与脉轮

一、能量及能量通道

（一）十种精微能量

《湿婆本集》3.1-3.9 描述十种精微能量：心轮如同一朵神圣的莲花，由 12 片花瓣构成，分别由 12 个梵文字母所代表。这些精微能量与欲望、自我认知一起储存于人体内。

十种精微能量包括：上行气（प्राण Prāṇa）、下行气（अपान Apāna）、平行气（समान Samāna）、上升气（उदान Udāna）、遍行气（व्यान Vyāna）、伸展气（नाग Nāga）、收缩气（कूर्म Kūrma）、饥渴气（देवदत्त Devadatta）、哈欠气（कृकर Kṛkara）、生死气（धनञ्जय Dhanañjaya）。

前五种是重要能量，上行气位于心脏处，下行气位于肛门处，平行气位于腹部，上升气位于喉咙处，遍行气遍布全身。其中，上行气和下行气最为重要。后五种是次要能量，它们的功能是睁眼、打嗝、饥渴、打哈欠和生死。

（二）能量通道（नाडी Nāḍī）

《湿婆本集》2.13-2.20 描述人体内有 350000 条能量通道，最重要的能量通道有 14 条。14 条能量通道中，较重要的是左脉（इडानाडी Iḍānāḍī）、中脉（सुषुम्नानदी Suṣumnānāḍī）、右脉（पिङ्गलनाडी Piṅgalanāḍī）。其中，中脉最为重要。中脉内最重要的是齐特拉能量通道（चित्रा Citrā），它是所有能量通道中最微妙的。瑜伽修行者将注意力集中于此，凝视最纯洁的齐特拉能量通道，可以摧毁所有的罪恶。

《哈他瑜伽之光》4.17-4.20 描述中脉的作用：太阳和月亮把时间分成白天和黑夜。中脉是时间的消耗者，这是秘密。人体内有 72000 条能量通道[①]，中脉是最为重要的。当能量流入中脉时，无意识状态显现出来。

二、昆达里尼能量（कुण्डलिनी Kuṇḍalinī）

《湿婆本集》2.22-2.34 描述昆达里尼能量位于中脉底部。中脉有六个能量中心，称为脉轮，它们为莲花状。这些脉轮有各自的功能，它们帮助消化食物，滋养

① 两部古籍都提到了人体的能量通道，但是古籍作者对于能量通道的数量看法不同，本书从实录之。

身体，延长生命，提供能量和消除疾病等。瑜伽士应该把所有能量集中于中脉，最终达到和谐、喜悦和不朽。昆达里尼能量犹如一条灵蛇盘旋在中脉底部。身体中的火来自神，火可以消化食物，增强生命力，给予能量、营养、健康和消除疾病。明智的瑜伽修行者应该每天将食物放入火中，以保持身体的健康及警觉性。

《哈他瑜伽之光》3.1-3.5 描述昆达里尼能量犹如一条灵蛇支撑着地球、山脉和森林，支撑着所有瑜伽习练者。在古鲁的恩典下，熟睡的昆达里尼能量被唤醒，所有脉轮和结[1]（ग्रन्थि Granthi）被打开。一旦中脉的能量通道变得畅通，就能摆脱死亡。通过不断修行，能够唤醒熟睡在梵天之门的昆达里尼能量。

三、脉轮（चक्र Cakra）

《湿婆本集》5.56-5.144 描述六个脉轮：海底轮（मूलाधार Mūlādhāra）、脐轮（स्वाधिष्ठान Svādhiṣṭhāna）、太阳神经丛轮（मणिपूर Maṇipūra）、心轮（अनाहत Anāhata）、喉轮（विशुद्ध Viśuddha）、眉心轮（आज्ञा Ājñā）。

对六个脉轮进行冥想：

（1）对海底轮进行冥想：身体增加光彩，摆脱疾病、年老和死亡，并将瑜伽士从所有罪恶中解脱出来。

（2）对脐轮进行冥想：无疾病，能够获得科学知识，能够在宇宙中自由漫步，拥有变得无限小和无限大的能力。

（3）对太阳神经丛轮进行冥想：可以拥有想要的一切，拥有将金属变为黄金的能力，拥有洞察一切的能力以及治愈疾病的方法，还能发现隐藏的宝藏。

（4）对心轮进行冥想：凝视心轮中的火焰，能够获得无限的知识，拥有千里眼，能够看到过去、现在和预知未来，能够在空中行走，随时去任何地方。

（5）对喉轮进行冥想：能够获得吠陀的秘密知识，身体不再虚弱。

（6）对眉心轮进行冥想：能够获得最大的成功，能够获得上述所有超能力。无论站立、行走、醒着或睡着，冥想眉心轮都能摧毁一切罪恶。

最终，心意会变得纯净，能够预知未来。所有的罪恶都被消除，所有的不幸都可避免。

---

① “结”为“难以解开”之义，指的是人体内能量通道的打结区域。结的产生使能量无法流通，昆达里尼能量就无法通过中脉。

第二节　现代人体生理学

大多数瑜伽解剖学书籍都会把重点放在肌肉骨骼系统，然而研究表明，习练瑜伽会影响人体所有系统。解剖学是对身体结构的研究，生理学则是对身体功能的研究。本节着重讲述人体的结构系统及其功能，分析习练瑜伽对身体各系统的主要影响和益处。

一、人体生理学概述

人体生理学是研究人体生命活动规律的科学，为生命科学的一个分支，亦是现代西方医学科学的基础理论学科。人体生理学的任务是研究构成人体各个系统的器官和细胞的正常活动过程，特别是各个器官、细胞功能表现的内部机制，不同细胞、器官、系统之间的相互联系和相互作用，并阐明人体作为一个整体，其各部分的功能活动是如何互相协调、互相制约，从而在复杂多变的环境中维持正常的生命活动过程的。

二、四大基本组织

人体四大基本组织包括上皮组织、神经组织、肌组织和结缔组织。

1. 上皮组织

由密集排列的上皮细胞和少量的细胞间质组成。上皮细胞呈现明显的极性，它们朝向身体表面或有腔器官腔面的一面，称游离面；与其相对的朝向深部结缔组织的一面，称基底面。游离面和基底面在结构和功能上具有明显的差别。位于机体不同部位和不同器官的上皮细胞的游离面常具有不同的结构，以适应各自的功能。上皮细胞内有丰富的神经末梢，但一般无血管，所需营养依靠结缔组织内的血管提供，营养物质透过基膜渗透到上皮细胞间隙中。按其功能，上皮组织主要分为被覆上皮和腺上皮两大类。被覆上皮覆盖于体表或衬贴在有腔器官的腔面，具有保护、吸收、分泌和排泄等功能。腺上皮以分泌功能为主，是构成腺的主要成分。此外，体内还有少量特化的上皮，如能感受特定理化刺激的感觉上皮、具有收缩功能的肌上皮等。

2. 神经组织

神经组织是由神经细胞和神经胶质细胞组成的，这两种细胞都有突起。神经细胞是神经系统的结构和功能单位，亦称神经元。神经元数量庞大，具有接受刺激、传导冲动和整合信息的能力。有些神经元还有内分泌功能。

3. 肌组织

肌组织由肌细胞(或称肌纤维)组成。按其存在的部位、结构和功能不同，肌组织可分为骨骼肌(或称横纹肌)、平滑肌和心肌三种。肌细胞之间有少量的结缔组织以及血管和神经。肌细胞呈长纤维形，又称为肌纤维。肌纤维的细胞膜称肌膜，细胞质称肌浆，肌浆中有许多与细胞长轴相平行排列的肌丝，它们是肌纤维舒缩功能的主要物质基础。

4. 结缔组织

结缔组织由细胞和大量细胞间质构成。结缔组织的细胞间质包括液态、胶体状或固态的基质，细丝状的纤维和不断循环更新的组织液，具有重要功能。细胞散居于细胞间质内，分布无极性。广义的结缔组织包括血液、淋巴、松软的固有结缔组织和较坚固的软骨与骨;一般所说的结缔组织仅指固有结缔组织。结缔组织在体内分布广泛，具有连接、支持、营养、保护等功能。

三、十大器官系统

人体十大器官系统包括皮肤系统、骨骼系统、肌肉系统、神经系统、内分泌系统、呼吸系统、循环系统、消化系统、泌尿系统、生殖系统。

1. 皮肤系统

皮肤系统由皮肤构成，包围在人体的外表面，起着保护身体不受外物侵害、保持体内环境稳定性的作用。皮肤是躯体的防水层，保护躯体，防止躯体脱水。皮肤还是感受器官，对触摸、压力、温寒和疼痛敏感。皮肤长指甲盖在手指尖和脚趾尖上。皮肤上还有毛发，它们可以保温和保护皮肤。

2. 骨骼系统

人体骨骼系统由 206 块骨头构成，它们共同构成的人体骨架为人体提供支撑与保护作用以及活动的能力。

骨头：骨头的表面被结缔组织构成的骨膜所覆盖。在骨膜底下是坚硬密实的细密骨，更深层次是具有蜂窝状构造的海绵骨，海绵骨虽然很轻却很坚硬。骨头由胶原蛋白与其储存的钙组成。钙是能够让骨头强健的矿物质，对身体机能至关重要。骨头里面还包括能产生血液细胞的骨髓。骨头形成关节，关节被软骨和韧带等构造所支撑。

软骨：透明的关节软骨存在于大多数的关节处(骨头与骨头相连接的表面处)，其表面比玻璃光滑，在显微镜下观察像彩色玻璃一样。然而，软骨磨损后就可能变得如砂纸般粗糙，从而导致骨关节炎。

韧带：韧带由致密结缔组织构成。韧带和肌腱具有一定的弹性，当过度拉伸它们时，往往会造成韧带损伤，引起关节疼痛或导致关节功能丧失。

人体的骨骼正面从上到下依次为头骨、下颌骨、锁骨、胸骨、肋骨、骨盆、腕骨、掌骨、指骨、髌骨、跗骨、跖骨和趾骨；人体的骨骼背面从上到下依次为脊柱、肩胛骨、肱骨、尺骨、桡骨、骶骨、股骨、胫骨、腓骨和跟骨。

脊柱：脊柱是身体的支柱，位于背部正中，上端接颅骨，下端达尾骨尖。脊柱由 26 块脊椎骨合成，即 24 块椎骨(颈椎 7 块、胸椎 12 块、腰椎 5 块)、1 块骶骨和 1 块尾骨。由于骶骨系由 5 块骶椎构成，尾骨由 3~4 块尾椎组成，正常脊柱也可以说由 32~33 块脊椎骨组成。脊椎骨周围有坚强的韧带相连接，能维持相当稳定，彼此之间有椎骨间关节相连，具有相当程度的活动度。每个椎骨的活动范围虽然很少，但如全部一起活动，范围就增加很多。脊柱分颈、胸、腰、骶及尾五段，上部长，能活动，好似支架，悬挂着胸壁和腹壁；下部短，比较固定，身体的重量和所受的震荡即由此传达至下肢。脊柱由脊椎骨及椎间盘构成，椎间盘是一个相当柔软又能活动的结构。随着身体的运动载荷，脊柱的形状可有相当大的改变。脊柱的活动取决于椎间盘的完整以及相关脊椎骨关节突间的和谐。

许多瑜伽的体式都会涉及脊柱中立位，如静坐冥想的体式。当脊椎骨排列形成自然曲线，会使脊柱处于最稳定有力的状态。在这种理想的状态下，脊柱不会有扭曲或者是侧弯的现象。不良的姿势和其他因素会导致脊柱结构的大幅歪斜偏移，很常见的包括脊柱过度前凸或者后凸。瑜伽能够锻炼脊柱和提升身体的觉察能力，有助于改善身姿。

骨盆：骨盆是连接脊柱和下肢的盆状骨架，是由后方的骶、尾骨(脊柱最低的两块骨)和左右两髋骨连接而成的完整骨环。骨盆既将体重传递到下肢，并作为游离下肢的活动基础，又支持保护腹盆腔内的器官，是整条脊柱结构稳定的基础。

骨盆保持中立位有助于脊柱保持中立位，反之亦然。想象骨盆里装满水，骨盆和脊柱的中立位意味着水既不向后流，也不向前流，或是从旁边溢出。如果骨盆向后倾，腰椎曲线会变得平坦；如果骨盆向前倾，腰椎曲线会过度前凸；只有骨盆保持平衡中立，腰椎才能呈中立曲线。

关节：骨与骨之间的连接称骨连接，骨连接又分为直接连接和间接连接。关节是间接连接的一种形式，一般由关节面、关节囊和关节腔三部分构成。关节面是两个以上相邻骨的接触面，一个略凸，叫关节头，另一个略凹，叫关节窝。关节面上覆盖着一层光滑的软骨，可减少运动时的摩擦。软骨有弹性，还能减缓运动时的震动和冲击。关节囊是一种很坚韧的结缔组织，把相邻两骨牢固地联系起来。关节囊外层为纤维层，内层为滑膜层，滑膜层可分泌滑液，减少运动时的摩擦。关节腔是关节软骨和关节囊围成的狭窄间隙，正常时只含有少许滑液。有些关节还有一些辅助结构：韧带是连接骨与骨的结缔组织，成为关节囊的增厚部分，可加强骨连接的稳固性；关节盘或关节半月板是位于两关节面之间的纤维软骨，能使两骨关节面的形状相互适应，减少运动时的冲击，有利于关节的活动。关节在肌肉的牵引下，可做各种运动。

根据连接组织的性质和活动情况，可将关节分为不动关节、动关节和半关节三类。①不动关节：两骨之间以结缔组织相连接，中间没有任何缝隙，又叫无腔隙连接，如前臂骨和小腿骨之间的韧带联合，椎骨之间的软骨结合以及坐骨、耻骨和髌骨之间的骨性结合。②动关节：相邻骨之间的连接组织中有腔隙的连接，又叫有腔隙骨连接，通常被称为动关节。人体绝大部分骨连接属于此种类型，共有 200 多个，如肩关节、肘关节、腕关节、髋关节、膝关节、踝关节。它们是骨转动的枢纽(即支点或支轴)。③半关节：动关节和不动关节之间的过渡连接方式。其特点是两骨之间以软骨组织直接连接，软骨内有呈裂缝状的腔隙，半关节的活动范围很小，如耻骨联合。

关节的运动形式：①屈是相连两骨之间的角度减小，伸是角度增大；②内收是肢体向正中矢状面靠拢；③外展是肢体离开正中矢状面；④旋转是骨绕本身的纵轴(垂直轴)转动，如肢体的前面转向内侧是内旋，肢体的前面转向外侧是外旋；⑤屈、伸、内收、外展的复合运动即是环转，这时骨近端在原位转动，远端作圆周运动，全骨运动面呈圆锥形。

瑜伽体式会运用到所有关节向各个方向的活动，人们借由意识或体式去感受身体各个关节的活动。关节中的滑液具有润滑和缓冲的作用，在压力下会变得黏稠。经常久坐，可能会让滑液减少，缓冲效果变差。通过练习瑜伽，能够让关节里分泌的滑液变得较浓稠，提升保护关节结构的效果，并减少关节的疼痛。反之，关节磨损，软骨的退化和关节内空间的减少，会导致骨关节炎。随着情况的加重，骨头表面互相接触，会产生骨刺或骨质增生。

3. 肌肉系统

依照肌肉组织的形态和分布，肌肉系统可分为三种：平滑肌、心肌和骨骼肌。

平滑肌：在血管、胃肠、膀胱、子宫、支气管、瞳孔周围以及毛发根等地方的肌肉叫平滑肌。它是由细长的细胞或肌纤维构成的，没有横纹，主要分布在人体内中空器官的周壁上。内脏、呼吸道和尿道的平滑肌共占人体体重的5%~10%。平滑肌有较大的伸展性，它能够拉长、扩大，收缩起来缓慢而持久。

心肌：心脏的肌肉叫心肌。心肌是人体最重要的肌肉，是由肌纤维以一种极为复杂的方式交织而成的，构成了心壁。心肌的收缩与舒张保证了心脏的不断跳动。

骨骼肌：附着在骨骼上面的肌肉称为骨骼机。骨骼肌的肌纤维有许多明亮和暗淡的横纹，因此也称为横纹肌。不过，面部的一些肌肉并不附着在骨头上，而是附在皮肤上的。这些肌肉可以用来表达喜怒哀乐等各种情感，故又称表情肌。但由于它们也是有横纹的肌肉，所以仍归类于骨骼肌。心肌虽也有横纹，但它是种特殊的肌肉结构，与骨骼肌不一样。

平滑肌、心肌和骨骼肌不仅形态不同，其运作情形也互异。平滑肌收缩速度很慢，但却是永不倦怠的；骨骼肌收缩速度很快，但容易产生倦怠感。心肌不但可快速收缩，而且又永不倦怠，是一种极为强健的肌肉，因此能使心脏不断地搏动，直到生命结束为止。现代科学认为，在漫长的进化过程中，平滑肌出现得较早，而骨骼肌出现得最迟。骨骼肌通过肌腱固定在骨骼上，带动骨和关节运动，使我们做出各种姿势和动作。我们可以命令手指翻书，也可以命令双脚走路，但我们无法叫胃肠不运动。所以，能够根据人的意志随意运动的骨骼肌又叫随意肌；心肌和平滑肌不受自我意志的控制，故而又叫不随意肌。我们平时所说的肌肉，一般指骨骼肌。

人体有 639 块肌肉，人体的肌肉总质量随年龄变化而有所不同：新生儿的肌肉质量不到体重的 1/4；成年后肌肉一般约占体重的 40%；经常进行体力劳动和体育锻炼的人，肌肉比较发达，肌肉质量可以占到体重的一半左右；人到了老年肌肉萎缩，水分减少，肌肉质量就可能减少到体重的 25%。肌肉质量的增减，并不是数量上有了变化，而是肌肉纤维粗细不同的缘故。

肌肉按形态可分为长肌、短肌、阔肌和轮匝肌四类。每块肌肉按其组织结构可分为肌腹和肌腱两部分。肌腹位于肌肉的中央，由肌细胞构成，有收缩功能；肌腱位于肌肉两端，是附着部分，由致密结缔组织构成。每块肌肉通常都跨越关节附着在骨面上，或一端附着在骨面上，另一端附着在皮肤上。一般将肌肉较固定的一端称为起点，较活动的一端称为止点。肌肉的辅助结构主要有筋膜、滑液囊和腱鞘，是肌肉周围的结缔组织所形成的结构，有保护肌肉和辅助肌肉运动的作用。

人体的肌肉可分为头颈肌、躯干肌和四肢肌。

头颈肌：分为头肌和颈肌。头肌可分为表情肌和咀嚼肌。表情肌位于头面部皮下，多起于颅骨，止于面部皮肤。肌肉收缩时可牵动皮肤，产生各种表情。

咀嚼肌为运动下颌骨的肌肉，包括浅层的颞肌和咬肌、深层的翼内肌和翼外肌。

躯干肌：包括背肌、胸肌、膈肌和腹肌等。背肌可分为浅层和深层。浅层有斜方肌和背阔肌。深层的肌肉较多，主要有骶棘肌。胸肌主要有胸大肌、胸小肌和肋间肌。膈位于胸、腹腔之间，是一扁平阔肌，呈穹窿形凸向胸腔，是主要的呼吸肌，收缩时助吸气，舒张时助呼气。腹肌位于胸廓下部与骨盆上缘之间，参与腹壁的构成，分为前外侧群和后群。前外侧群包括位于前正中线两侧的腹直肌和外侧的三层扁阔肌，这三层扁阔肌由浅而深依次为腹外斜肌、腹内斜肌和腹横肌。后群有腰方肌。

四肢肌：分为上肢肌和下肢肌。上肢肌结构精细，运动灵巧，包括肩部肌、臂肌、前臂肌和手肌。肩部肌分布于肩关节周围，有保护和运动肩关节的作用，其中较重要的有三角肌。臂肌均为长肌，分前、后两群。前群为屈肌，有肱二头肌、肱肌和喙肱肌；后群为伸肌，有肱三头肌。前臂肌位于尺骨、桡骨的周围，多为长棱形肌，分前、后两群，前群为屈肌群，后群为伸肌群。手肌位于手掌，分为外侧群、内侧群和中间群。下肢肌分髋肌、大腿肌、小腿肌和足肌。髋肌起自躯干骨和骨盆，包绕髋关节的四周，止于股骨。按其部位可分为两群：髋内肌位于骨盆内，主要有髂腰肌、梨状肌和闭孔内肌；髋外肌位于骨盆外，主要有臀大肌、臀中肌、臀小肌和闭孔外肌。大腿肌分为前、内、后三群，分别位于股部的前面、内侧面和后面。前群有股四头肌和缝匠肌；内群位于大腿内侧，有耻骨肌、长收肌、短收肌、大收肌和股薄肌等；后群包括外侧的股二头肌和内侧的半腱肌、半膜肌。小腿肌可分为前、外、后三群。足肌可分为背肌与足底肌。

如果说骨骼系统的工作是由韧带通过骨骼以关节允许的任何安排来转移重量和作用力，那么，肌肉系统的任务就是将骨头移动到位，让骨头可以完成相应的动作。肌肉收缩产生运动，关节支持运动，而结缔组织在各组织之间传递运动。通常认为，肌肉实际上是由至少 4 种不同的组织构成的器官：肌肉组织、结缔组织、神经和血管。肌肉组织本身具有收缩和产生运动的能力。结缔组织将收缩的力量传递给与肌肉连接的骨骼、器官或皮肤等。神经控制肌肉何时发力、持续的时间以及强度。而血管供应营养，使肌肉组织保持活力。

肌肉的运动有三种：向心收缩、离心收缩和等长收缩。①向心收缩：肌纤维收缩，产生比所存在的阻力更大的力量，以使得肌肉两端向彼此滑动，并且肌肉缩短。②离心收缩：肌纤维收缩，产生比所存在的阻力更小的力量，使得肌肉的两端向彼此分离的方向滑动，肌肉实际上会被拉长。③等长收缩：肌纤维收缩，产生与阻力相等的力量，使得肌肉的两端既没有向彼此滑动，也没有彼此分离，并且肌肉的长度不变。

4. 神经系统

神经系统是人体内对生理功能活动的调节起主导作用的系统，主要由神经组织组成，分为中枢神经系统和周围神经系统两大部分。

中枢神经系统：包括脑和脊髓。脑和脊髓位于人体的中轴位，它们的周围有头颅骨和脊椎骨包绕。这些骨头质地较硬，在人年轻时富有弹性，因此可以使脑和脊髓得到很好的保护。脑分为端脑、间脑、小脑和脑干四部分。大脑还分为左右两个半球，分别管理人体不同的部位。脊髓主要是传导通路，能把外界的刺激及时传送到脑，然后再把脑发出的命令及时传送到周围器官，起到上通下达的桥梁作用。

周围神经系统：包括脑神经、脊神经和自主神经。①脑神经共有 12 对，主要支配头面部器官的感觉和运动。人能看到周围事物，听见声音，闻出味道，品出滋味，以及有喜怒哀乐的表情等，都必须依靠这 12 对脑神经的功能。②脊神经共有 31 对，其中包括颈神经 8 对，胸神经 12 对，腰神经 5 对，骶神经 5 对，尾神经 1 对。脊神经由脊髓发出，主要支配身体和四肢的感觉、运动和反射。③自主神经也称为内脏神经，主要分布于内脏、心血管和腺体。心跳、呼吸和消化活动都受它的调节。自主神经分为交感神经和副交感神经两类，两者之间相互拮抗又相互协调，组成一个配合默契的有机整体，使内脏活动能适应内外环境的需要。脑是按对侧支配的原则来发挥功能的。此外，左右侧脑还有各自侧重的分工，如左脑主要负责语言和逻辑思维，右脑负责艺术思维。

神经系统由神经元（神经细胞）和神经胶质（神经胶质细胞）组成。

神经元：一种高度特化的细胞，是神经系统的基本结构和功能单位，它具有感受刺激和传导兴奋的功能。它由胞体和突起两部分构成。胞体的中央有细胞核，核的周围为细胞质，胞质内除有一般细胞所具有的细胞器如线粒体、内质网等外，还含有特有的神经元纤维及尼氏体。神经元的突起根据形状和机能又分为树突和轴突。树突较短但分支较多，它接受冲动，并将冲动传至细胞体，各类神经元树突的数目多少不等，形态各异。每个神经元只发出一条轴突，长短不一，胞体发出的冲动则沿轴突传出。

根据神经元的功能，神经元可分为感觉神经元、运动神经元和联络神经元。①感觉神经元又称传入神经元，一般位于外周的感觉神经节内，为假单极或双极神经元。它的周围突接受内外界环境的各种刺激，经胞体和中枢突将冲动传至中枢。②运动神经元又名传出神经元，一般位于脑、脊髓的运动核内或周围的自主神经节内，为多极神经元，它将冲动从中枢传至肌肉或腺体等效应器。③联络神经元又称中间神经元，是位于感觉神经元和运动神经元之间的神经元，起联络、整合等作用，为多极神经元。

神经胶质细胞：其数目是神经元的10~50倍，突起无树突、轴突之分，胞体较小，胞浆中无神经元纤维和尼氏体，不具有传导冲动的功能。神经胶质对神经元起着支持、绝缘、营养和保护等作用，并参与构成血脑屏障。

现代科学表明，大脑在人的一生中都具有可塑性和适应能力，而塑造大脑最有效的方法就是行为的改变。习练瑜伽有助于改掉坏的习惯，跳脱负面模式，强化神经的可塑性，是增加脑源性神经营养因子的最有效的方法之一。冥想能够增加大脑皮层灰质的密度，而大脑灰质是信息处理的中心，能够对外界的各种刺激做出灵敏反应。练习时保持专注与觉知，能够强化与感官敏锐度和精细动作能力有关的大脑区域。同时，瑜伽的练习能够放松身心，扭转负面情绪，有助于改善记忆力。

5. 内分泌系统

内分泌系统指全身内分泌腺，是神经系统以外的另一重要机能调节系统，分为两大类：一是在形态结构上独立存在的肉眼可见器官，即内分泌器官，如脑垂体、松果体、甲状腺、甲状旁腺、胸腺及肾上腺；二是分散存在于其他器官组织中的内分泌细胞团，即内分泌组织，如胰腺内的胰岛、睾丸内的间质细胞、卵巢内的卵泡细胞及黄体细胞等。部分内分泌器官及组织参与人类性活动，对人类性活动影响较大，如性腺——卵巢和睾丸——分泌的性激素是人类性活动的物质基础。

人体主要的内分泌腺有甲状腺、甲状旁腺、肾上腺、脑垂体、松果体、胰岛、胸腺和性腺等。

甲状腺：位于气管上端的两侧，呈蝴蝶形。甲状腺分左右两叶，中间以峡部相连，峡部横跨第二、第三气管软骨的前方，正常人在吞咽时甲状腺随喉上下移动。甲状腺的前面仅有少数肌肉和筋膜覆盖，故稍肿大时可在体表摸到。甲状腺由许多大小不等的滤泡组成。滤泡壁为单层立方上皮细胞，它们是腺体的分泌细胞。泡腔有胶状物，为腺体细胞分泌的贮存物。滤泡之间有丰富的毛细血管和少量结缔组织。甲状腺的生理功能主要体现在以下几个方面。①甲状腺激素可提高大多数组织的耗氧率，增加产热效应。②在正常情况下，甲状腺激素主要促进蛋白质合成，特别是使骨、骨骼肌、肝等蛋白质合成明显增加。甲状腺激素分泌如果过多，反而会使蛋白质，特别是骨骼肌的蛋白质大量分解，因而人会消瘦无力。③在糖代谢方面，甲状腺激素有促进糖的吸收和肝糖原分解的作用。同时它还能促进外周组织对糖的利用。总之，它加速了糖和脂肪代谢，特别是促进许多组织的糖、脂肪及蛋白质的分解氧化过程，从而增加机体的耗氧量和产热量。④甲状腺激素促进生长发育，主要是促进代谢过程，使人体正常生长和发育，特别对骨骼和神经系统的发育有明显的促进作用。所以，如儿童在生长时期若甲状腺功能减退，则容易发育不全、智力迟钝、身体矮小，临床上称为呆小症。⑤甲状腺激素有提高神经系统兴奋性的作用，特别是对交感神经系统的兴奋作用最为明显。它可直接作用于心肌，使心肌收缩力增强，心率加快。所以甲状腺功能亢进的人常表现为容易激动、失眠、心动过速和多汗。

甲状旁腺：有四个，位于甲状腺两侧的后缘内，左右各两个，总质量约 100 毫克。甲状旁腺分泌的甲状旁腺素起调节机体钙磷代谢的作用，一方面抑制肾小管对磷的重吸收，促进肾小管对钙的重吸收，另一方面促进骨细胞放出磷和钙进入血液，提高血液中钙的含量，所以甲状旁腺的正常分泌使血液中的钙不致过低，磷不致过高，因而使血液中钙与磷保持适宜的比例。

肾上腺：位于肾脏上方，左右各一。肾上腺分为两部分：外周部分为皮质，占大部分；中心部为髓质，占小部分。皮质是腺垂体的一个靶腺，而髓质受交感神经节前纤维直接支配。肾上腺皮质的组织结构分为球状带、束状带和网状带三层。球状带腺细胞主要分泌盐皮质激素，束状带与网状带腺细胞分泌糖皮质激素，网状带腺细胞还分泌少量性激素。肾上腺盐皮质激素主要作用为调节水、盐代谢。这些激素一方面作用于肾脏，促进肾小管对钠和水的重吸收并促进钾的排泄，另一方面影响组织细胞的通透性，促使细胞内的钠和水向细胞外转移，并促进细胞外液中的钾向细胞内移动。肾上腺皮质分泌的性激素以雄激素为主，可促进性成熟。肾上腺髓质位于肾上腺中心，分泌两种激素：肾上腺素和去钾肾上腺素。这两种激素的生物学作用与交感神经系统紧密联系，作用很广泛。当人体遭遇紧急情况时，如恐惧、惊吓、焦虑、创伤或失血，交感神经活动会加强，髓质分泌肾上腺素和去钾肾上腺素急剧增加，使心跳加强、加快，血输出量增加，血压升高，血流加快；支气管舒张，以改善氧的供应；肝糖原分解，血糖升高，进而增加营养的供给。

脑垂体：一个椭圆形的小体，重不足 1 克，位于颅底垂体窝内，借垂体柄与丘脑下部相连，分腺体部和神经部。脑垂体分泌生长激素、催乳素、促性腺激素、促肾上腺皮质激素、促甲状腺激素、抗利尿激素、催产素等多种激素。生长激素与骨的生长有关，幼年时期若缺乏生长激素，则会使全身长骨的生长中断，形成侏儒症；若生长激素分泌过多，则全身长骨会发育过盛，形成巨人症。催乳素可以保进乳腺增殖和乳汁生成及分泌。促性腺激素包括卵泡刺激素和黄体生成素，可促进雄、雌激素的分泌，促进卵泡和精子的成熟。促肾上腺皮质激素主要作用于肾上腺皮质的束状带、网状带，促使肾上腺皮质激素的分泌。促甲状腺激素作用于甲状腺，使甲状腺增大、甲状腺激素生成与分泌增多。缺乏促甲状腺激素，会引起甲状腺功能低下症状。抗利尿激素是下丘脑某些神经细胞产生，并运输贮藏在垂体的一种激素。它作用于肾脏，促进水的重吸收，调节水的代谢。催产素与抗利尿激素相似，也由下丘脑某些神经细胞产生。催产素能刺激子宫收缩，并促进乳汁排出。除上述激素外，脑垂体还分泌促甲状旁腺激素、促黑激素等等。

松果体：长 5~8 毫米、宽 3~5 毫米的灰红色椭圆形小体，质量为 120~200 毫克，其发育在人 7~8 岁时达到顶峰。松果体位于间脑顶部，缰连合与后连合之间，四叠体上方的凹陷内，在第三脑室顶，故又称为脑上腺。松果体分泌褪黑素，抑制垂体促卵泡激素和黄体生成素的分泌，并分泌多种具有很强的抗促性腺激素作用的肽类激素，从而有效地抑制性腺的活动和两性性征的出现。松果体的活动显示出明显的周期性。一昼夜中，褪黑素的分泌量随光照而减少，随黑暗而增多，据研究，这可能影响睡眠和醒觉等活动。此外，松果体的活动还呈现月、季、年的周期，科学家认为松果体可能通过这种方式向中枢神经系统发出“时间信号”，从而影响机体的“生物钟”。

胰岛：散在胰腺腺泡之间的细胞团，仅占胰腺总体积的 1%~2%。胰岛细胞主要有三种，其中 A 细胞约占胰岛细胞总数的 25%，分泌胰高血糖素；B 细胞约占胰岛细胞总数的 60%，分泌胰岛素；D 细胞数量较少，分泌生长抑素。胰岛素的主要作用是调节糖、脂肪及蛋白质的代谢。它能促进全身各组织，尤其是肝细胞和肌细胞摄取葡萄糖，并且促进它们对葡萄糖的贮存和利用。胰岛素的另一个作用是促进肝细胞合成脂肪酸，进入脂肪细胞的葡萄糖不仅用于合成脂肪酸，而且主要使其转化成 α-磷酸甘油，并与脂肪酸形成甘油三酯贮存于脂肪细胞内。此外，胰岛素还能抑制脂肪分解。人体缺乏胰岛素时，糖不能被贮存利用，不仅能引起糖尿病，而且还会引发脂肪代谢紊乱，出现血脂升高、动脉硬化，使心血管系统发生严重病变。

胸腺：一个淋巴器官，兼有内分泌功能。在新生儿和幼儿时期，人体胸腺发达，体积较大，性成熟以后，胸腺逐渐萎缩、退化。胸腺分为左、右两叶，不对称，色灰红，质柔软，主要位于上纵隔的前部。成人胸腺约 25~40 克。胸腺在胚胎期是造血器官，在成年期可产生淋巴细胞、浆细胞和髓细胞。胸腺的网状上皮细胞分泌胸腺素，可促进具有免疫功能的 T 细胞的产生和成熟，并能抑制运动神经末梢的乙酰胆碱的合成与释放。因此，当胸腺有瘤时，因胸腺素增多，可导致神经肌肉传导障碍而出现重症肌无力病症。

性腺：主要指男性的睾丸和女性的卵巢。

内分泌腺和组织细胞能分泌一些生物活性物质(称为激素)，直接释放入血液或淋巴液，经血液循环运输到全身各处，作用于某些可被作用的器官(称为靶器官)、细胞(称为靶细胞)，从而调节它们的生理活动。内分泌腺之间在形态上大多没有直接联系，但在功能方面是密切相关的。每个内分泌腺几乎都和其他内分泌腺有直接或间接的功能联系。

脑垂体在内分泌腺中占有重要地位，它分泌的多种激素分别影响其他内分泌腺的功能；其他内分泌腺又能通过反馈调节，制约脑垂体的活动。

6. 呼吸系统

呼吸系统由呼吸道和肺组成。呼吸道包括鼻、咽、喉、气管和支气管等。人们通常称鼻、咽、喉为上呼吸道，气管和各级支气管为下呼吸道。肺由肺实质和肺间质组成，肺实质包括支气管树和肺泡，肺间质包括结缔组织、血管、淋巴管、淋巴结和神经等。呼吸系统的主要功能是进行气体交换，即吸入氧，呼出二氧化碳。此外，呼吸系统还有发音、嗅觉、神经内分泌、协助静脉血回流入心和参与体内某些物质代谢等功能。

在呼吸系统中，各器官都有一定的分工，从鼻到各级支气管负责传送气体。

鼻：有加温、湿润和清洁空气等作用，还能在发音时产生共鸣。

咽：一个肌性管道，其上部与鼻腔和口腔相通，下部与喉和气管相通，它是食物与气体的共同通道。

喉：呼吸道中的特殊部分，兼有发音的功能。

气管：由十几个C形软骨环和其间的平滑肌构成，软骨使气管维持开放状态，保持气体通畅。平滑肌可改变气管口径，有利于居于其后方的食道扩张，便于食物下行。气管与支气管黏膜中有腺体，能分泌含多种免疫球蛋白(抗体)的黏液，具有抑菌、抗病毒的作用。黏膜上皮细胞表面有纤毛，它能不断地向喉的方向摆动，将粘有灰尘的黏液上移，最后咳出体外，形成痰。

肺：呼吸系统中最重要的器官。成人肺内含有3亿~4亿个肺泡。肺由细支气管反复分支而成，其壁薄，由单层上皮细胞构成，外面包绕着毛细血管网，是气体交换的场所。胸腔有节律地扩大和缩小，称为呼吸运动。呼吸运动是依靠呼吸肌的收缩和舒张进行的。呼吸节律受中枢神经系统控制。膈肌是最重要的呼吸肌，它介于胸腔、腹腔之间，收缩时使胸腔的上下径加大，产生吸气，舒张时产生呼气。肺活量是人最大吸气后尽力呼出的气体量，反映了每次肺通气的最大潜力，可用肺量计测定。健康成年男性左、右两肺的空气容量为5000~6500毫升，女性小于男性。

呼吸系统的结构特点是骨或软骨作为支架，当气体出入时，呼吸道的管壁不会塌陷，使气流畅通。整个呼吸道有三道保护屏障，一是鼻毛阻挡细菌、病毒和灰尘进入呼吸道；二是气管上皮细胞分泌的黏液将灰尘粘住并随黏膜上皮的纤毛运动将其排出；三是肺泡内有一种细胞可吞噬肺泡内的灰尘。这三道屏障保证了交换的气体是洁净的。人体借助于呼吸系统与外界进行气体交换，空气由呼吸道进入肺泡，空气中的氧气从肺泡进入毛细血管的血液，经血液循环送遍全身，供组织细胞利用。与此同时，组织代谢产生的二氧化碳经血液循环运至肺部，通过呼吸系统排出体外。

古典哈他瑜伽三部曲《湿婆本集》《哈他瑜伽之光》和《格兰达本集》描述的调息法以及现代四种常用的呼吸法，将在本书第七章详细讲述。现代瑜伽习练者借助呼吸法改善健康，包括改善因姿势不良和压力导致的呼吸效率低下。通过调息练习，可以让心情保持平静、头脑保持清醒，可以缓解压力和紧张焦虑情绪。

7. 循环系统

循环系统是分布于全身各部的连续封闭管道系统，包括心血管系统和淋巴系统。心血管系统内循环流动的是血液；淋巴系统内流动的是淋巴液。淋巴液沿着一系列淋巴管道向心脏流动，最终汇入静脉，因此淋巴系统也可认为是静脉系统的辅助部分。

心血管系统：包括心脏、动脉、毛细血管和静脉。心脏是血液循环的动力器官。动脉将心脏输出的血液运送到全身各器官，是离心的管道。静脉则把全身各器官的血液带回心脏，是回心的管道。毛细血管是位于小动脉与小静脉间的微细管道，管壁薄，有通透性，是进行物质交换和气体交换的场所。

根据血液在心血管系统中的循环途径和功能不同，可将血液循环分为体循环(大循环)与肺循环(小循环)两部分。①体循环：血液由左心室射出，经主动脉及其各级分支流向全身毛细血管网，然后流经小静脉、大静脉，汇集成上、下腔静脉，最后回流到右心房。血液在体循环中，把氧气和营养物质运送到身体各个组织，同时又把各个组织在新陈代谢中产生的二氧化碳和代谢产物运送到肺和排泄器官。由此可见，血液在体循环的过程中，由含氧气较多的动脉血变成含氧气较少、含二氧化碳较多的静脉血。②肺循环：血液由右心室射出，经肺动脉及其各级分支，再经肺泡壁毛细血管网，最后经肺静脉回流到左心房。在肺循环中，血液中的二氧化碳经肺泡排出体外，而吸入肺内的氧气则经肺泡进入血液，因此，血液由静脉血变为动脉血。

淋巴系统：包括淋巴管和淋巴器官，是血液循环的支流，协助静脉将体液运回循环系统，属循环系统的辅助部分。

研究显示，通过练习瑜伽能够有效缓解高血压的症状，提高睡眠质量，预防心脏病。瑜伽通过减少压力的方式减轻发炎的现象，进而降低患病的风险。

8. 消化系统

消化系统由消化道和消化腺两部分组成。

消化道：一条起自口腔，延续咽、食道、胃、小肠、大肠至肛门的很长的肌性管道，其中经过的器官包括口腔、咽、食管、胃、小肠（十二指肠、空肠、回肠）及大肠（盲肠、结肠、直肠）等。

消化腺：有小消化腺和大消化腺。小消化腺散在消化道各部的管壁内，大消化腺有三对唾液腺（腮腺、下颌下腺、舌下腺）、肝脏和胰脏，它们均借助导管，将分泌物排入消化管内。

人体共有5个消化腺，包括唾液腺（分泌唾液，将淀粉初步分解成麦芽糖）、胃腺（分泌胃液，将蛋白质初步分解成多肽）、肝脏（分泌胆汁并将其储存在胆囊中，将大分子的脂肪初步分解成小分子的脂肪，称为物理消化，也称作“乳化”）、胰腺（分泌胰液，胰液是对糖类、脂肪、蛋白质都有消化作用的消化液）、肠腺（分泌肠液，将麦芽糖分解成葡萄糖，将多肽分解成氨基酸，将小分子的脂肪分解成甘油和脂肪酸，也是对糖类、脂肪、蛋白质有消化作用的消化液）。

瑜伽在饮食方面有相关规定，一般练习前不宜进食，一些体式在饱腹状态下是不宜练习的。瑜伽体式的练习，有助于肠道的蠕动，促进消化和吸收。瑜伽强调身心的连接，使人对肠道状况的感知更加灵敏。瑜伽强调的饮食习惯有利于身体健康。

9. 泌尿系统

泌尿系统是人体代谢产物的重要排泄途径，能调节水盐代谢和酸碱平衡并产生多种具有生物活性的物质，对维持人体内环境的稳定有重要作用。泌尿系统由1对肾、2条输尿管、1个膀胱和1条尿道组成。由肾产生的尿液经输尿管流入膀胱暂时贮存，当尿液达到一定数量后，经尿道排出体外。所以也可以说泌尿系统是造尿、输尿、贮尿、排尿器官的总称。输尿管是一对细长的管道，全长20~30厘米，上连肾盂，下入膀胱，中间有3个狭窄处，是结石易滞留部位。膀胱是贮尿器官，大小、形状随着尿液多少而变化。膀胱三角在两个输尿管口和尿道内口三者连线之间，空虚时也显平滑，这里是肿瘤和结核的好发部位。膀胱的排尿反射受大脑皮层和脊髓排尿中枢的控制，阴部神经又属于躯体神经，所以排尿可以受意识控制，若这些结构受损伤，会引起尿失禁。

骨盆底肌肉对于控制膀胱至关重要。常见的问题如尿频、尿急或排尿疼痛或是轻微的漏尿（如打喷嚏或者大笑时），都可以借助练习瑜伽得到改善。

10. 生殖系统

生殖系统的器官，男、女有别，但均由生殖腺、生殖管道和附属器官等组成。生殖器官通过受精、妊娠等生理过程，起到繁衍后代的作用。按其所在部位，生殖系统又可分为内生殖器和外生殖器两部分。

练习瑜伽能够提高神经敏锐度，强化骨盆底肌肉的力量和灵活度，能够让肌肉放松，进而改善膀胱、肠道和生殖系统。

第二章

热 身 篇

热身准备是指在正式练习瑜伽体式前所进行的有序、低强度的专业性准备练习，主要包括对于肩、肘、腕、髋、膝、踝六大关节，颈部、脊椎和胸廓等椎关节，以及手指、脚趾等指间关节和关节周围肌肉与韧带组织的灵活性训练。热身准备的作用主要表现在：①增加关节黏液，减少关节磨损，降低运动受伤的风险；②提升体温，提高酶的活性，从而提高神经传导和肌肉收缩的速度，促进运动代谢；③降低肌肉的黏滞性，增加肌肉弹性，从而减少肌肉损伤的产生，提高运动能力。简而言之，热身准备是一种调整身心状态的训练方式，使呼吸系统、神经系统和运动系统等尽快适应运动模式与强度。

第一节　颈部

颈部热身运动包括颈部前屈与后伸运动、颈部左右侧屈运动、颈部旋转运动和颈部环绕运动。颈部运动的准备体式可以选择任意一种舒适的坐姿或站姿，保持身体的舒适稳定，意识专注于运动部位。每次练习可随呼吸在同一条轨迹上进行重复性动态练习，最后做静态保持。练习时间因人而异，一般建议动态练习 5~10 组，静态保持 5~10 秒。

一、颈部前屈与后伸运动

（一）练习方法

（1）腰背立直，脊柱保持自然生理曲度。

（2）吸气，脊柱延伸向上，延长脊椎之间的空间；呼气，低头，下巴尽量靠近锁骨，伸展脖子后侧。

（3）再次吸气，头回正中，脊椎延伸；再次呼气，仰头，下巴朝上，拉伸脖子前侧，重复进行练习。

（二）练习要点

（1）双肩放松、下沉，避免耸肩，完成屈伸前充分延伸脊椎。

（2）头回正中时吸气，颈部前屈或后伸时呼气。

（3）可闭眼将意识集中于运动部位或将视线随运动轨迹移动。

二、颈部左右侧屈运动

（一）练习方法

（1）在颈部前屈与后伸运动的基础上，吸气，头回正中，脊柱延伸向上，延长脊椎之间的空间；呼气，右耳朵靠近右侧肩膀，拉伸颈部左侧，同时手臂带动左右肩沉向地面，避免耸肩。

（2）吸气，头回正中，脊椎延伸；呼气，左耳靠近左侧肩膀，拉伸颈部右侧，同时手臂带动左右肩沉向地面，避免耸肩。

（3）再次吸气，头回正中；再次呼气，右耳靠近右侧肩膀，重复进行练习。

（二）练习要点

（1）双肩放松、下沉，避免耸肩，完成侧屈前充分延伸脊椎。

（2）头回正中时吸气，颈部向左或右侧屈时呼气。

（3）可闭眼将意识集中于运动部位或将视线随运动轨迹移动。

三、颈部旋转运动

（一）练习方法

（1）在颈部左右侧屈运动的基础上，吸气，头回正中，脊椎继续保持向头顶方向的延伸；呼气，保持脊椎延伸感，将下巴由前平移至右侧，从颈椎底部做椎关节回旋运动，同时伸展颈部左侧肌肉群。

（2）再次吸气，头回正中；再次呼气，保持脊椎延伸感，将下巴由前平移至左侧，从颈椎底部做椎关节回旋运动，同时伸展颈部右侧肌肉群。

（3）再次吸气，头回正中；再次呼气，重复进行练习。

（二）练习要点

（1）双肩放松、下沉，避免耸肩，完成侧屈前充分延伸脊椎。

（2）头回正中时吸气，颈部向左或右旋转时呼气。

（3）平移过程中，微收下巴，保持下巴在同一水平线上移动，应避免仰头或低头。将视线随运动轨迹平行移动，最后目视肩膀延伸的方向。

四、颈部环绕运动

（一）练习方法

（1）在颈部旋转运动的基础上，综合颈部前三种运动模式。吸气，头回正中，脊椎持续延伸，以下巴带动颈椎做环绕运动，并划圆弧；呼气，低头，下巴靠近锁骨位置，拉伸脖子后侧。

（2）再吸气，右耳倒向右侧肩膀，拉伸脖子左侧；再呼气，下巴往左上方移动，眼睛看上方，拉伸脖子前侧。

（3）再次吸气，左耳倒向左侧肩膀，拉伸脖子右侧；再次呼气，下巴绕动到锁骨，拉伸脖子后侧。

（4）重复进行练习，最终吸气，将头回正中。再次呼气，下巴靠近锁骨，拉伸脖子后侧；再次吸气，左耳倒向左侧肩膀进行反侧练习。

（5）左右均练习相同次数后，吸气，头回正中结束练习。

（二）练习要点

（1）双肩放松、下沉，避免耸肩，屈伸前充分延伸脊椎。

（2）头回正中时吸气，颈部前屈时呼气，向左向右完成侧屈时吸气，后伸时呼气。

（3）可闭眼将意识集中于运动部位或将视线随运动轨迹移动。

五、功效

以上 4 种颈部运动方式可有效灵活颈椎关节，提高胸锁乳突肌、斜方肌上束等颈部肌肉弹性和活动范围，刺激颈动脉，促进颈部血液循环，减少头晕等现象，降低运动过程中颈部受伤的风险。

六、禁忌

患有颈椎病者不宜练习，或应在专业老师的指导下谨慎练习。

第二节　肩关节

肩关节是上肢与躯干连接的部分，构成肩关节的骨骼包括肩胛骨、锁骨、肱骨，肩关节能完成前屈、后伸、外展、内收、旋转和环转运动。本节讲述肩关节外旋、内旋、环转运动，练习时可以选择任意一种舒适的坐姿或站姿，在身体舒适、放松，意识专注的情况下进行练习，本节采用金刚坐进行讲解。

一、肩袖外旋运动

（一）练习方法

（1）吸气，双手臂侧平举，平行于地面，掌心朝下，大拇指在外，轻握拳，拳心朝下，拳眼朝后；呼气，手臂做外旋运动，弯曲大臂置于肋骨旁侧，双前臂朝前，平行于地面，拳眼相对，大拇指朝向左右两侧。

（2）再次吸气，腰背脊椎延伸；再次呼气，手臂带动肩袖做外旋运动，肩胛骨彼此靠近，大拇指由旁侧画弧移动指向后侧，重复进行练习。

（二）练习要点

（1）保持肩胛稳定，不要刻意夹肩胛，造成肩胛中缝紧张；不要耸肩，造成斜方肌上束紧张引起颈椎不适。

（2）确保大臂夹靠肋骨的力量持续存在。

（3）外旋时呼气，放松时吸气，可闭眼将意识集中于运动部位或目视前方。

（4）动作练习要配合均匀顺畅的呼吸，练习时间视关节活动情况而定，一般建议练习 10~15 组为宜。

二、左右肩交替内旋、外旋运动

（一）练习方法

（1）双手臂侧平举平行于地面，掌心朝下，虎口自然打开，大拇指以外的四指并拢，身体从侧面看在同一平面上。

(2) 吸气，腰背脊柱延伸；呼气，双手臂开始从肩关节处内旋、外旋运动，即先同时内旋，再同时外旋，再一侧内旋、一侧外旋交替运动。

(二) 练习要点

(1) 双肩放松、下沉，肩胛骨下缘持续沉向地面，肩膀远离耳朵，避免耸肩。

(2) 可闭眼将意识集中于运动部位或目视前方。

(3) 肩颈紧张，不能长时间侧平举者，可降低手臂高度，视身体情况与躯干形成 30°至 90°夹角，重点在于注意力集中于手臂内旋、外旋运动对肩关节的活动上。

(4) 动作练习要配合均匀顺畅的呼吸，练习时间视关节活动情况而定，一般建议练习 10~15 组为宜。

三、肩关节环转运动

(一) 练习方法

(1) 吸气，双手臂侧平举，平行于地面，掌心朝上；呼气，弯曲肘关节，将手指搭放于肩峰上，胸廓打开，手肘一线，从侧面看身体处于同一平面上。

(2) 以肩关节为中心点，肘关节为轴画弧。吸气，腰背脊柱延伸，两肘抬高，肩膀下沉；呼气，肘关节由上向前向下运动，含胸弓背。

(3) 再次吸气，肘关节由下向后向上运动，在此过程中胸腔扩张舒展。

(4) 重复练习 10~15 组后，再进行反侧练习。

(二) 练习要点

(1) 双肩放松、下沉，避免耸肩。

(2) 可闭眼将意识集中于运动部位或目视前方。

(3) 在身体允许的情况下，尝试肘关节向前彼此触碰，伸展背部肌肉。

(4) 练习困难者，可缩小活动范围，让肘关节画弧的周长变短，意识集中于肩关节。如若仍然困难者，可将双臂垂放于体侧，仅做肩关节的旋上、旋前、旋下和旋后运动。

(5) 动作练习要配合均匀顺畅的呼吸，练习时间视关节活动情况而定，一般建议同一方向练习 10~15 组为宜。

第三节　胸廓、脊椎和躯干

胸廓由 12 节胸椎、12 对肋骨和软肋骨、1 块胸骨，以及关节和韧带构成，形状近似圆锥体，具有保护和支持胸腔器官的作用。胸廓富有弹性，当呼吸肌收缩和舒张时，可改变胸廓的前后、左右和上下径，从而改变胸腔和肺的容积，产生吸气和呼气动作。

脊椎是从颈椎枕骨下方至尾骨顶端的骨性结构，属于人体中轴骨骼。脊椎骨及其周围强健的韧带决定了脊椎支撑、减震、保护和运动等功能。脊椎可完成屈曲、伸展、侧屈、侧伸、旋转运动。

躯干侧屈伸展运动主要伸展肋间肌、前锯肌、腹外斜肌、髂腰肌。

胸廓、脊椎和躯干侧屈伸展运动有助于身体中段的骨骼、关节的灵活性，确保身体在前屈、后弯、扭转、侧弯等方位的体式练习中更加安全。

一、胸廓扩展运动

（一）练习方法

（1）金刚坐准备，伸直手臂，双手掌在背后十指交握，肩膀和大臂保持外旋状态。

（2）吸气，胸腔向前向上扩展，肋间肌舒张，气体充盈整个腔体；呼气，肋间肌收缩，气体排出，肩膀和大臂持续外旋，十指沉向地面，肩胛骨彼此靠近、下沉。

（3）重复练习 10~15 组后，原路退出体式，从金刚坐进入四脚板凳式做准备。转换身体重心，用双小腿、左手掌支撑地面，把右手掌抬离地面，弯曲手臂，手掌心轻搭于后脑勺，右侧肩胛收紧发力将右侧弯曲的大小臂控制在同一平面上。

（4）吸气，延长脊椎，扩展胸腔；呼气，右侧胸腔翻转向右侧，脊背发生扭转，微收腹部，手掌心和后脑勺对抗发力，使右侧肋间肌和前锯肌伸展，眼睛沿着手肘延伸的方向向远看。

（5）再次吸气，胸腔转向地面；再次呼气重复练习。重复练习 10~15 组后，原路退出体式，再反侧练习 10~15 组，最后回到金刚坐。

（二）练习要点

（1）收紧腹部，保持核心稳定，避免耸肩。

（2）可闭眼将注意力集中于运动部位或将视线随运动轨迹移动。

（三）禁忌

（1）肩膀有伤痛者不宜练习，可适度降低练习强度。

（2）患有严重椎间盘者不宜练习。

（3）颈椎不适者应避免过分转头，转胸腔后沿腋窝目视斜下方地面。

二、脊椎灵活运动

（一）练习方法

（1）四脚板凳式准备。吸气，仰头，扩展胸腔，延伸下巴，目视前上方，尾骨上翘，肚脐靠近地面方向；呼气，低头，下巴靠近锁骨，含胸弓背，尾骨内卷，完全收腹，目视肚脐。

（2）练习 5~10 组后，回到四脚板凳式。吸气，脊椎延长；呼气，整个臀部平移向右，转头看右侧脚后跟。

（3）再次吸气，脊柱、臀部回正；再次呼气，整个臀部平移向左，转头看左侧脚后跟，核心始终保持稳定。

（4）重复练习 5~10 组后，回到四脚板凳式。

（二）练习要点

（1）练习过程中，手掌应张开、张大、压实地面，以减小手腕的压力。脚背、脚趾下压可启动大腿前侧肌肉发力，减小膝盖的压力。双臂、双大腿垂直于地面，避免耸肩。

（2）目光随运动轨迹移动。

（3）肩膀紧张或呼吸困难者，可尝试调整手指朝向，将虎口朝向正前方帮助肩膀大臂被动外旋，以创造更多的呼吸空间，减少肩颈紧迫感。

（4）膝盖不适者，可在下方垫高度适当的柔软舒适的瑜伽毯作支撑。

（三）禁忌

膝盖或手腕有伤痛者不宜练习。

三、躯干侧弯伸展运动

（一）练习方法

（1）金刚坐准备。双手臂侧平举，平行于地面，掌心朝下，虎口自然打开，大拇指以外的四指并拢，身体从侧面看在同一平面上。

（2）吸气，延伸脊柱，手臂延长；呼气，右手臂牵引上身平移向右至极限。

（3）再次吸气、呼气，将右手掌在身体旁侧落地支撑，翻转左手掌心朝下，左大臂贴近耳朵，手臂放松，伸展左侧腰、肋间肌和前锯肌，从侧面看身体处于同一平面上。

（4）再次吸气，翻转左手掌心，左手臂牵引上身向左将身体回正，并平移向左至极限后吸气，再将左手掌在身体旁侧落地支撑，翻转右手掌心朝下，右大臂贴耳，手臂放松，伸展右侧侧腰、肋间肌和前锯肌，从侧面看身体处于同一平面上。

（5）重复练习 10~15 组，最终体式中左右侧交替静态保持 5~10 秒。

（二）练习要点

（1）对侧骨盆持续下压，以加强伸展侧腰，尤其伸展髂腰肌和腹外斜肌。在身体条件允许的情况下，可将支撑一侧的手掌换作小臂，不要为了加深侧弯幅度而造成身体后仰或者前倾，即支撑一侧的肩膀和胸腔要主动向前移动，上方肩膀和胸腔要向上翻转，保证从侧面看身体处于同一平面上。

（2）在进入侧弯前，一定要充分延伸脊柱，等长伸展两侧腰线，增加脊椎之间的空间和肌肉弹性，侧弯时脊椎才不易造成挤压。避免耸肩。

（3）可选择单侧动态练习，以右手臂支撑为例，通过伸臂和曲臂的动态练习，持续对身体左侧形成刺激和伸展，最后再静态保持和进行反侧重复练习。

第四节 肘关节

肘关节由肱尺关节、肱桡关节和桡尺近侧关节构成，能够进行前屈和后伸运动，是参与前臂内旋、外旋运动的复合关节。肘关节是连接前臂和上臂的重要关节，对前臂产生一定的承重作用，肘关节不适会对手臂屈伸产生不良影响。肘关节的灵活度对体式练习非常必要，充分的热身准备能对关节起到很好的保护作用。本节讲述肘关节的屈伸与环转运动。

一、肘关节屈伸运动

（一）练习方法

（1）双手臂前平举或侧平举，伸直手臂，平行于地面，手臂从肩关节处向外旋转，手指并拢，掌心朝上，目视正前方某一固定点。

（2）吸气，手臂向两端延伸向远；呼气，弯曲手臂，肘关节屈曲，将手指落于肩峰上。

（3）再次吸气，手臂伸直，肘关节外伸；再次呼气，弯曲手臂，肘关节屈曲进行重复练习。

（4）重复练习 10~15 组后，调整呼吸顺序，即吸气，肘关节屈曲，动作轻且慢；呼气，肘关节外伸，动作要快，呼气声快且重。

（二）练习要点

（1）手臂平行于地面，避免耸肩。

（2）可闭眼将注意力集中于运动部位或目视正前方某一固定点。

（3）关节有弹响者需缓慢练习，不宜练习第四步。

二、肘关节环转运动

肘关节本身只能完成屈伸运动，以及配合前臂完成内旋、外旋运动，但是可以在予以辅助的情况下完成环转运动。

（一）练习方法

（1）弯曲手臂于胸前互抱手肘，右前臂在上，左前臂在下，用左手手掌托住右侧肘关节，将右手前臂垂直于地面，掌心朝向身体左侧，放松手指。

（2）控制肘关节始终置于左手掌心，右侧前臂进行顺时针与逆时针环转运动。

（3）几组呼吸后，交换左右手的位置，进行反侧练习，练习过程中自然呼吸。

（二）练习要点

（1）前臂完全放松，避免耸肩，呼吸顺畅均匀。

（2）可闭眼将注意力集中于运动部位或目视正前方某一固定点。

（3）手臂酸软无力者，可采用坐姿，将作支撑的前臂置于桌面上进行练习。

（4）练习时间视关节活动情况而定，一般建议每个方向练习 10~15 秒为宜。

第五节 腕关节

腕关节，也称桡腕关节，由 8 块腕骨组成，是能完成屈、伸、展、收和环转运动的椭圆关节。桡腕掌侧韧带比较坚韧，故后伸运动程度受限，比屈曲幅度小。很多瑜伽体式都需要腕关节作支撑。若腕关节活动不充分，练习过程中很容易造成关节挤压和疼痛等现象。腕关节运动对腱鞘炎有较好的预防和缓解作用。本节讲述腕关节屈伸、内收与外展、环绕运动。

一、腕关节屈伸运动

（一）练习方法

（1）双手臂前平举，平行于地面，选择大拇指在内轻握拳、拳心朝下或立手掌、手指并拢、掌心朝前、指尖朝上均可。

（2）吸气，腕关节后伸，拳面或手背朝向面部；呼气，腕关节屈曲，拳心或掌心朝向腋窝位置。

（3）再次吸气、呼气，重复完成腕关节屈曲和后伸运动。

（二）练习要点

（1）双肩放松、下沉，避免耸肩。

（2）闭眼，将意识集中于运动部位或专注于腕关节。

（3）腕关节后伸吸气，屈曲呼气。

（4）肩膀不适或不宜长时间举起手臂者，可在肘关节下方垫支撑辅具。

（5）根据身体情况，可双手腕同时完成，也可以曲双臂于体前，用一侧手掌托住对侧小臂完成单侧腕关节活动，再进行反侧练习。

（6）动作练习要配合均匀顺畅的呼吸，练习时间视关节活动情况而定，一般建议练习 10~15 组为宜。

二、腕关节内收与外展运动

（一）练习方法

（1）双手臂前平举，平行于地面，选择大拇指在内轻握拳、拳心朝下或手指并拢、掌心朝下、指尖朝前均可。

（2）吸气，延伸手臂向前；呼气，双手腕关节同时外展。

（3）再次吸气、呼气，重复进行练习。

（二）练习要点

（1）保持双肩放松、下沉，避免耸肩。

（2）可闭眼将意识集中于运动部位或目视腕关节。

（3）腕关节外展呼气，内收吸气。

（4）腕关节可以同左同右运动，或者一左一右运动，以增强身体协调性。

（5）根据身体情况，可以双手腕同时完成，也可以曲双臂于体前，用一侧手掌托住对侧小臂完成单侧腕关节活动，再进行反侧练习。

（6）动作练习要配合均匀顺畅的呼吸，练习时间视关节活动情况而定，一般建议练习 10~15 组为宜。

（7）肩膀不适或不宜长时间举手臂者，可在肘关节下方垫支撑辅具。

三、腕关节环绕运动

（一）练习方法

（1）双手手臂前平举，平行于地面，选择大拇指朝内轻握拳、拳心朝下或手指并拢、掌心朝下、指尖朝前均可。

（2）吸气，延伸手臂向前；呼气，双手腕关节同时向左向右进行逆时针和顺时针环绕运动。

（3）练习 10~15 组后，再进行反侧练习。

（4）将双手曲臂于胸前，掌心相对，十指交扣，掌根触碰，伴随自然呼吸，腕关节完成正反侧交替环绕运动。

（二）练习要点

（1）双肩放松、下沉，避免耸肩，掌根不要彼此分离。

（2）可闭眼将意识集中于运动部位或目视腕关节。

（3）腕关节可以同左同右运动，或者一左一右运动，以增强身体协调性。

（4）根据身体情况，可双手腕同时完成，也可以曲双臂于体前，用一侧手掌托住对侧小臂完成单侧腕关节活动，再进行反侧练习。

（5）动作练习配合均匀顺畅的呼吸，练习时间视关节活动情况而定，一般建议练习 10~15 组为宜。

（6）肩膀不适或不宜长时间举起手臂者，可在肘关节下方垫支撑辅具。

第六节　指间关节

指间关节是由强副韧带支撑只能在一个平面屈伸运动的铰链关节，具有抓握功能，屈曲范围可超过 90°，但后伸展范围通常不超过 10°，使用拇指施加压力可使手指被动过伸，增加后伸程度，从而灵活其韧性。进行指间关节运动时可以选择任意一种舒适的坐姿或站姿，在身体舒适放松、意识专注的情况下进行练习。

一、第二、三指间关节屈曲运动

（一）练习方法

（1）双臂置于身体前，弯曲手臂，大臂夹靠腋窝和肋骨，将十指尽量张开、张大，让手指保持后展 3~5 秒。

（2）呼气，弯曲手指第二、三指间关节，完成指间关节屈曲运动；吸气，伸直手指所有关节，微微后展，进行重复练习。

（二）练习要点

（1）练习过程中，保持双肩放松、下沉，避免耸肩，指间关节屈曲时，指腹尽量贴近指根。

（2）动作练习配合均匀顺畅的呼吸，练习时间视关节活动情况而定，一般建议 10~15 秒为宜，练习频率可先慢后快。

（3）在身体条件允许的情况下，可将双手臂伸直前平举进行练习。

二、指间关节后伸运动

（一）练习方法

（1）伸直左臂，将左手五指张开、张大，掌心朝前，指尖朝上，分别用右手的食指、中指、无名指轻触左手小手指的指肚下缘、第二指间关节、指根。

(3) 吸气、呼气，左手不动，右手发力带动左手小拇指被动后伸，再依次进行无名指、中指、食指和大拇指后展运动。

(4) 收回左臂，伸直右臂，将右手五指张开、张大，掌心朝前，指尖朝上，进行反侧重复练习。

(5) 收回右臂，弯曲双臂在体前掌心相对，十指张开、张大，主动后展小拇指、无名指、中指、食指和大拇指十指指肚相互触碰。吸气、呼气，指肚相互对抗用力挤压，指间关节被动后展，同时伸展指根。

(二) 练习要点

(1) 双肩放松、下沉，避免耸肩，手臂平行地面，后展时避免关节挤压过度。

(2) 指间关节被动后展时呼气，退出时吸气。

(3) 根据指间关节伸展情况，适度调整右手食指、中指、无名指发力情况。

(4) 动作练习要配合均匀顺畅的呼吸，练习时间视关节活动情况而定，一般建议 3~5 秒为宜。

三、指间关节完全屈伸运动

(一) 练习方法

(1) 在体前弯曲双手手臂，大臂夹靠腋窝和肋骨，吸气，将十指尽量张开、张大，保持后展 3~5 秒。

(2) 呼气完成抓握运动，交替大拇指在其余四指内或外进行重复练习。

(二) 练习要点

(1) 双肩放松、下沉，避免耸肩，屈曲时指腹尽量贴近指根。

(2) 张开手掌后展时吸气，抓握屈曲时呼气。每次吸气张开手掌时，手指应尽量充分后展，有微微的指间和指根撕裂感。每次呼气抓握时，应使劲抓紧拳头，不留空隙。

(3) 掌心微微出汗，小臂微酸属于正常现象。在身体允许的情况下，可将双手臂伸直前平举进行练习。

(4) 动作练习要配合均匀顺畅的呼吸，练习时间视关节活动情况而定，一般建议 10~15 秒为宜，练习频率先慢后快。

第七节　髋关节

髋关节由球体状的股骨头、杯状物的髋臼、关节囊及韧带构成，是连接大腿骨和骨盆的重要关节，起着承上启下的支撑作用，能完成前后屈伸、内收、外展、内旋、外旋的肢体运动。髋关节的灵活程度与瑜伽体式练习密切相关，本节讲述髋关节环转、内收和外展运动。

一、髋关节单侧环转、内收和外展运动

（一）练习方法

（1）手杖式准备。弯曲右侧膝盖，将右脚脚背放于左大腿面上，左手扶住左脚掌或脚踝，右手搭于右膝盖面上。

（2）以左踝关节为中心，右小腿为轴，右膝盖带动右侧髋关节环转，膝盖画圆弧。吸气，膝盖由下向上，靠近胸腔；呼气，膝盖由前向下，远离胸腔，练习 10~15 组后，同一侧髋关节进行反侧练习 10~15 组。

（3）左手放置的位置不变，把右手放置于右膝盖外侧靠近大腿的位置。再次吸气，右手发力将右膝盖向上，髋关节内收；再次呼气，转换右手位置，将右手放于右侧膝关节内侧，虎口打开，大拇指在内，其余四指向外帮助腿部肌肉外旋，用力下压膝盖触碰地面，髋关节外展，重复练习 10~15 组。

（4）交换左右腿进行左侧髋关节正向、反向环转练习各 10~15 组，再以同样的方式练习左侧髋关节内收和外展 10~15 组。最后原路退出，回到手杖式。

（二）练习要点

（1）练习过程中，腿部伸直，脚趾回勾，保持身体稳定，不要大幅晃动。动作练习要配合均匀顺畅的呼吸，保持腰背立直，双肩放松、下沉，避免耸肩，练习时间视关节活动情况而定。

（2）可闭眼将意识集中于运动部位或目视前方，有意识地放松大腿根部和髋关节。

（3）腰背难以立直者，可根据身体情况，在臀部下方垫适当高度的瑜伽砖

或折叠整齐的瑜伽毯。

（三）**禁忌**

髋关节、膝关节或踝关节有伤痛者不宜练习。

二、髋关节同时内收和外展运动

（一）**练习方法**

（1）手杖式准备，同时弯曲双膝，髋关节向外展开，双脚掌心相对，脚后跟尽量靠近大腿根部，双手十指交扣握住十个脚趾。

（2）吸气，大腿内侧发力带动双膝向上，髋关节内收；呼气，髋关节外展，双膝沉向地面。

（3）缓慢练习 10~15 组，再逐渐提速，髋关节外展，双膝向外、向下时拍打地面，拍打后惯性弹回做内收。

（4）重复练习 1 分钟左右，转换双手的位置。吸气，将双手从大腿外侧环抱双腿，手掌置于膝盖外侧，帮助髋关节做内收；呼气，将双手掌置于膝盖内侧，虎口打开，大拇指在内，其余四指朝外，帮助大腿肌肉外旋，同时髋关节外展，膝盖触地，重复练习 10~15 组。最后原路退出，回到手杖式。

（二）**练习要点**

（1）双肩放松、下沉，腰背立直，身体保持稳定，避免耸肩，配合均匀顺畅的呼吸，练习时间视关节活动情况而定。

（2）可闭眼将意识集中于运动部位或目视前方，有意识地放松大腿根部和髋关节，膝盖拍打地面自然放松。

（3）腰背难以立直者，可根据身体情况，在臀部下方垫适当高度的瑜伽砖或折叠整齐的瑜伽毯。

（三）**禁忌**

髋关节、膝关节或踝关节有伤痛者不宜练习。

第八节 膝关节

膝关节由股骨远端、胫骨近端、髌骨及附着在其上的韧带、关节囊和半月板等构成，起着承重和运动减震等作用。膝关节软组织限制了其只能在很少的方位上运动，主要是肌肉组织驱动膝关节进行屈伸和一定范围的环转运动。本节主要讲述膝关节屈伸和环转运动。

一、膝关节屈伸运动

（一）练习方法

（1）手杖式准备。弯曲右侧膝盖，脚掌踩地，十指交扣握住大腿后侧，身体微微向后倾，腰背延伸，胸腔扩展，腹部肌肉收缩，身体呈 V 字形。

（2）吸气，延长脊背；呼气，将右腿膝盖伸直。

（3）再次吸气，弯曲膝盖，脚不落地；再次呼气，膝盖伸直。

（4）重复练习 10~15 组后，再进行反侧练习 10~15 组。最后原路退出，回到手杖式。

（二）练习要点

（1）双肩放松、下沉，腰背延伸，避免含胸弓背或耸肩。

（2）可闭眼将意识集中于运动部位或目视前方。

（3）腹部控制能力较弱或腿部前侧肌肉收缩能力不足者，弯曲腿上抬的高度可适当降低，腰背始终保持延伸。

（4）双手无法自然抓握腿部后侧或腿部后侧腘绳肌伸展较强烈者，可借助伸展带，将其调整到适宜长度套于腿部后侧，双手分别抓握伸展带两端进行辅助练习。

（5）动作练习要配合均匀顺畅的呼吸，练习时间视关节活动情况而定，一般建议同一方向练习 10~15 组为宜。

二、膝关节环转运动

（一）练习方法

（1）在膝关节屈伸运动的基础上，身体处于中立位且舒适稳定。

（2）吸气，延伸腰背，扩展胸腔；呼气，以膝关节为中心、小腿为轴，脚掌绕动画弧进行膝关节环转运动。

（3）重复顺时针和逆时针方向各练习 10~15 圈后，再反侧练习 10~15 圈。最后原路退出，回到手杖式。

（二）练习要点

（1）双肩放松、下沉，腰背延伸，避免含胸弓背或耸肩。

（2）膝盖、小腿、脚踝、脚掌和脚趾自然放松，可闭眼将意识集中于运动部位或目视前方。

（3）腹部控制能力较弱或腿部前侧肌肉收缩能力不足者，弯曲腿上抬的高度可适当降低，腰背始终保持延伸。

（4）双手无法自然抓握腿部后侧或腿部后侧腘绳肌伸展较强烈者，可进行辅助练习。

（5）动作练习要配合均匀顺畅的呼吸，练习时间视关节活动情况而定，一般建议同一方向练习 10~15 圈为宜。

第九节 踝关节

踝关节连接小腿和足部，主要由胫骨、腓骨远端关节面和足部距骨滑车构成，附着在关节周围的胫侧副韧带和腓侧副韧带对维持踝关节活动起到非常重要的稳定作用，以维持正确的走路姿势。踝关节作为人体下肢主要的承重关节，其运动形式主要有三种：背屈（屈）、跖屈（伸）和旋转。背屈俗称“勾脚”，背屈时足与小腿间的角度小于 90°；跖屈俗称“绷脚”，跖屈时足与小腿间的角度大约为 90°~180°。

瑜伽体式和踝关节的灵活性与稳定性密不可分。日常生活中，常见的踝关节损伤表现为崴脚及其引起的骨折、韧带损伤，若处理不当，很容易造成慢性疼痛和习惯性崴脚。因此，充分的热身准备可以对踝关节起到很好的保护作用，避免运动过程中造成损伤。本节讲述踝关节屈伸和旋转运动，以及脚掌、脚背与脚趾屈伸运动准备体式可以采用手杖式、手杖式或坐于椅子上，本节采用手杖式进行讲解。

一、踝关节屈伸运动

（一）练习方法

（1）手杖式准备。手臂向外旋转，将双手向后移动，置于身体两侧，距离臀部约一掌距离，指间指向身体正后方，身体自然后倾，腰背延伸，扩展胸腔。

（2）先吸气，再呼气，足部整体压向地面，远离小腿，脚踝关节跖屈。

（3）再次吸气，关节放松回到中立位；再次呼气，足部整体回勾，靠近小腿，脚踝关节背屈。

（4）重复练习 10~15 组，最后原位自然放松脚踝，原路退出体式，回到手杖式。

（二）练习要点

（1）双肩外旋下沉，腰背伸展，避免耸肩或含胸弓背。

（2）可闭眼将意识集中于运动部位或目视脚踝关节处。

（3）脚掌对齐并行，避免内外八字，保持均匀顺畅的呼吸，练习时间视关节活动情况而定。

（4）背屈时腿部后侧伸展感过于强烈者，可微曲双膝，脚跟着地完成练习，跖屈时再伸直腿。

（5）腰背不适者，可根据身体情况，在臀部下方垫适当高度的瑜伽砖或折叠整齐的瑜伽毯。

（三）禁忌

踝关节有伤痛者不宜练习。

二、踝关节旋转运动

（一）练习方法

（1）手杖式准备。手臂向外旋转，将双手向后移动，置于身体两侧，距离臀部约一掌距离，指间指向身体正后方，身体自然后倾，腰背延伸，扩展胸腔。

（2）先吸气，再呼气，足部整体压向地面，踝关节跖屈，足部远离小腿。

（3）再次吸气，双足部同时旋转向身体左侧，踝关节侧伸；再次呼气，足部整体回勾，脚趾朝上，足部靠近小腿，踝关节背屈。

（4）再次吸气，双足部同时旋转向身体右侧，踝关节侧伸；再次呼气，足部整体压向地面，踝关节跖屈，足部远离小腿。

（5）顺时针旋转 10~15 圈，再进行逆时针旋转练习，最后原位自然放松脚踝，原路退出体式，回到手杖式。

（二）练习要点

（1）双肩外旋下沉，腰背伸展，避免耸肩或含胸弓背。

（2）可闭眼将意识集中于运动部位或目视踝关节处。

（3）脚踝关节同时顺时针或逆时针运动，还可以左右交替反向进行逆时针和顺时针环绕运动，以增强身体协调能力。

（4）动作练习要配合均匀顺畅的呼吸，练习时间视关节活动情况而定。

（5）腰背不适者，可根据身体情况，在臀部下方垫适当高度的瑜伽砖或折叠整齐的瑜伽毯。

（三）禁忌

踝关节有伤痛者不宜练习。

三、脚掌、脚背与脚趾屈伸运动

（一）练习方法

（1）手杖式准备。手臂向外旋转，将双手向后移动，置于身体两侧，距离臀部约一掌距离，指间指向身体正后方，身体自然后倾，腰背延伸，扩展胸腔，将十个脚趾尽量张开、张大，让脚趾先保持后伸运动数秒。

（2）脚掌、脚背与脚趾交替屈伸运动。先吸气，呼气时十个脚趾做抓握练习，脚背、脚趾充分伸展，脚掌收缩；再次吸气，关节放松回到中立位，再次呼气，十个脚趾用力张开、张大，脚掌伸展，脚背、脚趾收缩。

（3）重复练习屈、伸运动各 10~15 组，最后原位自然放松脚踝，原路退出体式，回到手杖式。

（二）练习要点

（1）双肩外旋下沉，腰背伸展，避免耸肩或含胸弓背。

（2）可闭眼将意识集中于运动部位或目视脚趾处。

（3）吸气张开脚趾时，应充分后展，有轻微的趾间和趾根撕裂感。呼气抓握时，使劲抓握，不留任何空隙。

（4）腰背不适者，可根据身体情况，在臀部下方垫适当高度的瑜伽砖或折叠整齐的瑜伽毯。

（5）动作练习要配合均匀顺畅的呼吸，练习时间视关节活动情况而定。

（三）禁忌

踝关节或脚趾有伤痛者不宜练习。

第三章

准 备 篇

第一节　站立位体式的准备体式

山式(ताड़ासन Tāḍāsana)是瑜伽站立位体式(如树式、鹰式)的准备体式。练习山式时，身体应稳如泰山、屹立不倒。长期坚持练习，能够增强腿部力量，矫正腿型，使骨盆和脊柱处于中立位，以确保站立位体式练习的安全性与精准性。

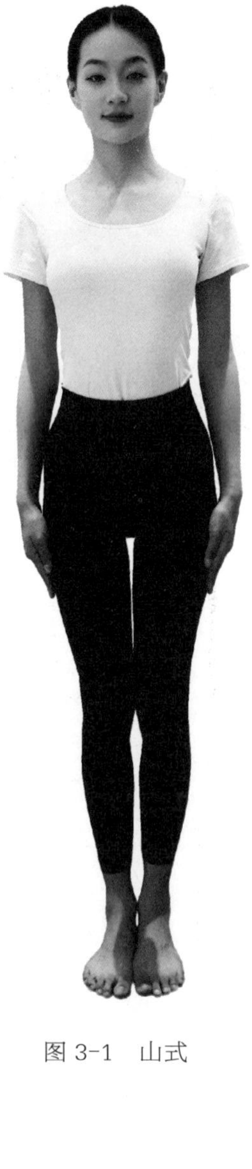

图 3-1　山式

（一）练习方法

（1）站立于瑜伽垫上，双脚脚掌并拢，双脚大脚趾彼此接触，双脚脚掌的外侧平行，双腿直立并拢。

（2）微收腹部和臀部，骨盆保持中立位，腰背延伸立直，脊柱维持正常的生理曲度。

（3）双肩下沉，双手手臂自然放松、下垂于身体两侧。

（4）头顶牵引整个身体与身体重力对抗向上纵向延伸，微收下颌，目视正前方某一固定点。

（5）在稳定的状态下，配合自然呼吸，尽可能长时间地保持山式站立。意识集中，可以尝试闭眼以提高专注度与稳定性。

（6）体式稳定后，原路退出体式，稍作休息，可进行重复练习。

（二）练习要点

（1）在保证体式稳定的情况下，控制大腿肌肉缓慢带动膝盖髌骨上提，将身体重心转移至脚后跟；前脚掌抬离地面，再用力将十根脚趾尽力地张开、张大，展开前脚掌，力量分散到整个脚掌，足弓保持上提；吸气，脊椎延伸；呼气，将张开的脚掌和脚趾平铺于垫面上，像树根一样稳稳地扎根地面，脚后跟、胫骨、膝盖、髋关节直至头顶呈一条直线。

（2）小腿肌肉微收缩以保持平衡，膝关节中立伸直，臀大肌微收缩但不要紧绷。

（3）髂肌和腰大肌主动收缩，腰背由尾骨沿着脊椎延伸向上，耻骨上提帮助腹部收缩，使尾椎骨朝向地面，骨盆处于中立位。

（4）背伸肌群和腹横肌收缩维持躯干中立且稳定，使脊椎的延展更有空间，脊柱需保持自然生理曲度，微收下颌，目视正前方某一固定点。

（5）锁骨向左右两侧延长至肩膀，有意识地放松上斜方肌、菱形肌、中斜方肌和下斜方肌，有助于肩胛骨后缩。背阔和肩胛区域轻微收缩，带动大臂、肩膀主动向外旋转，沉肩放松，左右肩膀维持在相同高度，胸腔自然扩展。手臂下垂后，中指与裤缝线重合，肩膀远离耳朵，腋窝有一定空间。

（6）肋间肌等包裹胸廓的肌肉在拉长的状态下微收缩，防止肋骨外翻。

（三）降低难度的练习

双腿并立无法保持平衡稳定者，可将双腿分开与坐骨同宽进行练习，体式稳定后，原路退出体式，稍作休息，可进行重复练习。

（四）功效

（1）强化腿部肌肉力量，建立身体的中立位，对于因肌肉失衡所致的 X 型腿、O 型腿起到一定矫正作用。

（2）防止含胸弓背，挺拔身姿，培养良好的体态。

（3）提高身体平衡性和协调性，提升专注力。

（五）禁忌

（1）膝盖、脚踝做过手术者，有伤痛或炎症者不宜练习。

（2）高血压、心脏病患者不宜长时间站立。

第二节　坐立位体式的准备体式

手杖式(दण्डासन Daṇḍāsana)是瑜伽坐立位体式(如至善坐、莲花坐、吉祥坐)的准备体式。手杖式是建立坐骨稳定性、腿部延伸感和腰背脊椎空间的重要基础。

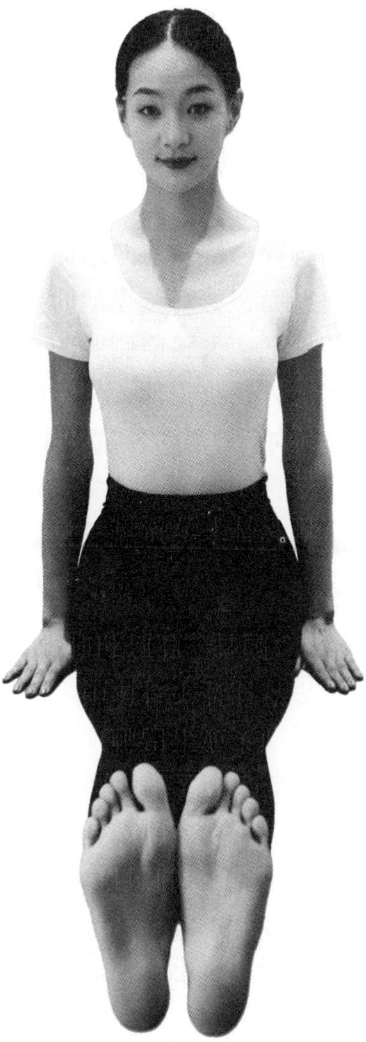

图 3-2　手杖式

（一）练习方法

（1）端坐于瑜伽垫上，双腿向前，伸直并拢。

（2）双手掌置于臀部两侧支撑地面，腰背立直往上沿头顶方向延伸。

（3）微收下颌，耳垂垂直于肩，目视前方某一固定点或凝视鼻尖，保持专注。

（4）体式稳定后，原路退出体式，稍作休息，可进行重复练习。

（5）保持最终体式过程中自然呼吸。

（二）练习要点

（1）保持骨盆中立位，双手手指张开、张大，身体微微侧倾，将臀部左右两侧微微抬离地面，用双手手掌将臀部肌肉向后向外拨动，两侧坐骨均匀稳定地支撑，双手手掌落于臀部两侧作支撑。

（2）伸直双腿，脚掌自然回勾，脚趾朝上，踝关节部位无明显折痕，即腿部肌肉保持前后内外均等地向脚掌方向延展。在此过程中，脚后跟的中心点保持向前伸展的同时下压地面；脚踝内侧向前向远伸展，小腿肌肉伸展加强，内侧彼此靠近；膝窝伸展，沉向地面，膝窝覆盖地面。

（3）在腿部伸展不变的前提下，大腿前侧股四头肌收缩，带动膝盖髌骨向大腿根部方向上提。通过上提耻骨，收腹部，使肚脐靠近后背腰椎的方向，保证腰部弯曲过大，臀部后侧延伸向下，帮助骨盆由原本前倾的状态回到中立位。

（4）持续保持耻骨上提，腰部伸展，脊椎由尾骨、骶骨、腰椎、胸椎、颈椎延伸向上；找到每个椎体之间的空间感，肋骨收回包裹住整个腔体；锁骨向两端肩峰延长，进而带动肩关节和大臂自然向外旋转，向下沉向地面，缓解肩膀的紧张感。

（5）保持最终体式的过程中以胸式呼吸为主。

（三）降低难度的练习

（1）手掌无法触地者，可将双手指肚触地完成体式。

（2）腰背紧张或无法稳定坐立者，在进入体式前，先将瑜伽砖或折叠整齐的瑜伽毯置于瑜伽垫上作为支撑辅具，支持辅具边缘与瑜伽垫边缘平行，最后再将臀部坐于支撑辅具上。为了保证脊椎有更充分的伸展空间，坐立时只坐支撑辅具的前三分之一处，以减少腰骶部的压力和紧张感。体式稳定后，原路退出体式，稍作休息，可进行重复练习。

（3）腿部后侧伸展感强烈者，可将瑜伽砖或折叠整齐的瑜伽毯沿着瑜伽垫边缘整齐摆放，双腿伸直，把膝窝落在支撑辅具上，降低膝窝的伸展难度，通过回勾脚掌伸展小腿肌肉。体式稳定后，原路退出体式，稍作休息，可进行重复练习。

（四）功效

（1）有效伸展腿部肌肉群，尤其是腿部后侧腘绳肌、比目鱼肌和腓肠肌等。

（2）改善含胸弓背，挺拔身姿，培养良好的体态。

（3）培养专注力和身体的稳定性。

（五）禁忌

（1）膝盖、脚踝做过手术者，有伤痛或炎症者不宜练习。

（2）骶骨神经痛者不宜练习。

第三节 跪立位体式的准备体式

金刚坐(वज्रासन Vajrāsana)是瑜伽跪立位体式(如蝴蝶坐、骆驼式、蛙式)的准备姿势，适用于调息和冥想。

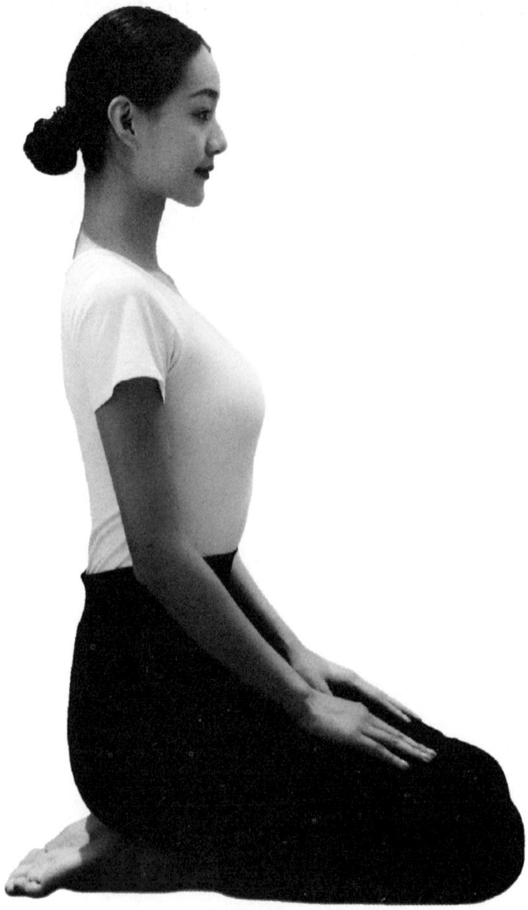

图 3-3 金刚坐

（一）练习方法

（1）弯曲双膝关节，跪立在瑜伽垫上。

（2）大脚趾相触或上下重叠，膝盖并拢，臀部坐于脚后跟上。

（3）双手置于大腿上，掌心朝下，腰背立直，脊柱延伸，双肩放松、下沉。

（4）双眼可轻闭，或凝视鼻尖，或凝视眉心，保持专注。

（5）体式稳定后，原路退出体式，稍作休息，可进行重复练习。

（二）练习要点

（1）踝关节跖屈，大脚趾相触或上下重叠，其余脚趾及整个脚背下压贴地。

（2）双脚脚后跟自然分开，双脚掌呈马鞍状，臀部坐于双脚脚后跟之上。髋关节在外展的情况下内收，腿部肌肉内旋；膝关节弯曲、并拢；臀肌、股外侧肌离心收缩。

（3）髂肌和腰大肌主动收缩，腰背由尾骨沿着脊椎延展向上，微收腹部，尾椎骨朝向地面，骨盆处于中立位。

（4）背伸肌群和腹横肌收缩，维持躯干中立且稳定，使脊椎的延展更有空间，脊柱保持自然生理曲度。

（5）锁骨向左右两侧延伸至肩膀，有意识地放松上斜方肌、菱形肌、中斜方肌和下斜方肌，带动大臂、肩膀主动向外旋转，沉肩放松，左右肩膀维持在同等高度，胸腔自然扩展。

（6）伸直手臂后微曲手肘，大臂自然靠近肋骨两侧，双手掌心朝下，分别置于同侧大腿上。

（7）眼睛要有凝视点，目视正前方某一固定点，或凝视眉心，或凝视鼻尖，保持专注。

（三）降低难度的练习

（1）下肢僵紧或脚踝伸展感强烈者，可在脚踝下方垫折叠整齐的瑜伽毯作为支撑辅具，辅具边缘与瑜伽垫边缘平行或重合摆放。瑜伽毯外侧边缘置于脚踝正下方，上下重合。臀部坐于脚后跟上。双手置于大腿上，掌心朝下，腰背立直，脊柱延伸，双肩放松、下沉。双眼可轻闭，或凝视鼻尖，或凝视眉心，保持专注。体式稳定后，原路退出体式，稍作休息，可进行重复练习。通过循序渐进的练习，下肢僵紧感会逐渐缓解。

（2）膝盖压力大者，可选择将双膝分开适当距离，在大小腿之间垫折叠整齐的瑜伽毯作为支撑辅具，增加膝盖的空间感，以缓解压力。使用辅具时，头顶触地，双手将折叠整齐的瑜伽毯塞入膝窝，不留空隙。然后双手在膝盖两侧支撑地面，再将臀部向后坐。双手置于大腿上，掌心朝下，腰背立直，脊柱延伸，双肩放松、下沉。双眼可轻闭，或凝视鼻尖，或凝视眉心，保持专注。体式稳定后，原路退出体式，稍作休息，再重复进行练习。

（四）功效

（1）促进肠胃蠕动，具有健脾消食的功效，缓解胃胀、便秘。

（2）缓解腿部疲劳，促进下肢血液循环，增强脚踝、膝盖和髋关节灵活性。

（3）缓解紧张、焦虑和其他负面情绪，有助于平心静气，适用于调息和冥想。

（五）禁忌

膝关节、踝关节有炎症或伤痛者不宜练习。

第四节　俯卧位体式的准备体式

俯卧(अद्वासन Advāsana)是瑜伽俯卧位体式(如弓式、蝗虫式、眼镜蛇式)的准备体式，有助于放松休息。

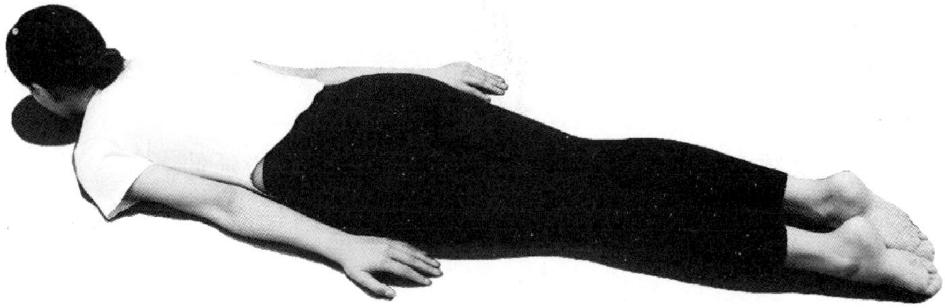

图 3-4　俯卧

（一）练习方法

（1）身体位于瑜伽垫末端，双膝跪地，俯身向前，双手掌心朝下支撑地面。

（2）弯曲肘关节，下巴、胸腔、腹部、髋部、腿部前侧依次落地，身体俯卧在瑜伽垫上。

（3）双腿伸直并拢，脚背和脚趾平铺压地，双手臂伸直置于身体两侧，掌心朝下，贴近躯干；额头或下巴触地，脊椎由下而上在同一直线上延伸。

（4）体式稳定后，原路退出体式，稍作休息，可进行重复练习。

（二）练习要点

（1）伸展跖趾关节，跖屈踝关节，小腿肌肉在拉长的状态下收缩，膝关节拉伸，股四头肌拉长，髂骨均匀着地，两侧坐骨等高，双腿伸直后尽量让脚后跟彼此接触。

（2）保持脊椎自骶椎、腰椎、胸椎、颈椎逐节延伸，中立分布，排列整齐。

（3）锁骨向左右两侧延长至肩膀，有意识地放松上斜方肌、菱形肌、中斜方肌和下斜方肌，有助于肩胛骨后缩。背阔和肩胛区域轻微收缩，带动大臂、沉肩放松，左右肩膀维持在相同高度，胸腔自然扩展。

（4）收缩肱三头肌，肱二头肌在拉长的状态下保持收缩，肘关节伸展，手臂伸直，掌心朝下置于体侧，靠近身体躯干；手掌的虎口张开，其余四指并拢。

（5）头部中正，不偏不倚，额头或下巴触地。身体中立，脚掌、脚跟、膝盖、髋、手臂均匀分布；尾骨、脊柱处于身体中线上，臀部两侧、竖脊肌、肩膀保持对称；眉心、鼻梁、下巴、胸骨、肚脐和耻骨中央区域处于一条直线上。

（三）降低难度的练习

（1）髂骨不舒适者，可以在髂骨下方垫折叠整齐的瑜伽毯作为支撑辅具，其边缘与瑜伽垫边缘平行或重合摆放，然后俯卧，将髂骨置于瑜伽毯上完成体式。体式稳定后，原路退出体式，稍作休息，可进行重复练习。

（2）在下巴触地的情况下，颈椎不舒适者，可使用以下方法进行降低难度的练习。

方法一：以额头触地完成体式，保持颈椎伸肌群的延伸。

方法二：在保持颈椎延伸的情况下，将头转向任意一侧，侧脸贴地完成体式。

（四）功效

（1）有助于建立身体和脊柱的中立位。

（2）缓解紧张、焦虑和其他负面情绪，有助于平心静气。

（五）禁忌

（1）腹部近期做过手术者不宜练习。

（2）颈椎病患者不宜进行下巴触地练习，可选择降低难度的练习。

第五节　仰卧位体式的准备体式

仰卧（सुप्तासन Suptāsana）是瑜伽仰卧位体式如摊尸式等的准备体式。仰卧的进入与退出有一定的顺序，尤其对于初学者，掌握准确、严谨的练习方法，有助于减少不适当的练习对身体造成的伤害。

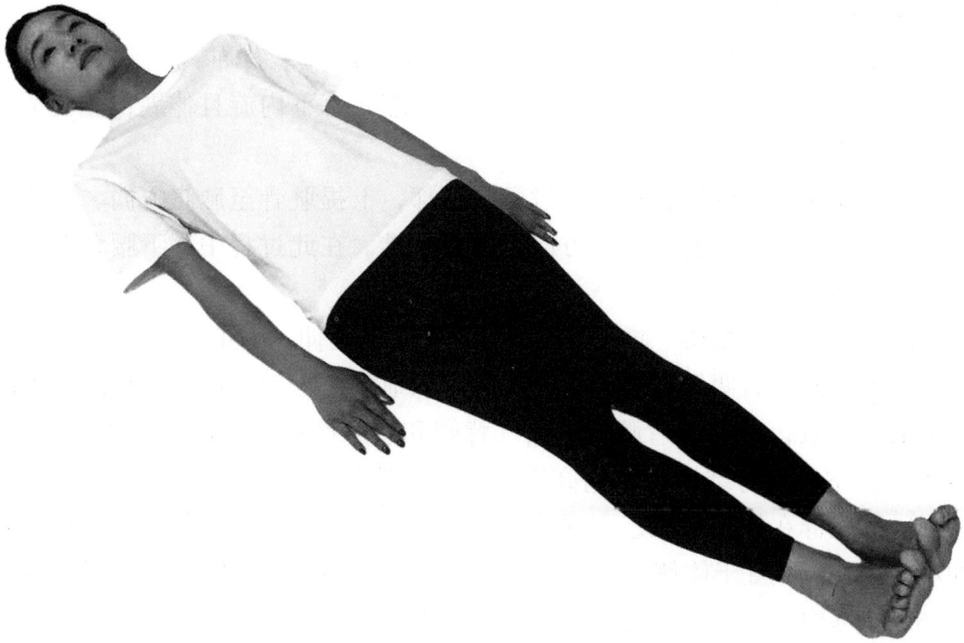

图 3-5　仰卧

（一）**练习方法**

（1）坐在瑜伽垫上，右手在臀部后侧支撑地面，身体微微转向右侧，微曲双膝倒向右侧地面，右侧小臂落地支撑，身体不断贴近地面，左手掌或手指在右侧地面支撑，直至身体右侧肩膀、背部完全着地。

（2）左肩、后背、骨盆完全着地，身体躺平，左手置于身体左侧，双腿伸直。

（3）将头轻微向左向右转动，在中间的位置停下，微收下颌，使面部平行于地面。

(4) 双手手臂伸直置于身体两侧，掌心朝下，贴近躯干；脊椎由上至下在同一直线上，身体躺平；双腿伸直并拢，脚跟向远蹬，脚尖回勾，脚趾指向上方。

(5) 体式稳定后，原路退出体式，先将右手臂举过头顶，大臂贴耳，落于地面；顺势屈双膝，大腿靠近腹部，将身体转向右侧卧，双膝倒向右侧地面，头枕在右大臂上，左手掌在胸腔前侧支撑地面；再次吸气，借助左手手掌支撑地面和右臂推地的力量将身体推起，舒适稳定地坐立于瑜伽垫上。稍作休息，可进行重复练习。

（二）练习要点

(1) 双腿伸直并拢，脚跟向远蹬，脚尖回勾，踝关节背屈，脚趾指向上方；膝关节伸，小腿肌肉伸展拉长，大腿肌肉在收缩状态下内旋且伸展；髋关节在外展的状态下内收。

(2) 骨盆中立位的调整可以通过微收腹部，上提耻骨至肚脐方向，肚脐沉向地面，进而带动尾骨卷向耻骨方向，远离腰椎。在此过程中，下腰背部也将会完全贴实地面。

(3) 保持脊椎自骶椎、腰椎、胸椎、颈椎逐节延伸、中正分布，整齐排列。

(4) 锁骨向左右两侧延伸至肩膀，有意识地放松上斜方肌、菱形肌、中斜方肌和下斜方肌，有助于肩胛骨后缩。背阔和肩胛区域轻微收缩，带动大臂、沉肩放松，左右肩膀维持在相同高度，胸腔自然扩展。

(5) 肱肌群在拉长的状态下保持收缩；肘关节伸展，手臂伸直，手臂伸肌群伸展；掌心朝下置于体侧，靠近身体躯干；手掌的虎口张开，其余四指并拢。

(6) 头部中正，后脑勺着地；沿身体的中线，脚跟、膝盖、髋、手臂等四肢部位被均等平分；身体后侧的尾骨、脊柱和头颅底部应当完全处于身体中线上，两侧臀部、竖脊肌、肩膀均等下压地面；身体前侧的眉心、鼻梁、下巴、胸骨、肚脐和耻骨中央区域处于一条直线上。

(7) 微收下颌，调整面部平行于地面，颈椎延伸，处于脊柱的延长线上，胸廓自然打开，每根肋骨都舒展。

(8) 仰卧和坐立都从右侧进行练习。不建议从左边进入和退出体式的原因在于人体心脏位于左侧，从左侧进入和退出容易对心脏形成压迫，导致心跳加快、心慌等。

(9) 保持最终体式的过程中自然呼吸。

（三）降低难度的练习

（1）腰背部下方始终留有空间，感到紧张者，可使用以下方法进行降低难度的练习。

方法一：可利用折叠整齐的瑜伽毯或瑜伽枕作为支撑辅具，与瑜伽垫长边缘垂直放置，再将膝窝置于支撑辅具上，促进腿部放松。进而微收腹部，耻骨上提至肚脐方向，带动尾骨卷向耻骨方向，远离腰椎，腰骶部的紧张感便可得以释放。体式稳定后，原路退出体式，稍作休息，可进行重复练习。

方法二：仰卧后弯曲双膝膝关节，将脚掌踩地，双脚分开与坐骨同宽，脚跟靠近臀部两侧，这时候再结合骨盆卷动，微收腹部，耻骨上提至肚脐方向，带动尾骨卷向耻骨方向，远离腰椎，下腰背部便会更贴实地面。体式稳定后，原路退出体式，稍作休息，可进行重复练习。

（2）肩颈紧张者，为了维持颈椎C形的生理结构，可以将折叠整齐的瑜伽毯垫于颈椎下方，高度要使后脑勺、颈后侧和肩后侧恰好同时被支撑，而非悬空造成肌肉紧张。保持脊柱良好的生理曲度，全身更好地放松。体式稳定后，原路退出体式，稍作休息，可进行重复练习。

（四）功效

（1）有利于建立肌肉、骨骼、关节的中立位。

（2）仰卧状态下身体处于中立位、身体放松、意识专注能很好地调节交感神经和副交感神经，平静思绪，缓解紧张和焦虑情绪。

（五）禁忌

不宜从坐立状态直接进入仰卧状态，或从仰卧状态直接进入坐立状态，这是较为危险的，尤其对于腰腹部力量较弱人群，错误的发力会导致腰椎承受过多压力，对腰椎造成损伤。

第六节 拜日式

拜日式(सूर्यनमस्कार Sūryanamaskāra)也称为“向太阳致敬式”，有向太阳汲取能量之义。因为梵文 Sūrya 指太阳，namaskāra 为致敬之意，Sūryanamaskāra 意为向太阳致敬。因此，拜日式古印度人认为，太阳是精神的象征，拜日式主要为右脉增加能量。

拜日式包括体式、调息、曼陀罗唱诵和冥想等一套完整的练习，通常作为瑜伽练习的开始，能够激活能量通道和调节能量平衡，促进新陈代谢，唤醒意识，从而增加生命活力。完整的拜日式是在较晚的时间形成串联的，经过不断的发展已成为近现代哈他瑜伽练习中的重要部分。

拜日式是由 12 个体式所构成的一套完整的串联体式，包括：祈祷式；展臂式；站立前屈式；骑马式；下犬式；八体投地式；眼镜蛇式；下犬式；骑马式；站立前屈式；展臂式；祈祷式，其中后五个体式是前五个体式的重复。

拜日式最好在早晨太阳快要升起的时候朝着东方练习，也可以选择其他时间练习。建议初学者每次练习 2~3 遍，灵性练习者可缓慢练习 3~12 遍，健身练习者可迅速练习 3~12 遍，基础较好的人群可以练习更多遍。在一些特殊的情况下，可以在专业老师的指导下，每天练习 108 遍。

禁忌：

（1）高血压、冠状动脉疾病或中风患者不宜练习。

（2）患有疝气或肠结核者不宜练习。

（3）背部疼痛、椎间盘突出或坐骨神经痛者不宜练习。

（4）发烧、急性炎症或皮疹患者不宜练习。

体式 1：祈祷式（प्रनमासन Pranamāsana）

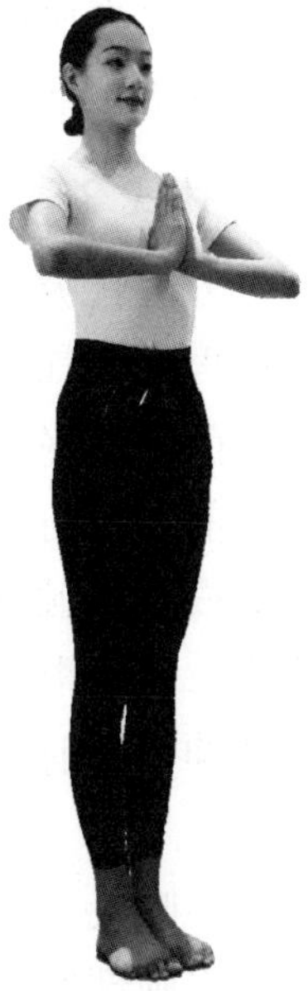

图 3-6 祈祷式

练习方法：山式站立，闭上眼睛。双脚并拢，保持直立。缓慢弯曲肘部，将双手手掌合十放在胸前，掌心相对，小臂端平平行于地面，在心里向太阳表示敬意。放松全身。

呼吸：正常呼吸，专注于心轮。

练习要点：小腿肌肉向外旋转，大腿肌肉向内旋转，双腿直立；收腹部，收臀部，骨盆中正；掌心合十，小臂端平呈一线平行于地面；微收下颌，目视正前方某一固定点。

功效：保持心平气和，为调息和冥想做准备。

体式 2：展臂式（हस्त उत्कटासन Hasta Utkaṭāsana）

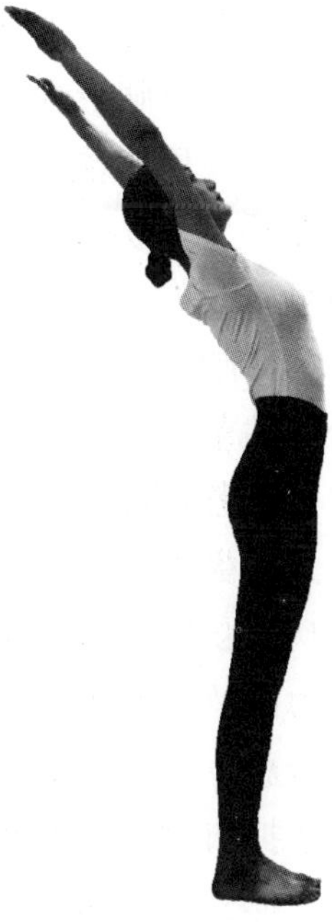

图 3-7 展臂式

练习方法：在祈祷式的基础上，吸气，双手臂经身体两侧上举过头，侧腰和脊背延伸，大臂置于耳朵后侧，双臂与肩同宽，掌心向前。骨盆保持稳定，大腿前侧肌肉向上收缩带动膝盖髌骨上提。呼气，手臂带动胸腔进入后展，骨盆微微前推。仰头，颈椎自然延伸，目视斜上方，颈椎无挤压感。

呼吸：吸气的同时抬起双臂，感受腹部的伸展和肺部的扩张，专注于喉轮。

练习要点：胸腔扩展上提，充分后展；收腹部，收臀部，骨盆中正；颈椎自然延伸，不过分仰头。

降低难度的练习：手臂上举困难或腰部疼痛严重者，可将双手手掌放于腰背部两侧支撑，手指朝上，肩膀和大臂向外旋转，吸气，提胸口，扩展胸腔；呼气，手肘向内收，肩胛骨彼此靠近，骨盆前推，进入后展。

功效：伸展身体前侧肌肉群，增强胸廓灵活度，调节呼吸系统，强化后背部肌肉力量。

禁忌：患高血压或眩晕者在抬手臂和后展环节可选择降低难度的练习，可以不仰头或微收下颌进行练习；患有严重腰椎间盘者应选择降低难度的练习。

体式 3：站立前屈式（पादहस्तासन Pādahastāsana）

练习方法：吸气，从后展的状态回到直立，手臂不动；再次吸气，延伸脊柱、侧腰；呼气，以髋部为折叠前屈，保持手臂、肩背同一平面，手臂引领身体向前向远向下，腹、胸、额依次贴近腿面，直到手指或手掌触碰到脚两侧的地面，双手掌放于脚掌两侧，手掌根与脚掌根在同一水平线上，头顶向地面延伸，手肘向内夹靠，保持膝盖伸直，放松身体。

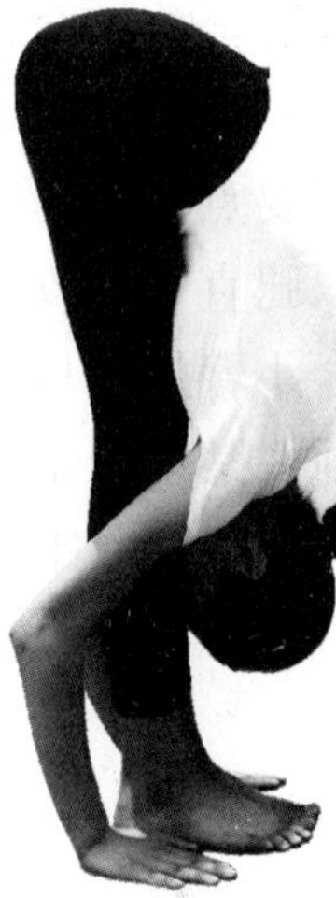

图 3-8　站立前屈式

呼吸：呼气，身体向前弯曲，在体式停顿的最后收腹，将肺部空气排出。背部和盆腔放松，专注于生殖轮。

练习要点：背部平展，膝盖伸直；掌根与脚跟在同一水平线上；手肘内夹指向身体后方。

降低难度的练习：

（1）背部疼痛者如不能完全前屈，可以从臀部开始弯曲，保持脊柱挺直，直到背部与双腿形成 90º 角或者在舒适的范围内弯曲。

（2）髋屈曲能力较弱者，在保持后背平展的基础上，视身体前屈程度，选择在手掌下方垫适当高度的瑜伽砖作支撑，或是手抓脚踝关节完成半程前屈即可。

（3）膝盖不能伸直或腿部后侧伸展强烈者，可先弯曲膝盖进行练习，使腹部始终贴于大腿面，肋骨下沿沿膝盖方向带动后背部延长，视情况选择是否需要在手下方垫瑜伽砖。吸气，延伸脊柱，呼气，尾骨向上，缓慢伸展膝盖，每次做到最大限度拉伸，逐步精进。随着练习经验的积累，直至双膝完全伸直。

功效：拉伸腘绳肌、小腿和膝窝；延伸脊柱，放松腰背部；按摩内脏器官，反重力的练习有助于增强内脏器官的功能。

禁忌：严重腰椎间盘疾病患者应避免进行完全前屈或深度的前屈练习，可选择手抓脚踝关节半程前屈的降低难度的练习；高血压、低血糖、心脏病患者避免在体式中停留时间过长；由于该体式存在对盆腔的挤压，故女性在生理期应尽量避免练习该体式，或选择屈膝做半程前屈，不深入体式。

体式 4：骑马式（आश्व सञ्चालनासन Aśva Sañcālanāsana）

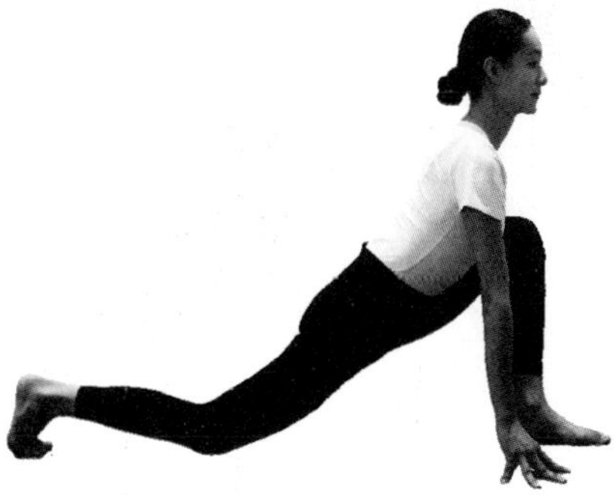

图 3-9 骑马式

练习方法：吸气，从站立前屈伸展的状态来到半程前屈，后背延伸平展，手掌放于脚掌两旁；呼气，将右腿向后撤一大步，迈到舒适的程度，后脚掌回勾蹬地，膝盖轻落地，同时前方腿屈膝，大小腿呈 90°，小腿垂直于地面；再次吸气，延伸脊柱，呼气，沉髋向下，保持手臂伸直。双手、左脚掌、右膝盖和右脚脚趾均匀支撑身体。仰头，颈椎自然延伸，目视斜前方某一固定点或凝视眉心。

呼吸：吸气的同时将右腿向后伸展。从大腿到下背部伸展，在保持平衡的同时，专注于眉心轮。

练习要点：前方弯曲腿的膝盖、脚踝、脚趾在同一水位线上指向前，大小腿呈 90°，小腿垂直于地面；后背平展延伸；骨盆保持中立位，充分下沉。

降低难度的练习：

（1）手不能着地者或后背延伸困难者，可选择在手掌下方垫适当高度的瑜伽砖支撑。

（2）膝盖不适者，可在膝盖下方垫适当高度折叠整齐的瑜伽毯作支撑。

（3）呼吸困难者，可将左膝盖和左手臂内侧保持相互对抗发力，腹部、胸腔置于左腿内侧，骨盆始终保持中立位，使呼吸更为顺畅自然。

功效：延伸脊柱，放松腰背部；拉伸后方腿大腿的前侧股四头肌和加强腹股沟的伸展程度；加强髋关节的灵活性，促进盆腔区域的血液循环。

禁忌：膝盖、脚踝、脚掌有伤痛者不宜练习。

体式 5：下犬式（पर्वतासन Parvatāsana）

练习方法：在骑马式的基础上先吸气，再呼气，双手和右脚保持下压地面，将左腿向后撤，与右脚并拢；臀部上提，将头部置于两臂之间，手臂、肩膀、后背保持在同一平面内，双腿伸直，脚后跟踩地；调整手臂、腰背、臀部和双腿，使背部和腿成为三角形的两边；目视双腿之间的地面或肚脐。

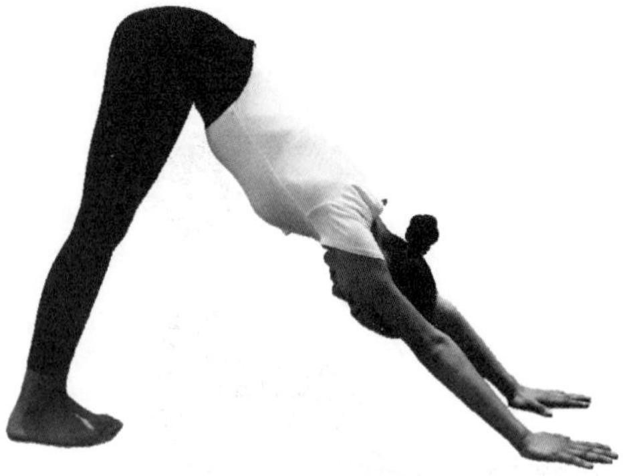

图 3-10　下犬式

呼吸：呼气的同时将左腿向后收回。伸展跟腱、腿后、肩膀和喉咙，放松臀部。专注于喉轮。

练习要点：双手分开与肩同宽，头、颈、手臂、腰背呈一线；双腿并拢，双膝伸直，脚跟踩地；目视双腿之间的地面或肚脐。

降低难度的练习：

(1) 手腕压力大或肩膀紧张者，可将双手臂主动向外旋转，释放肩膀压力，同时将双肩和胸腔沉向地面。为达到手臂外旋，可进一步将虎口朝前或双手食指朝向瑜伽垫左右两侧，从而带动手臂被动外旋。

(2) 腿部后侧僵紧、伸展受限者，可将上半身的延伸感延伸至坐骨，坐骨始终向上，下半身弯曲双膝，利用腹部无限靠近大腿面，左右交替将脚后跟踩地，进行动态练习。

(3) 高血压、低血糖、心脏病患者可选择婴儿式作为替代体式，即双膝跪地，脚背、脚趾平铺地面，手掌压地，推动腰背部延伸向后，将臀部坐向脚后跟，额头轻触地。

功效：强健四肢和背部肌肉，通过拉伸肌肉和韧带促进骨骼生长；长期练习，可以有效伸展肩胛骨之间的脊柱上部；拉伸整个身体后侧肌肉群，尤其是后背部、臀部和腿部后侧；灵活肩膀和胸部区域，伸展腋窝、腿部跟腱；倒立状态有助于促进面部血液循环。

禁忌：高血压、低血糖、心脏病患者和手腕、肩膀、跟腱有伤痛者不宜练习，应选择婴儿式；下犬式是倒立位体式，故女性在生理期不宜练习。

体式 6：八体投地式(अष्टाङ्ग नमस्कार Aṣṭāṅga Namaskāra)

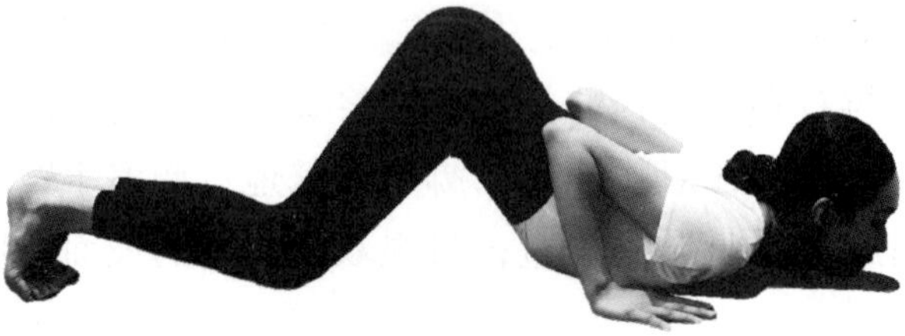

图 3-11　八体投地式

练习方法：在下犬式基础上保持双手和双脚的位置不动，呼气，弯曲双膝膝盖，将手肘夹靠肋骨收向身体中线，将胸腔落于双手之间的地面，下巴落地，形成双脚、双膝、胸腔、双手掌和下巴落地的稳定支撑。

呼吸：弯曲双膝和手臂进入体式时呼气，练习体式过程中自然呼吸。专注于脐轮。

练习要点：双小臂垂直地面；手肘内夹向后指向脚跟方向，肩膀远离耳朵；双脚、双膝、胸腔、双手掌和下巴落地均匀稳定支撑；微收腹部，臀部自然向上凸起。

降低难度的练习：手臂力量薄弱、无法屈臂俯身者，可在屈手臂后双肩的下方垫适当高度的瑜伽砖作支撑，膝盖跪地后，将身体重心前移，双肩落于瑜伽砖上。

功效：拉伸胸部和肩胛骨之间的脊椎区域的肌肉，拉伸脖子前侧，增强腿部和手臂力量。

禁忌：背部严重疼痛、椎间盘突出、患有高血压或心脏病者不宜练习；手腕有伤痛者不宜练习。

体式 7：眼镜蛇式（भुजंगासन Bhujaṅgāsana）

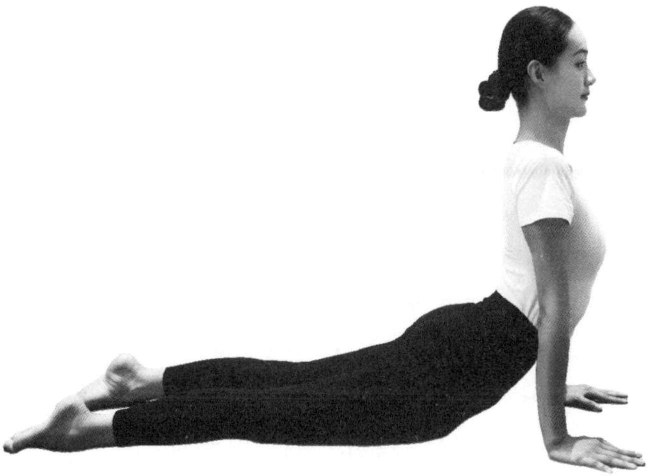

图 3-12　眼镜蛇式

练习方法：在八体投地式基础上保持双手和双脚的位置不变。吸气，手掌压实地面，身体向前滑动，绕动双肩和手臂向外旋转，俯身，双腿分开与坐肩同宽，呼气时保持双肩手臂外旋且延展向后，再次吸气，依次将头、胸腔、腹部和耻骨以上部位抬离地面，伸直手臂，手臂支撑躯干，髋部、双腿贴地；呼气，沉肩放松；再次吸气，仰头，颈椎保持自然延伸，眼睛凝视眉心；再次呼气，沉肩，肩膀远离耳朵，扩展胸廓，耻骨上提，肚脐内收靠近脊柱。

呼吸：抬起躯干时吸气，进入体式后呼气，保持最终体式时自然呼吸。每次吸气，扩展胸廓；呼气，沉肩，脚背、脚趾向远延伸并下压，逐步加深后展程度。专注于生殖轮。

练习要点：胸腔充分上提后展；不过分仰头，颈椎自然延伸，凝视眉心；双腿分开与坐骨同宽。

降低难度的练习：

（1）脊柱灵活性较差、腰背部僵紧者，可不完全伸直手臂，在曲臂状态下，逐步尝试找到胸腔的扩展和上背部的发力感即可，同时可根据身体腰部情况增加双腿分开的距离。

（2）手臂力量薄弱、无法支撑躯干者，可在八体投地式的基础上，将身体俯卧，视身体情况选择以下替代体式。

蛇伸展式：双腿分开与坐骨同宽，将双手臂在身体背后十指交扣，掌根相触；吸气，绕动双肩和手臂向外旋转，同时扩展胸腔，启动上背部发力，依次将头、胸腔、腹部（肚脐以上）抬离地面，脚背、脚趾向远延伸并下压，双手向脚跟方向延伸，视身体情况选择是否将双手抬离臀部；呼气，保持延伸感，放松身体。

半蝗虫式：双腿分开与坐骨同宽，将双手臂在身体两侧伸直，掌心相对；吸气，绕动双肩和手臂向外旋转，同时扩展胸腔，启动上背部发力，依次将头、胸腔、腹部（肚脐以上）抬离地面，脚背、脚趾向远延伸并下压，手指延伸向脚趾方向；呼气，保持延伸感，放松身体。

人面狮身式：双腿分开与坐骨同宽，胸腔微微抬离地面，将双手小臂在胸腔下方上下叠放，双手互抱手肘关节；将双手小臂分开，彼此平行摆放，食指指向正前方，大小臂呈 90°，大臂垂直于地面，手臂主动向外旋转；吸气，扩展胸腔，启动上背部发力；呼气，双肩下沉，肩膀远离耳朵，脚背、脚趾向远延伸并下压。

功效：加强手臂、腰背部肌肉力量；增强脊柱灵活性，刺激脊柱周围神经；伸展腹部肌肉，减少腰腹部赘肉，刺激消化系统；对含胸弓背有一定的矫正作用。

禁忌：患有严重腰椎间盘突出者不宜练习，可完成人面狮身式；患有颈椎病者不宜仰头；手腕有伤痛者视身体情况选择完成相应的替代体式；近期做过腹部手术者不宜练习；患有消化性溃疡、疝气、肠结核或甲亢者不宜练习。

体式 8：下犬式（重复体式 5）

练习方法：先吸气，再呼气，退出上一步，从眼镜蛇式到下犬式；再次吸气，臀部上提，伸直手臂，双脚并拢，双腿伸直，脚跟踩地。

呼吸：抬起臀部时吸气，脚跟下踩时呼气。专注于喉轮。

体式 9：骑马式（重复体式 4，进行反侧练习）

练习方法：先吸气，再呼气，保持双手掌和左脚位置不变，弯曲右腿往前迈于双手之间踩地，大小腿呈 90°，小腿垂直于地面，同时左腿膝盖轻触地，前脚掌回勾蹬地。再次吸气，延伸脊柱，呼气，沉髋向下，双手、左脚掌、右膝盖和右脚的脚趾均匀支撑身体的重量。仰头，颈椎自然延伸，目视斜前方某一固定点或凝视眉心。

呼吸：吸气，延伸脊柱，呼气，沉髋伸展。专注于眉心轮。

体式 10：站立前屈式（重复体式 3）

练习方法：吸气延伸脊柱，呼气收回左腿向前与右腿并拢；吸气，完成半程前屈，扩展胸腔，延伸脊椎；再次吸气，伸直双腿，呼气，前额尽量靠近膝盖，进入站立前屈式。

呼吸：呼气，向前弯曲，在体式停顿的最后收腹，将肺部空气排出。背部和盆腔放松，专注于生殖轮。

体式 11：展臂式（重复体式 2）

练习方法：吸气，伸直手臂向前，保持手臂、肩背在同一平面，向上抬起躯干直立，双臂伸展过头顶，与肩同宽，掌心朝前，扩展胸腔，骨盆保持稳定，大腿前侧肌肉向上收缩带动膝盖髌骨上提；呼气，手臂带动胸腔进入后展，骨盆微微前推，仰头，颈椎自然延伸，目视斜上方，颈椎无挤压感。

呼吸：吸气的同时抬起双臂，感受腹部的伸展和肺部的扩张，专注于喉轮。

体式 12：祈祷式（重复体式 1）

练习方法：吸气，从后展的状态回到直立，手臂不动；呼气，将手臂经由身体两侧下落，双手手掌在胸前合十至祈祷式。

呼吸：自然呼吸，专注于心轮。

注：种子曼陀罗(Bija Mantra)：

种子(Bija)也称音根，用来替代太阳的不同名字，如 Hrām、Hrīm、Hrūm、Hraim、Hraum、Hraḥ。种子本身没有字面意义，但能对身心产生强大的能量振动。种子应加在曼陀罗唱诵之前，按以下顺序连续重复：

(1) Hrām 如：Om Hrām Mitraya Namaha!

(2) Hrīm 如：Om Hrīm Ravaye Namaha!

(3) Hrūm 如：Om Hrūm Suryaya Namaha!

(4) Hraim 如：Om Hraim Bhanave Namaha!

(5) Hraum 如：Om Hraum Khagaya Namaha!

(6) Hraḥ 如：Om Hraḥ Pushne Namaha!

7-12 的种子重复以上六个，并将其加到新的曼陀罗中。

(7) Hrām 如：Om Hrām Hiranya Garbhaya Namaha!

(8) Hrīm 如：Om Hrīm Marichaye Namaha!

(9) Hrūm 如：Om Hrūm Adityaya Namaha!

(10) Hraim 如：Om Hraim Savitre Namaha!

(11) Hraum 如：Om Hraum Arkoya Namaha!

(12) Hraḥ 如：Om Hraḥ Bhaskoraya Namaha!

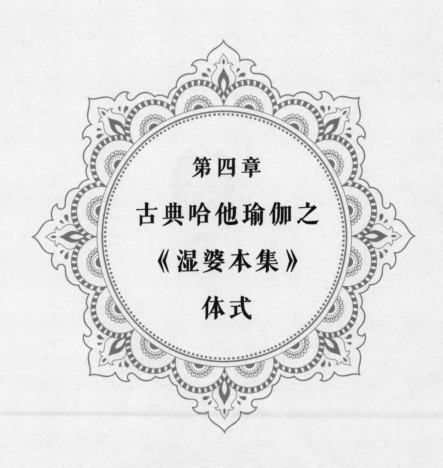

第四章

古典哈他瑜伽之《湿婆本集》体式

第一节　至善坐

体式名称：至善坐(सिद्धासन Siddhāsana)

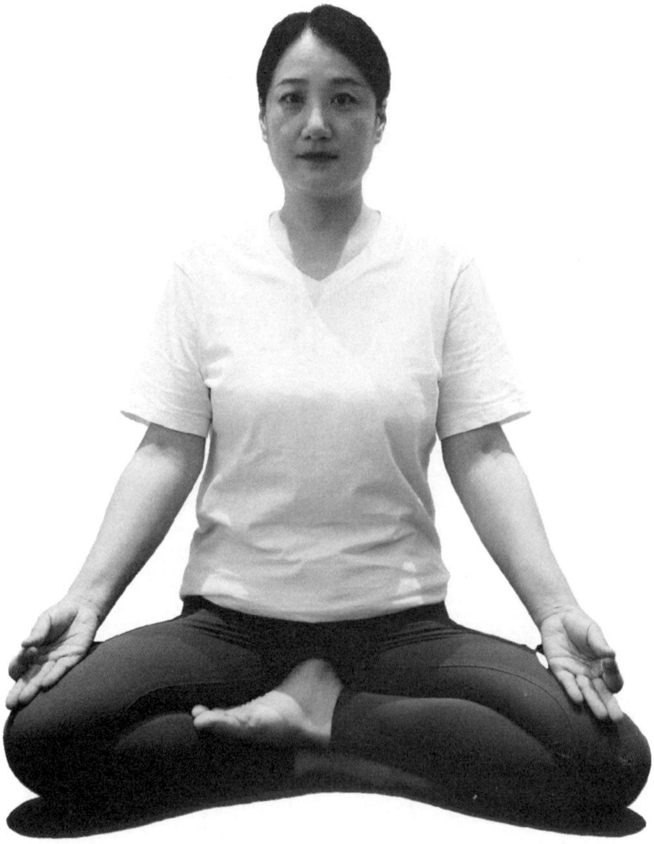

图 4-1　至善坐

《湿婆本集》(शिवसंहिता Śiva Saṃhitā) 3.84-3.87 如下：

चतुरशीत्यासनानिसन्तिनानाविधानिच ।
तेभ्यश्चतुष्कमादायभयोक्तानिब्रवीम्यहम् ।
सिद्धासनंततःपद्मासनञ्चोग्रंचस्वस्तिकम् ॥३.८४॥
योनिंसंपीड्ययत्नेनपादमूलेनसाधकः ।
मेढ्रोपरिपादमूलंविन्यसेद्योगवित्सदा ॥
ऊर्ध्वंनिरीक्ष्यभ्रूमध्यंनिश्चलःसंयतेन्द्रियः ।
विशेषोऽवक्रकायश्चरहस्युद्वेगवर्जितः ॥
एतत्सिद्धासनंज्ञेयंसिद्धानांसिद्धिदायकम् ॥३.८५॥
येनाभ्यासवशाच्छीघ्रंयोगनिष्पत्तिमाप्नुयात् ।
सिद्धासनंसदासेव्यंपवनाभ्यासिनापरम् ॥३.८६॥
येनसंसारमुत्सृज्यलभतेपरमांगतिम् ।
नातःपरतरंगुह्यमासनंविद्यतेभुवि ।
येनानुध्यानमात्रेणयोगीपापाद्विमुच्यते ॥३.८७॥

caturaśītyāsanānisantinānāvidhāni ca /
tebhyaścatuṣkamādāyabhayoktānibravīmyaham /
siddhāsanaṃtataḥpadmāsanañcograṃ ca svastikam // 3.84//
yoniṃsaṃpīḍyayatnenapādamūlenasādhakaḥ /
meḍhroparipādamūlaṃvinyasedyogavitsadā //
ūrdhvaṃnirīkṣyabhrūmadhyaṃniścalaḥsaṃyatendriyaḥ /
viśeṣo'vakrakāyaścarahasyudvegavarjitaḥ //
etatsiddhāsanaṃjñeyaṃsiddhānāṃsiddhidāyakam // 3.85 //
yenābhyāsavaśācchīghraṃyoganiṣpattimāpnuyāt /
siddhāsanaṃsadāsevyaṃpavanābhyāsinā param // 3.86//
yenasaṃsāramutsṛjyalabhateparamāṃgatim /
nātaḥparataraṃguhyamāsanaṃvidyatebhuvi /
yenānudhyānamātreṇayogīpāpādvimucyate // 3.87//

有 84 种不同的体式，其中 4 种应该练习：①至善坐(सिद्धासन Siddhāsana)；②莲花坐(पद्मासन Padmāsana)；③背部伸展式(उग्रासन Ugrāsana)；④吉祥坐(स्तिकासन Svastikāsana)。(3.84)

让练习者成功的至善坐如下：小心地用脚后跟按压会阴，把另一只脚后跟放在腿上；目光向上凝视双眉之间的空隙，保持稳定，感官收束。身体要笔直，不能有弯曲。这个练习应该在一个安静的地方，没有任何噪声。(3.85)

凡是希望通过练习迅速达到瑜伽圆满的人，应该采用至善坐的姿势，并练习调息。(3.86)

瑜伽士以这种体式离世后，便达到了最高的境界，整个世界没有比这更隐秘的体式了。通过用这种体式进行沉思(冥想)，瑜伽修行者从罪恶中解脱出来。(3.87)

（一）练习方法

(1) 准备体式：手杖式。

(2) 弯曲左侧膝盖，髋关节向外展，将左脚脚后跟抵近身体会阴处。

(3) 再弯曲右侧膝盖，将右脚的脚掌置于左腿的大小腿之间的夹缝处，左脚的脚掌置于右小腿之下，右脚脚后跟抵近耻骨，双脚脚后跟上下重叠并置于身体中立位。

(4) 保持腰背直立，脊柱中立伸展，双肩放松，双手掌心朝上置于双膝之上，结成智慧手印。

(5) 目光向上凝视双眉之间的空隙，保持稳定，感官收束。

(6) 体式稳定后，原路退出体式，再进行反侧练习。

（二）练习要点

(1) 练习至善坐，坐骨是非常重要的支撑，是保持身体中立且稳定的关键。

(2) 双脚脚后跟上下重叠，一只脚后跟抵近会阴，另一只脚后跟抵近耻骨，上方脚放于对侧大小腿之间。

(3) 弯曲腿时要确保髋关节充分地外展，还可用手将腿部肌肉由内到外舒展，让腿从根部关节处进行外旋运动，两侧膝盖下沉触地，高度一致。

(4) 腰背由坐骨沿着脊椎向上延展，微收腹部，使尾椎骨朝向地面，骨盆处于中立位，会使脊椎的延展更有空间，脊柱保持自然生理曲度。

(5) 锁骨向左右两侧延长至肩膀，背阔和肩胛区域均等下沉，带动大臂主动向外旋转，沉肩放松，左右肩膀维持在同等高度，胸腔自然扩展。

(6) 目光向上凝视双眉之间的空隙，保持稳定，感官收束。

(7) 进入体式和保持最终体式时自然呼吸。

（三）降低难度的练习

（1）下肢僵紧、髋关节外展程度不足、脚后跟不能上下重叠放者，可以在双腿弯曲后，将脚后跟落于体前的地面上，两脚后跟前后重合，并处于身体中线上。

（2）腰背延展程度不足、膝盖未贴地者，可以先将瑜伽砖或折叠整齐的瑜伽毯放于瑜伽垫上作为支撑辅具，辅具的边缘与瑜伽垫边缘平行；然后坐于辅具之上，两侧坐骨均匀用力下压辅具；最后按步骤依次进入体式的练习。

（四）功效

（1）至善坐被认为是最好的体式，能够净化人体内的能量通道，从而净化身体和意识。

（2）灵活下肢关节，促进下肢血液循环，增强膝盖和脚踝的灵活性。

（3）调节脊椎、腰椎、盆腔和腹部器官，平衡生殖系统，缓解经期不适，促进消化。

（4）缓解紧张、焦虑和其他负面情绪，有助于平心静气，适用于调息和冥想。

（五）禁忌

（1）患有坐骨神经痛或骶骨疾病者不宜练习。

（2）膝关节或踝关节有炎症或伤痛者不宜练习。

第二节 莲花坐

体式名称：莲花坐（पद्मासन Padmāsana）

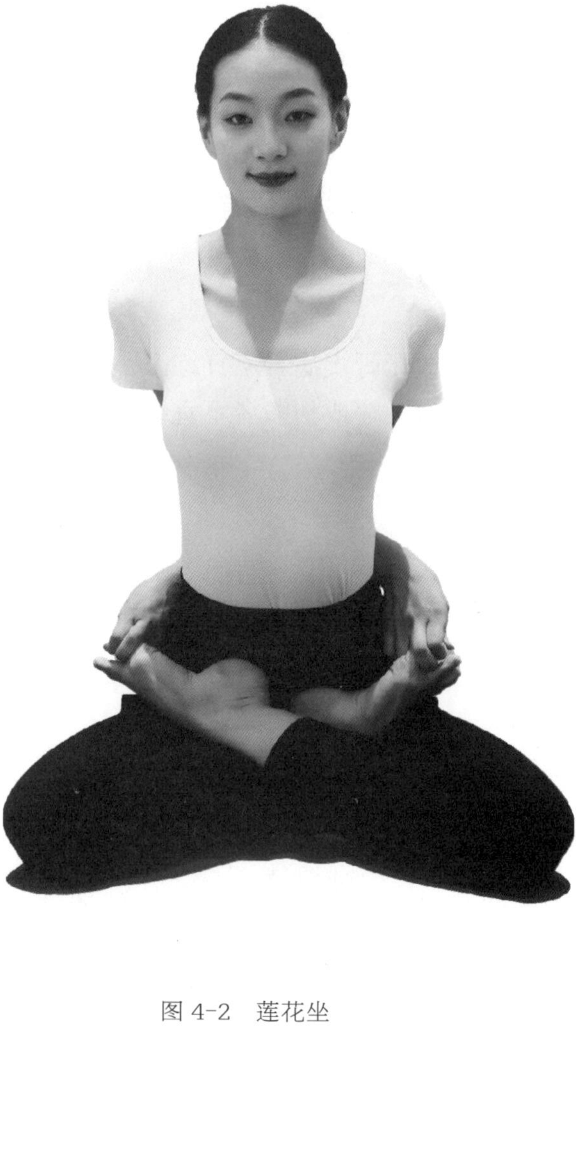

图 4-2 莲花坐

《湿婆本集》3.88-3.91 如下：

उत्तानौचरणौकृत्वाऊरुसंस्थौप्रयत्नतः ।
ऊरुमध्येतथोत्तानौपाणीकृत्वातुताद्दशौ ।
नासाग्रेविन्यसेद्दृष्टिंदन्तमूलञ्चजिह्वया ।
उत्तोल्यचिबुकंवक्षउत्थाप्यपवनंशनैः ।
यथाशक्त्यासमाकृष्यपूरयेदुदरंशनैः ।
यथाशक्त्यैवपश्चात्तुरेचयेदविरोधतः ।
इदंपद्मासनंप्रोक्तंसर्वव्याधिविनाशनम् ॥३.८८ ॥
दुर्लभंयेनकेनापिधीमतालभ्यतेपरम् ॥ ३.८९ ॥
अनुष्ठानेकृतेप्राणःसमश्चलतितत्क्षणात् ।
भवेदभ्यासनेसम्यक्साधकस्य न संशयः ॥३.९० ॥
पद्मासनेस्थितोयोगीप्राणापानविधानतः ।
पूरयेत्सविमुक्तःस्यात्सत्यंसत्यंवदाम्यहम् ॥३.९१ ॥

uttānaucaraṇaukṛtvāūrusaṃsthauprayatnataḥ /
ūrumadhyetathottānaupāṇīkṛtvātutādṛśau /
nāsāgrevinyaseddṛṣṭiṃdantamūlañcajihvayā /
uttolyacibukaṃvakṣautthāpyapavanaṃśanaiḥ /
yathāśaktyāsamākṛṣyapūrayedudaraṃśanaiḥ /
yathāśaktyaivapaścātturecayedavirodhataḥ /
idaṃpadmāsanaṃproktaṃsarvavyādhivināśanam //3.88 //
durlabhaṃyenakenāpidhīmatālabhyate param // 3.89 //
anuṣṭhānekṛteprāṇaḥsamaścalatitatkṣaṇāt /
bhavedabhyāsanesamyaksādhakasyanasaṃśayaḥ //3.90//
dmāsanesthitoyogīprāṇāpānavidhānataḥ /
pūrayetsavimuktaḥsyātsatyaṃsatyaṃvadāmyaham //3.91//

现在我要描述的是能预防一切疾病的莲花坐：双腿交叉后，小心地将双脚放在相对的大腿上(即左脚放在右大腿上，反之亦然)；双手交叉放在大腿上；把视线固定在鼻尖上；把舌头抵在牙根上(下巴抬高，挺胸)，然后缓缓吸气，用力充满胸腔，然后缓缓吐出，使之通畅无阻。(3.88)

它不是人人都能做到的，只有智者才能在其中取得成功。(3.89)

通过练习这个体式，毫无疑问，瑜伽士会立刻变得完全平静，能量也会和谐地在全身流动。(3.90)

瑜伽士以莲花坐端坐，并知道上行气(प्राण Prāṇa)和下行气(अपान Apāna)的本质，当他完成调息时，他就解脱了。我告诉你实情，确实，我已告诉你实情。(3.91)

（一）练习方法

(1) 准备体式：手杖式。

(2) 弯曲右侧膝盖，髋关节向外展，将右脚脚背置于左大腿上方，脚后跟靠近大腿根部。

(3) 再弯曲左侧膝盖，髋关节向外展，将左脚脚背置于右大腿上方，脚后跟靠近大腿根部。

(4) 双膝下沉贴地，指向前方。保持腰背直立，脊柱中立伸展。

(5) 吸气，双臂侧平举。呼气，双臂在背后交叉，双手分别抓握对侧大脚趾，双肩放松、下沉。

(6) 目光凝视鼻尖，把舌头抵在上牙的牙根，然后缓缓吸气，用力充满胸腔，然后缓缓吐出，使之通畅无阻。

(7) 体式稳定后，原路退出体式，再进行反侧练习。

（二）练习要点

(1) 练习莲花坐，髋关节外旋的程度会直接影响最终体式的完成情况，所以完成曲腿后，除了髋关节外展，还可用手将腿部肌肉由内到外舒展，让腿从根部关节处进行外旋运动，使得膝盖更好地朝前，缩小双膝之间的距离。另一条腿也以同样的方式调整，最终将双膝触地，膝盖朝前。

(2) 双腿交盘之后，尽量让双脚的脚后跟靠近身体髂腰肌的位置，脚掌心正朝上方。

(3) 坐骨均匀、稳定地坐实地面，腰背由坐骨沿着脊椎延展向上，微收腹部使得尾椎骨朝向地面，骨盆处于中立位，使脊椎的延展更有空间，脊柱保持自然生理曲度。

(4) 锁骨向左右两侧延长至肩膀，背阔和肩胛区域均等下沉，带动大臂主动向外旋转，沉膀放松，左右肩膀维持在相同高度，胸腔自然扩展。

(5) 目光凝视鼻尖，把舌头抵在上牙的牙根，保持呼吸畅通无阻。

（三）降低难度的练习

（1）下肢僵紧、髋关节外展程度不足、无法完成莲花坐者，可以尝试先完成半莲花坐。弯曲右侧膝盖，髋关节向外展，将右脚脚背置于左大腿上方，脚后跟靠近大腿根部，再弯曲左侧膝盖，髋关节向外展，将左脚脚心朝上置于右大腿下方。体式稳定后，原路退出体式，稍作休息，再进行反侧练习。

（2）腰背无法立直或膝盖无法贴地者，可以将瑜伽砖或折叠整齐的瑜伽毯放于瑜伽垫上作为支撑辅具，辅具的边缘与瑜伽垫边缘平行；坐于辅具之上，两侧坐骨均匀用力下压；再按步骤依次进入体式。体式稳定后，原路退出体式，稍作休息，再进行反侧练习。

（3）双臂交叉后无法抓握对侧脚趾者，可选择将双手掌心朝上放于同侧膝盖上，结成智慧手印，感官收束，保持专注。体式稳定后，原路退出体式，稍作休息，再进行反侧练习。

（四）功效

（1）有助于打开髋部，拉伸脚踝和膝盖，促进下肢血液循环，保持关节和韧带的灵活性。

（2）改善坐姿，刺激脊柱、骨盆、腹部和膀胱，促进消化，缓解经期不适和坐骨神经痛。

（3）刺激根轮，有助于唤醒昆达里尼能量。

（4）缓解紧张、焦虑和其他负面情绪，有助于平心静气，适用于调息和冥想。

（五）禁忌

（1）患有坐骨神经痛者需谨慎练习。

（2）膝关节或踝关节有炎症或伤痛者不宜练习。

第三节　背部伸展式

体式名称：背部伸展式（उग्रासन Ugrāsana）

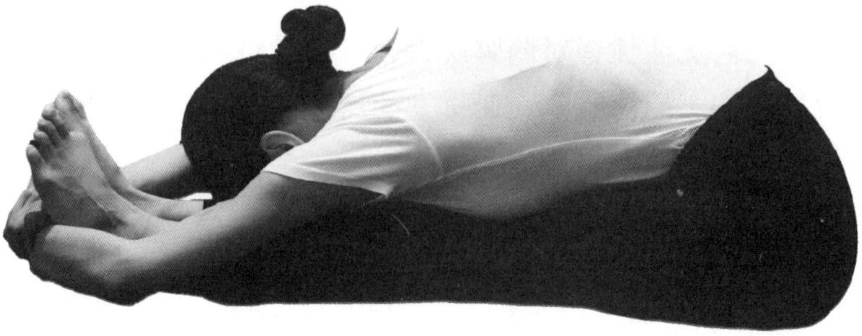

图 4-3　背部伸展式

《湿婆本集》3.92-3.94 如下：

प्रसार्यचरणद्वन्द्वंपरस्परमसंयुतम् ।
स्वपाणिभ्यांदृढंधृत्वाजानूपरिशिरोन्यसेत् ॥
आसनोग्रमिदंप्रोक्तंभवेदनिलदीपनम् ।
देहावसानहरणंपश्चिमोत्तानसंज्ञकम् ॥
य एतदासनंश्रेष्ठंप्रत्यहंसाधयेत्सुधीः ।
वायुःपश्चिममार्गेणतस्यसञ्चरतिध्रुवम् ॥३.९२॥
एतदभ्यासशीलानांसर्वसिद्धिःप्रजायते ।
तस्माद्योगीप्रयत्नेनसाधयेत्सिद्धमात्मनः ॥ ३.९३॥
गोपनीयंप्रयत्नेन न देयंयस्यकस्यचित् ।
येनशीघ्रंमरुत्सिद्धिर्भवेद्दुःखौघनाशिनी ॥ ३.९४॥

prasāryacaraṇadvandvaṃparasparamasaṃyutam /
svapāṇibhyāṃdṛḍhaṃdhṛtvājānūpariśironyaset //
āsanogramidaṃproktaṃbhavedaniladīpanam /

dehāvasānaharaṇaṃpaścimottānasaṃjñakam //
yaetadāsanaṃśreṣṭhaṃpratyahaṃsādhayetsudhīḥ /
vāyuḥpaścimamārgeṇatasyasañcaratidhruvam //3.92//
etadabhyāsaśīlānāṃsarvasiddhiḥprajāyate /
tasmādyogīprayatnenasādhayetsiddhamātmanaḥ // 3.93//
gopanīyaṃprayatnenanadeyaṃyasyakasyacit /
yenaśīghraṃmarutsiddhirbhaveddukhaughanāśinī // 3.94//

双腿伸直，保持分开；双手牢牢抱住头部，放在膝盖上。这就是背部伸展式，它激发了气的运动，打破了身体的迟钝和不安，也称为背部伸展式(पश्चिमोत्तानासन Paścimottānāsana)。智者每天练习这个高贵的姿势，便可以引导气从肛门向上的流动。(3.92)

每天这样做的人可以得到所有的超能力；因此，那些渴望获得力量的人，应该孜孜不倦地练习。(3.93)

这应该非常小心地保密，不要告诉任何人。通过它，很容易获得风的超能力，它可以消除一切痛苦。(3.94)

（一）练习方法

（1）准备体式：手杖式。

（2）吸气，双手臂经身体两侧举过头顶，掌心相对，侧腰和脊背延伸。

（3）呼气，以髋部为折叠前屈，腹、胸、额依次贴近腿面，双手从外侧抓握脚掌，手肘触地。

（4）在身体允许的情况下，可进一步将双手十指交扣置于脚掌前方或一侧手掌抓握对侧手腕。

（5）体式稳定后，原路退出体式，再进行重复练习。

（二）练习要点

（1）双腿应彼此靠拢，大腿肌肉向内旋转，小腿肌肉向外旋转以调整双腿伸直并拢，脚掌回勾的同时，足弓内侧应更多地向前向远伸展，一方面使平常极少锻炼到的部位得以有效伸展，另一方面可加强体式的稳定性。

（2）在背部伸展式中，膝窝要充分伸展、打开，下沉贴地，让膝盖下方与地面的空隙愈加狭小。但膝窝的打开不是一味地下压，而是靠将大腿前侧肌肉收缩，尤其是股四头肌的收缩带动膝盖髌骨上提，更有助于膝窝和小腿的伸展深入，安全且有效。

（3）大腿后侧腘绳肌在背部伸展式中持续进行伸展，体式的完成质量和深入程度与肌肉做功密不可分。该体式在进入过程中，臀部肌肉离心收缩应随着前屈伸展的幅度而加强，在最终状态下，肌肉离心收缩达到最大限度。

（4）股四头肌的上提保证腿部稳定性，加以臀肌离心收缩为骨盆的稳定建立条件，两侧坐骨均匀着地。

（5）脊背延伸从腰骶部开始，随着吸气，整个后背、侧腰均等延长，呼气时控制手臂、双肩、后背保持在一条直线上，腹部、胸腔、额头依次贴近腿前侧。最终体式后背平展，充分伸展。

（6）手臂上举时吸气，前屈折叠时呼气；延伸时吸气，深入前屈时呼气。

（三）降低难度的练习

（1）脊背延展程度有限者。

方法一：弯曲双膝，将伸展带套于脚掌下方，伸展带靠近脚后跟，双手分别抓握伸展带，保持后背平展，双脚内侧向前用力蹬伸展带向远。在保证后背始终平展的情况下，不断缩短伸展带长度，持续深入前屈，直至不用伸展带，双手抓握脚掌的同时保证腰背延伸。

方法二：弯曲双膝，将脚后跟着地支撑，大腿面贴近腹部和胸腔，双手分别抓握同侧脚掌，两侧坐骨稳定着地，臀肌舒展。吸气，从腰骶部位延伸脊背，扩展胸腔，充分伸展后背；呼气，使腹部、胸腔更贴合腿面，注意力集中在脊背的延展上。随着练习的深入，再逐渐将脚后跟远离臀部，使腿部后侧伸展逐渐深入。

方法三：将一条伸展带两端固定于脚掌靠近前脚掌处与腰骶部，以获得下腰背延伸，释放腰骶部的紧张感；另一条伸展带两端固定于脚掌靠近脚后跟处与肩胛骨下缘，以获得上背部的伸展感和胸廓延伸感；两条伸展带同时进行练习，持续加强整个后腰背的延伸感，练习过程中伸展带须牢牢固定并绷直，再根据身体情况调整伸展带的松紧度，逐渐加深练习。

（2）腿部后侧伸展感强烈者。

方法一：将瑜伽砖或折叠整齐的瑜伽毯作为支撑辅具，辅具沿着瑜伽垫边缘整齐摆放，双腿伸直，把膝窝落在支撑辅具上，将膝窝的伸展难度降低，前屈过程中，通过回勾脚掌伸展小腿肌肉，臀肌离心收缩伸展腘绳肌。

方法二：先完成单腿背部伸展式。山式坐立，弯曲右侧膝盖，脚掌抵住大腿内侧，靠近根部，左腿伸直。吸气，双手臂经身体两侧上举过头，掌心相对，侧腰和脊背延伸。呼气，以髋部为折叠前屈，腹、胸、额依次贴近腿面完成一侧单腿前屈伸展。体式稳定后，原路退出体式，再进行反侧练习。

（3）屈髋能力弱者。

屈髋能力弱者要重点伸展髂腰肌[①]，可以通过练习拜日式中的“骑马式”达到对髂腰肌的锻炼。单侧练习时长 10 分钟左右。

阶段一：金刚坐准备，跪立，右腿往前迈一大步，弯曲右膝，右小腿垂直于地面，双手在右脚掌两侧支撑地面，右脚和左手的距离与肩同宽，腹部、胸腔位于右大腿内侧；后方左腿膝盖轻触地，脚趾回勾蹬地向远，左大腿前侧肌肉启动；调整骨盆中正，将右侧股骨沿坐骨往后拉，右侧腹股沟完全收缩，右股骨转子陷入髋关节窝，同时左侧坐骨往前，左侧腹股沟伸展，骨盆处于中立位；随着吸气，脊背延伸，呼气，左脚蹬地不变，髋关节整体沉向地面，髂腰肌充分伸展。体式稳定后，原路退出体式，再进行反侧练习。

阶段二：在阶段一的基础上加大强度，将后方腿变为脚背、脚趾平铺于地面，膝盖尽量不触地，随呼气沉髋，髋伸程度加强。体式稳定后，原路退出体式，再进行反侧练习。

阶段三：在阶段二的基础上加大强度，继续保持后方脚背、脚趾平铺压地，膝盖尽量不触地。保证骨盆处于中立位，在体式稳定的前提下，将双手离地，上下交叠置于前方膝关节或大腿面上，或将双手扶住两侧腰；吸气，保持脊椎向上延伸，且保持正常生理曲度，肩胛带动双肩放松、下沉，胸腔扩展；呼气，缓慢、稳定地下沉髋关节，伴随着一次次呼吸，逐渐深入体式。体式稳定后，原路退出体式，再进行反侧练习。

（四）功效

（1）缓解肩背部僵硬紧张，改善脊椎活动度和灵活性，灵活髋关节。

（2）刺激肝、肾、子宫和卵巢等腹部器官，增加消化火，促进肠道蠕动，缓解便秘和痛经疼痛，减少腹部脂肪。

（3）降低血压，刺激鼻窦，减少鼻腔充血。

（4）刺激根轮，有助于唤醒昆达里尼能量。

（5）缓解紧张、焦虑和其他负面情绪，有助于平心静气。

---

① 髂腰肌，系髋肌前群肌之一，由腰大肌和髂肌构成。腰大肌起自腰椎体的侧面和横突，髂肌起自髂窝。两肌相结合，经腹股沟韧带的深处下至髋关节的前面而止于股骨的小转子。此肌可屈与外旋大腿，下肢固定时使骨盆和躯干前屈。

（五）禁忌

（1）患有腰椎间盘突出者不宜练习。

（2）患有坐骨神经痛者不宜练习。

（3）患有疝气者不宜练习。

（4）腹部有炎症或伤痛者不宜练习。

第四节　吉祥坐

体式名称：吉祥坐（स्वस्तिकासन Svastikāsana）

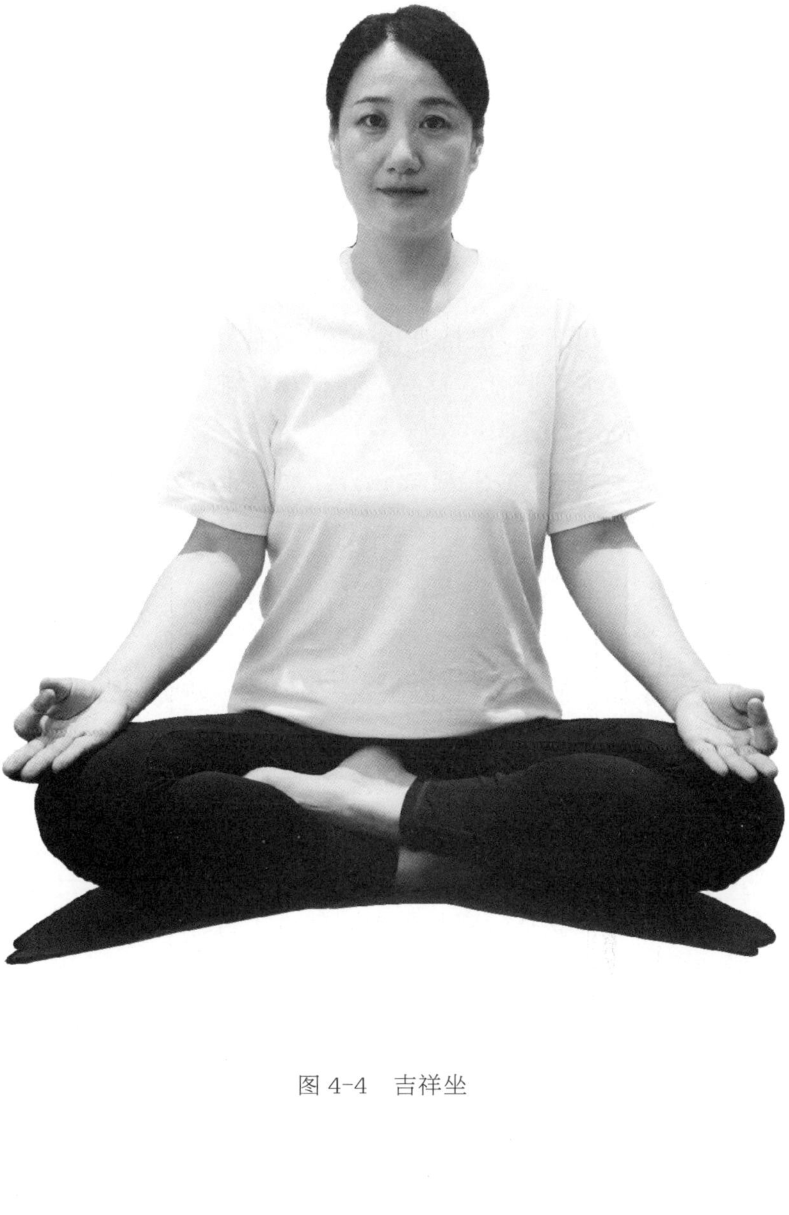

图 4-4　吉祥坐

《湿婆本集》3.95-3.97 如下：

जानूर्वोरन्तरेसम्यग्धृत्वापादतलेउभे ।
समकायःसुखासीनःस्वस्तिकंतत्प्रचक्षते ॥ ३.९५ ॥
अनेनविधिनायोगीमारुतंसाधयेत्सुधीः ।
देहे न क्रमतेव्याधिस्तस्यवायुश्चसिद्ध्यति ॥ ३.९६ ॥
सुखासनमिदंप्रोक्तंसर्वदुःखप्रणाशनम् ।
स्वस्तिकंयोगिभिर्गोप्यंस्वस्तीकरणमुत्तमम् ॥ ३.९७ ॥

jānūrvorantaresamyagdhṛtvāpādataleubhe |
samakāyaḥsukhāsīnaḥsvastikaṃtatpracakṣate || 3.95||
anenavidhināyogīmārutaṃsādhayetsudhīḥ |
dehenakramatevyādhistasyavāyuścasiddhyati || 3.96||
sukhāsanamidaṃproktaṃsarvaduḥkhapraṇāśanam |
svastikaṃyogibhirgopyaṃsvastīkaraṇamuttamam || 3.97||

将脚底完全置于大腿下方。保持身体挺直，放松地坐着。这是吉祥坐。(3.95)

明智的瑜伽士应该练习调息。这样，任何疾病都不能攻击他的身体，他获得了风的超能力。(3.96)

它也被称为舒适坐（सुखासन Sukhāsana）。瑜伽士应该秘密地练习这种有益健康的吉祥坐。(3.97)

（一）练习方法

（1）准备体式：手杖式。

（2）弯曲左侧膝盖，髋关节向外展，将左脚底平贴于右大腿内侧，脚跟不接触会阴。

（3）再弯曲右侧膝盖，髋关节向外展，将右脚置于左侧大腿和小腿肌肉之间，脚跟不接触耻骨。

（4）抓住左脚脚趾，放置于右大腿和小腿之间。

（5）脊柱延伸，腰背立直，双膝贴地，伸直手臂，双手置于膝盖上，结智慧手印，眼睛要有凝视点。

（6）体式稳定后，原路退出体式，再进行反侧练习。

（二）练习要点

（1）弯曲腿时，启动髂腰肌等髋屈肌群维持髋关节弯曲，髋关节主动外展，还可用手将腿部肌肉由内到外被动外旋，让腿从根部关节处进行外旋运动，使得两侧膝盖下沉，落向地面，两膝高度相等，脚趾分别置于对侧大小腿之间。

（2）通过下肢肌肉充分外旋带动关节运动，使得双腿更加舒适稳定，两侧坐骨均匀着地，起到支撑作用，维持身体中立且稳定。

（3）髂肌和腰大肌主动收缩，腰背由坐骨沿着脊椎延伸向上，微收腹部使得尾椎骨朝向地面，确保骨盆处于中立位。

（4）背伸肌群和腹横肌收缩，维持躯干中立且稳定，使脊椎的延展更有空间，脊柱保持自然生理曲度。

（5）锁骨向左右两侧延长至肩膀，有意识地放松上斜方肌、菱形肌、中斜方肌和下斜方肌，有助于肩胛骨后缩。背阔和肩胛区域轻微收缩，带动大臂、肩膀主动向外旋转，沉肩放松，左右肩膀维持在同等高度，胸腔自然扩展。

（6）伸直手臂后微曲手肘，大臂自然靠近肋骨两侧，双手掌心向上，分别置于同侧的膝盖上方，结成智慧手印，感官收束，保持专注。

（7）颈椎伸肌群处于中立位，在微拉长的状态下收缩，使颈椎稳定，维持自然曲线。

（8）进入体式和保持最终体式时自然呼吸。

（三）降低难度的练习

（1）下肢僵紧、髋关节外展程度有限、踝关节灵活度不足者，可以在弯曲双腿后，将脚后跟落于体前的地面上，前后重合，并处于身体中线上。体式稳定后，原路退出体式，稍作休息，再进行反侧练习。

（2）腰背延展程度不足、膝盖未贴地者，可以先将瑜伽砖或折叠整齐的瑜伽毯放于瑜伽垫上作为支撑辅具，辅具的边缘与瑜伽垫边缘平行；然后坐于辅具上，两侧坐骨均匀用力下压；最后按步骤进入体式的练习。

（四）功效

（1）有助于打开髋部，促进下肢血液循环，增强髋关节、膝关节和踝关节灵活性。

（2）改善坐姿，刺激脊柱、骨盆、腹部和膀胱，促进消化，缓解经期不适和坐骨神经痛。

（3）缓解紧张、焦虑和其他负面情绪，有助于平心静气，适用于调息和冥想。

（五）禁忌

（1）患有坐骨神经痛或骶骨疾病者不宜练习。

（2）膝关节或踝关节有炎症或伤痛者不宜练习。

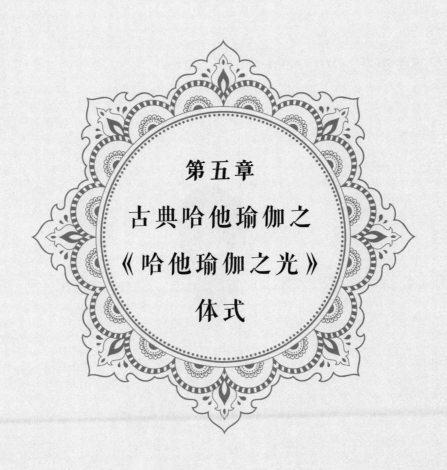

第五章

古典哈他瑜伽之《哈他瑜伽之光》体式

第一节 吉祥坐

体式名称：吉祥坐（स्वस्तिकासन Svastikāsana）

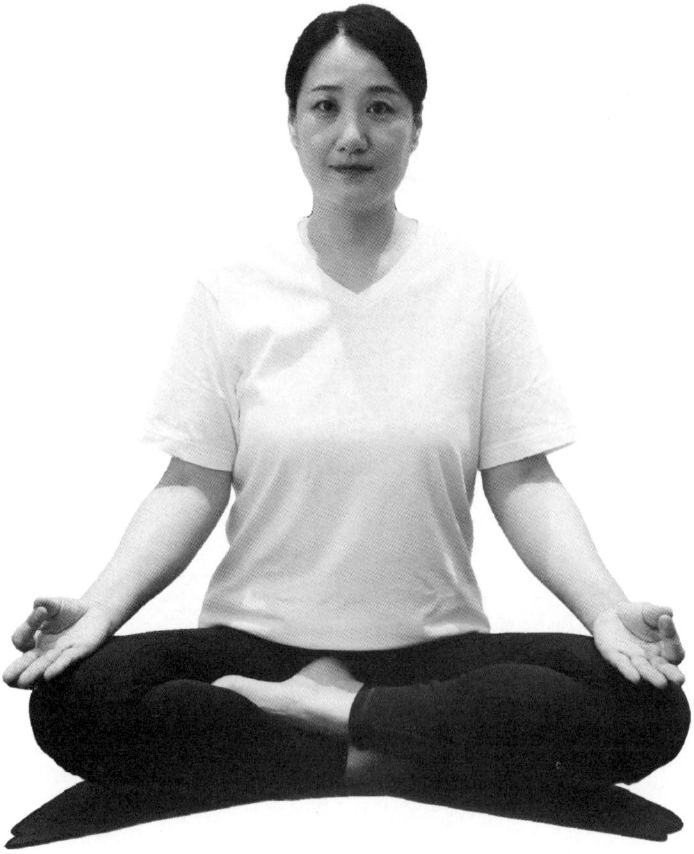

图 5-1 吉祥坐

《哈他瑜伽之光》(हठयोगप्रदीपिका Haṭha Yoga Pradīpikā) 1.17-1.19 如下：

अथआसनम

हठस्यप्रथमांगत्वादासनंपूर्वमुच्यते ।

कुर्यात्तदासनंस्थैर्यमारोग्यंचांगलाघवम् ||१.१७ ||

वशिष्ठाद्यैश्चमुनिभिर्मत्स्येन्द्राद्यैश्चयोगिभिः ।

अंगीकृतान्यासनानिकथ्यन्तेकानिचिन्मया ||१.१८ ||

जानूर्वोरन्तरेसम्यक्कृत्वापादतलेउभे ।

ऋजुकायःसमासीनःसवस्तिकंतत्प्रचक्षते || १.१९ ||

athaāsanama

haṭhasyaprathamāṃgatvādāsanaṃpūrvamucyate |

kuryāttadāsanaṃsthairyamārogyaṃcāṃgalāghavam ||1.17 ||

vaśiṣṭhādyaiścamunibhirmatsyendrādyaiścayogibhiḥ |

aṃgīkṛtānyāsanānikathyantekānicinmayā ||1.18 ||

jānūrvorantaresamyakkṛtvāpādataleubhe |

ṛjukāyaḥsamāsīnaḥsavastikaṃtatpracakṣate || 1.19 ||

现在(讲)体式

在一切练习之前，体式被认为是哈他瑜伽的第一部分。练习了体式之后，身心变得坚定；四肢灵活，无疾。(1.17)

接下来，将介绍一些被圣贤瓦希斯塔(वशिष्ठा Vaśiṣhṭhā)和瑜伽士玛特斯言德拉[①](मत्स्येन्द्रनाथ Matsyendrānatha)所认同的体式。(1.18)

将两只脚底放在大腿内侧，身体挺直，使之保持平稳。这是吉祥坐。(1.19)

（一）练习方法

（1）准备体式：手杖式。

（2）弯曲左侧膝盖，髋关节向外展，将左脚底平贴于右大腿内侧，脚跟不接触会阴。

（3）再弯曲右侧膝盖，髋关节向外展，将右脚置于左侧大腿和小腿肌肉之间，脚跟不接触耻骨。

---

① 瑜伽士玛特斯言德拉也被称为“鱼王”。相传，湿婆与妻子在《湿婆本集》中的对话，被他在水里听见后，他按照湿婆的教导修行瑜伽，成为瑜伽士。

(4) 抓住左脚脚趾，放置于右大腿和小腿之间。

(5) 脊柱延伸，腰背立直，双膝贴地，伸直手臂，双手置于膝盖上，结智慧手印，眼睛要有凝视点。

(6) 体式稳定后，原路退出体式，再进行反侧练习。

(二) 练习要点

(1) 弯曲腿时，启动髂腰肌等髋屈肌群维持髋关节弯曲，髋关节主动外展，还可用手将腿部肌肉由内到外被动外旋，让腿从根部关节处进行外旋运动，两侧膝盖下沉，落向地面，两膝高度相同，脚趾分别置于对侧大小腿之间。

(2) 通过下肢肌肉充分外旋带动关节运动，使得双腿更加舒适稳定，使得两侧坐骨均匀着地，起到支撑作用，维持身体中立且稳定。

(3) 髂肌和腰大肌主动收缩，腰背由坐骨沿着脊椎延伸向上，微收腹部使得尾椎骨朝向地面，确保骨盆处于中立位。

(4) 背伸肌群和腹横肌收缩维持躯干中立且稳定,使脊椎的延展更有空间，脊柱保持自然生理曲度。

(5) 锁骨向左右两侧延长至肩膀，有意识地放松上斜方肌、菱形肌、中斜方肌和下斜方肌，有助于肩胛骨后缩。背阔和肩胛区域轻微收缩，带动大臂、肩膀主动向外旋转，沉肩放松，左右肩膀维持在同等高度，胸腔自然扩展。

(6) 伸直手臂后微曲手肘，大臂自然靠近肋骨两侧，双手掌心向上，分别置于同侧的膝盖上方，结成智慧手印，感官收束，保持专注。

(7) 颈椎伸肌群处于中立位，在微拉长的状态下收缩，使颈椎稳定，维持自然曲线。

(8) 进入体式和保持最终体式时自然呼吸。

(三) 降低难度的练习

(1) 下肢僵紧、髋关节外展程度有限、踝关节灵活度不足者，可以在弯曲双腿后，将脚后跟落于体前的地面上，前后重合，并处于身体中线上。体式稳定后，原路退出体式，稍作休息，再进行反侧练习。

(2) 腰背延展程度不足，膝盖未贴地者，可以在进入体式前，先将瑜伽砖或折叠整齐的瑜伽毯放于瑜伽垫上作为支撑辅具，辅具的边缘与瑜伽垫边缘平行；然后坐于辅具上，两侧坐骨均匀用力下压；最后按步骤进入体式的练习。体式稳定后，原路退出体式，稍作休息，再进行反侧练习。

（四）功效

（1）有助于打开髋部，促进下肢血液循环，增强髋关节、膝关节和踝关节灵活性。

（2）改善坐姿，刺激脊柱、骨盆、腹部和膀胱，促进消化，缓解经期不适和坐骨神经痛。

（3）缓解紧张、焦虑和其他负面情绪，有助于平心静气，适用于调息和冥想。

（五）禁忌

（1）患有坐骨神经痛或骶骨疾病者不宜练习。

（2）膝关节或踝关节有炎症或伤痛者不宜练习。

第二节 牛面式

体式名称：牛面式(गोमुखासन Ghomukhāsana)

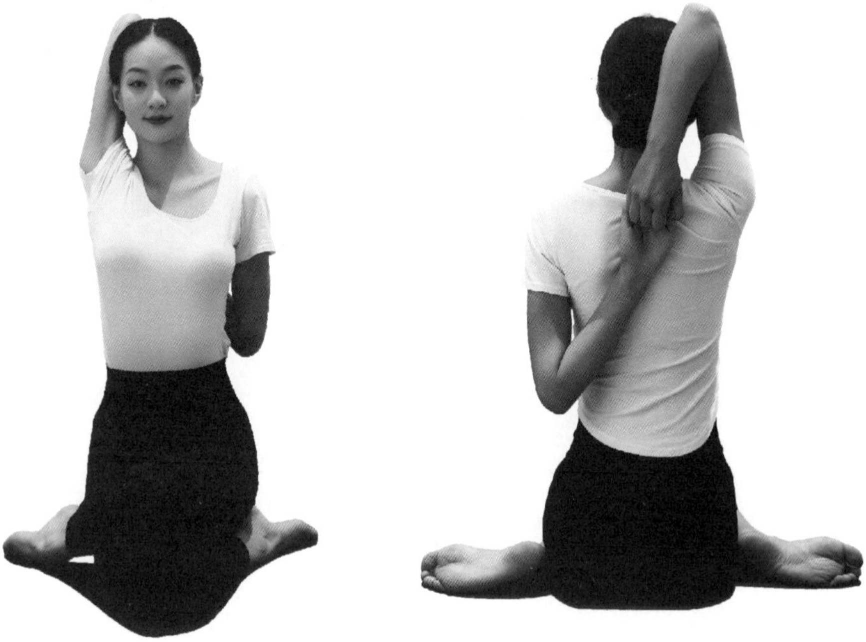

图 5-2 牛面式

《哈他瑜伽之光》1.20 如下：

सव्येदक्षिणगुल्कंतुपृष्ठपार्श्वेनियोजयेत् |
दक्षिणेऽपितथासव्यंगोमुखंगोमुखाकृतिः ||१.२० ||

savyedakṣiṇagulkaṃtupṛṣṭhapārśveniyojayet |
dakṣiṇe'pitathāsavyaṃgomukhaṃgomukhākṛtiḥ ||1.20 ||

将右脚踝放在左臀部旁边，左(脚踝)放在右(臀部)旁边，很像牛面。这是牛面式。(1.20)

（一）练习方法

（1）准备体式：金刚坐。

（2）身体重心前移，手掌撑地，双手掌位于肩膀的正下方，双手分开的距离与肩同宽，双膝分开与髋同宽，双臂、大腿与地面垂直，小腿、脚背、脚趾平铺压地。

（3）将左侧小腿平移至双腿中间，吸气，后背和脊柱延长；呼气，保持双手掌和左侧小腿支撑地面，将右腿绕过左侧膝盖前方，右膝盖和左膝盖前后叠放，右小腿和脚掌指向身体左后方 45°角方向。

（4）调整右脚掌的外侧沿和外侧踝关节贴地，挪动左小腿指向身体右后方45°角方向，脚掌外侧沿和外侧踝关节贴地，过程中自然呼吸。

（5）吸气，上身延长；呼气，将臀部坐于双腿之间，双脚后跟分别与两侧臀部触碰。

（6）再吸气，双手侧平举打开，掌心朝下，平行于地面；再呼气，从肩关节根部开始旋转手臂肌肉，右手臂肌肉外旋，左手臂肌肉内旋。

（7）再吸气，将右上臂上举贴耳，左手臂向下向后伸展；再呼气，弯曲两臂手肘关节，将双手掌在身体背后中线位置十指交扣。

（8）再吸气，延长脊背；再呼气，沉肩放松，头向后靠，腰背挺拔，目视前方。

（9）体式稳定后，原路退出体式，再进行反侧练习。

（二）练习要点

（1）双膝重叠，指向正前方并位于身体中线上，双脚分别置于两侧臀部外侧，脚的外侧沿着地。

（2）双膝叠放后，要让两边大腿外侧肌肉、臀大肌、臀中肌都均衡伸展，两侧坐骨均匀着地。

（3）微收腹部，将骶骨内卷，骨盆处于中立位，腰背立直，脊柱保持自然的生理曲度。

（4）躯干伸肌群和腹横肌收缩让脊椎伸展，使身体稳定处于中立位。

（5）通过持续打开胸廓和腋窝，颈椎伸肌群在微拉长的状态下收缩，使颈椎伸展后靠，稳定维持自然曲线，不前倾含下巴，进而促使交扣的双手距离尽量缩短，并靠近身体中线。

(6) 延伸时吸气，延伸后呼气，通过呼吸持续深入体式。

(三) 降低难度的练习

(1) 下肢僵紧、无法稳定坐立者。可以分三个阶段进行降低难度的练习。

阶段一：手杖式准备，弯曲右侧膝盖，将右腿绕过左侧膝盖上方，右膝盖和左膝盖上下叠放，右小腿和脚掌指向身体左后方 45°角方向，将左腿保持伸直，双手掌在臀部两侧支撑地面。若腰背紧张或骨盆发生倾斜，可在臀部下方放置瑜伽砖或折叠整齐的瑜伽毯。体式稳定后，原路退出体式，再进行反侧练习。

阶段二：金刚坐准备，身体重心前移，手掌撑地，双手掌位于肩膀的正下方，双手分开的距离与肩同宽，双膝分开与髋同宽，双臂、大腿与地面垂直，小腿、脚背、脚趾平铺压地；将双小腿在身体中线并拢，将左腿从右大腿后方穿过，左膝盖在右膝右侧斜后方落地，双膝紧靠不分离，左脚掌外侧沿和外侧踝关节贴地，靠近右小腿和脚跟。吸气，脊柱向上延伸；呼气，臀部向后坐于右侧脚后跟上，骨盆处于中立位。若右脚脚背脚踝伸展感过于强烈，可在下方垫折叠整齐的瑜伽毯，瑜伽毯边缘与脚踝重合。若身体不能保持稳定，可将瑜伽砖放于身体两侧，手扶瑜伽砖保持体式稳定。体式稳定后，原路退出体式，再进行反侧练习。

阶段三：在阶段一、阶段二都能顺利完成的基础上完成下肢练习。

金刚坐准备。身体重心前移，手掌撑地，双手掌位于肩膀的正下方，双手分开的距离与肩同宽，双膝分开与髋同宽，双臂、大腿与地面垂直，小腿、脚背、脚趾平铺压地。将左侧小腿平移至双腿中间，吸气，后背和脊柱延长；呼气，保持双手掌和左侧小腿支撑地面，将右腿绕过左侧膝盖前方，右膝盖和左膝盖前后叠放，右小腿和脚掌指向身体左后方 45°角方向。调整右脚掌的外侧沿和外侧踝关节贴地，挪动左小腿指向身体右后方 45°角方向，脚掌外侧沿和外侧踝关节贴地，过程中自然呼吸。再吸气，脊柱延伸向上；再呼气，将臀部坐于双腿之间，双脚后跟分别与两侧臀部触碰。

依次完成后仍然无法稳定坐立者，可在臀部下方放置瑜伽砖或折叠整齐的瑜伽毯作为支撑辅具，辅具的边缘与瑜伽垫边缘平行或重合摆放。

(2) 上肢僵紧，双手背后交扣有困难者。可以按照以下方法进行降低难度的练习。

方法一：以右手臂在上为例，先完成右手臂的运动轨迹，再弯曲左手臂，掌心放于右侧手肘关节，将右手臂尽量从根部外旋，并靠近身体中线，左手下压右侧手肘，右手指尽量靠近肩胛骨中缝。保持 3~5 分钟后，原路退出体式，再进行反侧练习。

方法二：在方法一的基础上双手交扣仍然有困难者，可借助伸展带进行辅助练习。双手分别抓握伸展带，根据身体情况逐渐缩短两手之间的距离。保持 3~5 分钟后，原路退出体式，再进行反侧练习。

（四）功效

（1）拉伸手臂肌肉和腋窝，促进肩部血液循环，预防肩周炎，改善肩颈僵硬。

（2）调整脊柱整体功能，使脊柱延展有力，增加髋关节灵活度，灵活脚踝、膝盖等下肢关节。

（3）伸展背部肌群，扩展胸腔，对含胸弓背有一定矫正作用。

（4）加强泌尿和性腺功能。

（五）禁忌

（1）患有坐骨神经痛者不宜练习。

（2）上肢或下肢关节有炎症或伤痛者不宜练习。

第三节　英雄坐

体式名称：英雄坐（वीरासन Vīrāsana）

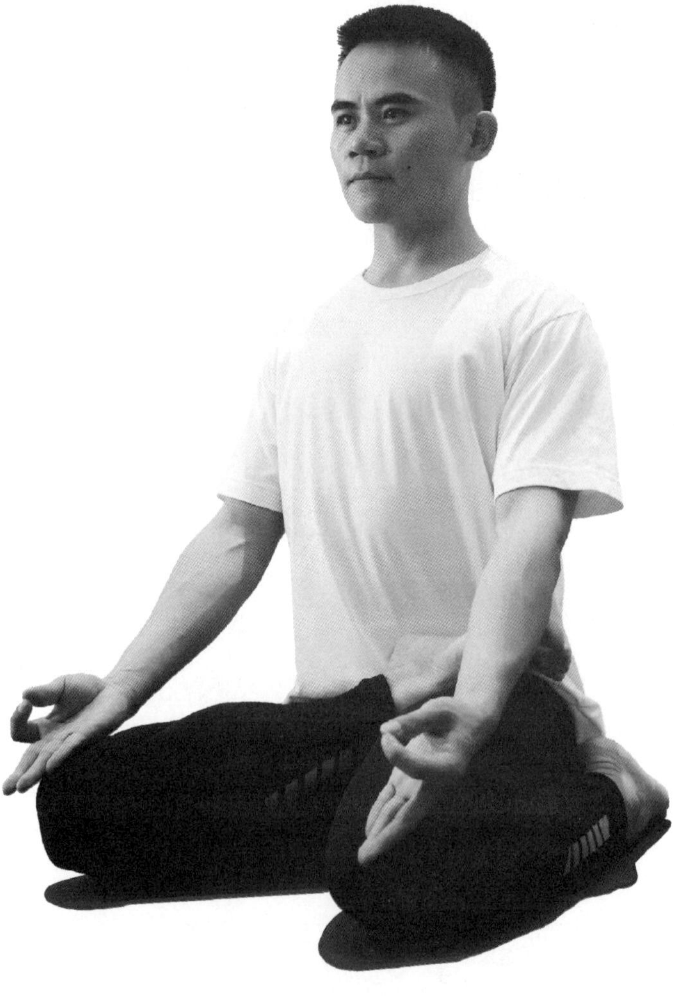

图 5-3　英雄坐

《哈他瑜伽之光》1.21 如下：

एकंपादंतथैकस्मिन्विन्यसेदुरुणिस्थिरम्|
इतरस्मिंस्तथाचोरुंवीरासनमितीरितम् || १.२१ ||

ekaṃpādaṃtathaikasminvinyaseduruṇisthiram|
itarasmiṃstathācoruṃvīrāsanamitīritam || 1.21 ||

将一只脚放在（相对）大腿上，另一只脚放在（同侧）大腿下，这被称为英雄坐。（1.21）

（一）**练习方法**

（1）准备体式：手杖式。

（2）弯曲左侧膝盖，髋关节向内收，腿部肌肉内旋，将左脚掌置于左大腿下方，脚背、脚趾下压地面。

（3）弯曲右侧膝盖，髋关节向外展，将右脚脚背置于左大腿上方，脚后跟靠近大腿根部。

（4）两侧坐骨均匀着地，双膝盖分开的距离略比髋宽。

（5）脊柱延伸，腰背立直，双膝贴地，双手置于腿面上，结智慧手印，目视正前方。

（6）体式稳定后，原路退出体式，再进行反侧练习。

（二）**练习要点**

（1）下方折叠腿的小腿、脚踝和脚趾均应贴地且指向身体正后方，整个脚背下压地面，踝关节完全跖屈。

（2）弯曲腿时，启动髂腰肌等髋屈肌群维持髋关节弯曲，髋关节主动外展，还可用手将腿部肌肉由内到外被动外旋，让腿从根部关节处进行外旋运动，坐骨均匀稳定地坐实地面。

（3）髂肌和腰大肌主动收缩，腰背由坐骨沿着脊椎延展向上，微收腹部使尾椎骨朝向地面，骨盆处于中立位。

（4）背伸肌群和腹横肌收缩维持躯干中立且稳定，使脊椎的延展更有空间，脊柱保持自然生理曲度。

（5）锁骨向左右两侧延长至肩膀，有意识地放松上斜方肌、菱形肌、中斜方肌和下斜方肌，有助于肩胛骨后缩。背阔和肩胛区域轻微收缩，带动大臂、肩膀主动向外旋转，沉肩放松，左右肩膀维持在同等高度，胸腔自然扩展。

（6）伸直手臂后微曲手肘，大臂自然靠近肋骨两侧，双手掌心向上，分别置于同侧的膝盖上方，结成智慧手印，感官收束，保持专注。

（7）颈椎伸肌群处于中立位，在微拉长的状态下收缩，使颈椎稳定保持自然曲线。

（8）进入体式和保持最终体式时自然呼吸。

（三）降低难度的练习

（1）下肢僵紧或下方脚踝伸展感强烈者，可在脚踝下方垫折叠整齐的瑜伽毯作为支撑辅具，辅具边缘与瑜伽垫边缘平行或重合，瑜伽毯外侧边缘置于脚踝正下方，上下重合。体式稳定后，原路退出体式，再进行反侧练习。

（2）膝盖不适者可在大小腿之间垫支撑辅具减轻膝盖压力。

准备体式：金刚坐。

吸气，跪立起身，上身直立，臀部抬离脚后跟，双腿分开与坐骨同宽。

呼气，双手掌在膝盖两侧支撑落地，弯曲手臂，手肘内收，头顶触地。

将折叠整齐的瑜伽毯从下方折叠腿的膝窝外，沿着小腿、脚踝的方向放置，尽量让膝窝不留空隙，同时在对侧臀部下方垫同等高度的支撑辅具。

再吸气，将身体回到跪立状态；呼气，将未放置瑜伽毯的一侧脚掌往前踩地与膝盖在同一条直线上。再吸气，脊柱延伸；呼气，身体重心后移，臀部向后坐。

弯曲右侧膝盖，髋关节向外展，将右脚脚背置于左大腿上方，脚后跟靠近大腿根部。

两侧坐骨均匀坐于支撑辅具上，双膝盖分开的距离略比髋宽。

脊柱延伸，腰背立直，双膝贴地，双手置于腿面上，结智慧手印，目视正前方。

体式稳定后，原路退出体式，再进行反侧练习。

（四）功效

（1）拉伸腿部韧带，强化足背肌群，改善扁平足。

（2）灵活脚踝、膝盖等下肢关节，缓解因痛风或风湿引起的膝部疼痛。

（3）促进肠胃蠕动，消除便秘，缓解胃部坠胀感。

（4）缓解紧张、焦虑和其他负面情绪，有助于平心静气。

（五）禁忌

髋关节、膝关节或踝关节有炎症或伤痛者不宜练习。

第四节　龟式

体式名称：龟式(कूर्मासन Kūrmāsana)

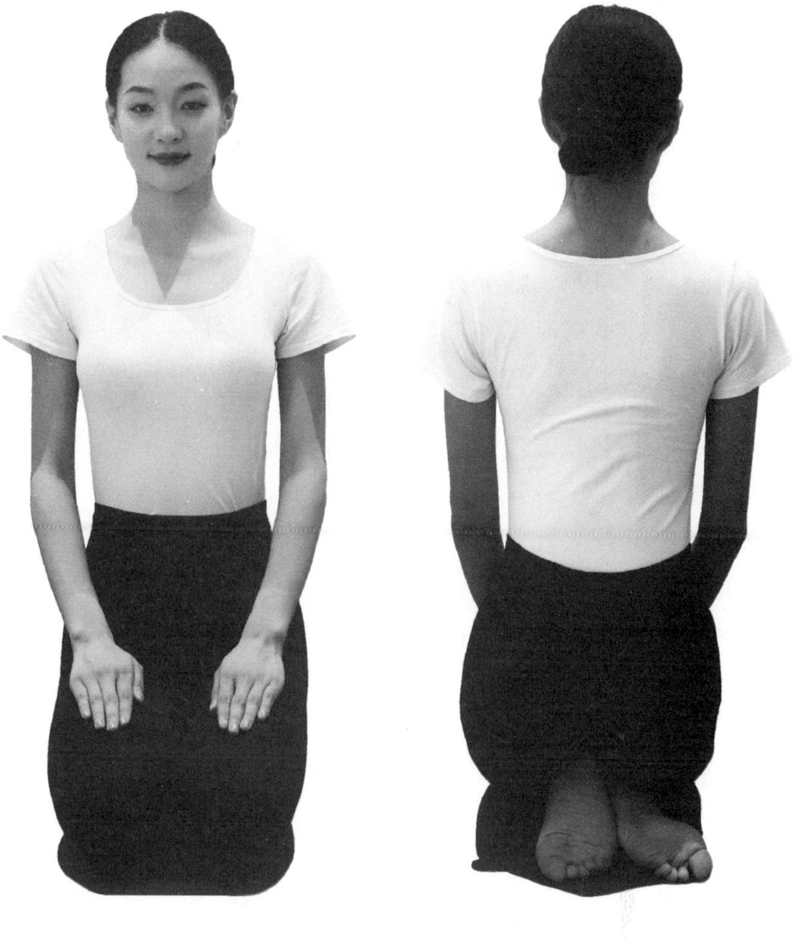

图 5-4　龟式

《哈他瑜伽之光》1.22 如下：

गुदंनिरुध्यगुतफाभ्यांवयुत्क्रमेणसमाहितः |
कूर्मासनंभवेदेतदितियोगविदोविदुः ||१.२२ ||

gudaṃnirudhyagutaphābhyāṃvayutkrameṇasamāhitaḥ |
kūrmāsanaṃbhavedetaditiyogavidoviduḥ ||1.22 ||

用力按压肛门，脚踝方向相反，端坐。根据瑜伽士的说法，这是龟式。(1.22)

（一）**练习方法**

(1) 准备体式：金刚坐。

(2) 吸气，跪立起身，上身直立，臀部抬离脚后跟。

(3) 呼气，将右小腿经过左小腿上方，右脚踝和左脚踝上下交叠，双膝尽量不分开。

(4) 再吸气，脊椎延伸向上；再呼气，臀部后坐于右脚后跟上，脚后跟抵住肛门，双手自然置于同侧大腿上方。

(5) 体式稳定后，原路退出体式，再进行反侧练习。

（二）**练习要点**

(1) 双脚脚踝上下交叠，双膝盖尽量靠近并指向前方。双脚向身体后方延伸，下方腿的小腿、脚踝、脚背贴地。

(2) 微收腹部，耻骨向肚脐的方向上提，尾骨内收，骨盆处于中立位。

(3) 躯干伸肌群和腹横肌收缩，脊椎伸展，使得躯干稳定处于中立位。腰背直立，脊椎沿着头顶方向延伸，保持自然生理曲度。

(4) 锁骨向左右两侧延长至肩膀，背阔和肩胛区域均等下沉，带动大臂主动向外旋转，沉肩放松，左右肩膀维持在相同高度，胸腔自然扩展。

(5) 弯曲手肘，大臂自然靠近肋骨两侧，双手掌心朝下置于同侧大腿上方，感官收束，保持专注。

(6) 视线凝视某一固定点，保持体式稳定。

（三）**降低难度的练习**

(1) 下肢僵紧或脚踝伸展感强烈者，可根据以下情况进行降低难度的练习。

情况一：下方接触地面的脚踝伸展感强烈者，可在脚踝下方垫折叠整齐的瑜伽毯作为支撑辅具，辅具边缘与瑜伽垫边缘平行或重合摆放，瑜伽毯外侧边缘置于脚踝正下方，上下重合。

情况二：双脚踝交叠处伸展强烈者，可在两脚踝之间垫瑜伽毯以减轻脚踝伸展程度。体式稳定后，原路退出体式，再进行反侧练习。

（2）后坐困难或腰背部紧张者，可垫瑜伽砖和折叠整齐的瑜伽毯作为支撑辅具，将折叠整齐的瑜伽毯垫于脚后跟之上，瑜伽毯的厚度以后坐之后身体稳定舒适为宜，再将瑜伽砖以适宜的高度置于身体两侧，手扶于同侧瑜伽砖上。体式稳定后，原路退出体式，再进行反侧练习。

（3）膝盖不适者，可在大小腿之间垫支撑辅具减轻膝盖压力。

准备体式：金刚坐。

吸气，跪立起身，上身直立，臀部抬离脚后跟。

呼气，双手掌在膝盖两侧支撑落地，弯曲手臂，手肘内收，将头顶触地。

将右小腿经过左小腿上方，右脚踝和左脚踝上下交叠，双膝尽量不分开。

再将折叠整齐的瑜伽毯垫于大小腿之间，尽量让膝窝不留空隙。

再吸气，将身体回到跪立状态；再吸气，脊柱向上延伸；呼气，身体重心后移，臀部向后坐。

弯曲手肘，大臂自然靠近肋骨两侧，双手掌心朝下置于同侧大腿上方。

体式稳定后，原路退出体式，再进行反侧练习。

（四）功效

（1）矫正脊柱和骨盆，促进性腺分泌，调节生殖系统和排泄系统。

（2）灵活脚踝、膝盖等下肢关节，促进下肢血液循环。

（3）刺激根轮，有助于唤醒昆达里尼能量。

（4）缓解紧张、焦虑和其他负面情绪，有助于平心静气。

（五）禁忌

（1）膝关节或踝关节有炎症伤或痛者不宜练习。

（2）患有坐骨神经痛者不宜练习。

第五节　公鸡式

体式名称：公鸡式（कुक्कुटासन Kukkuṭāsana）

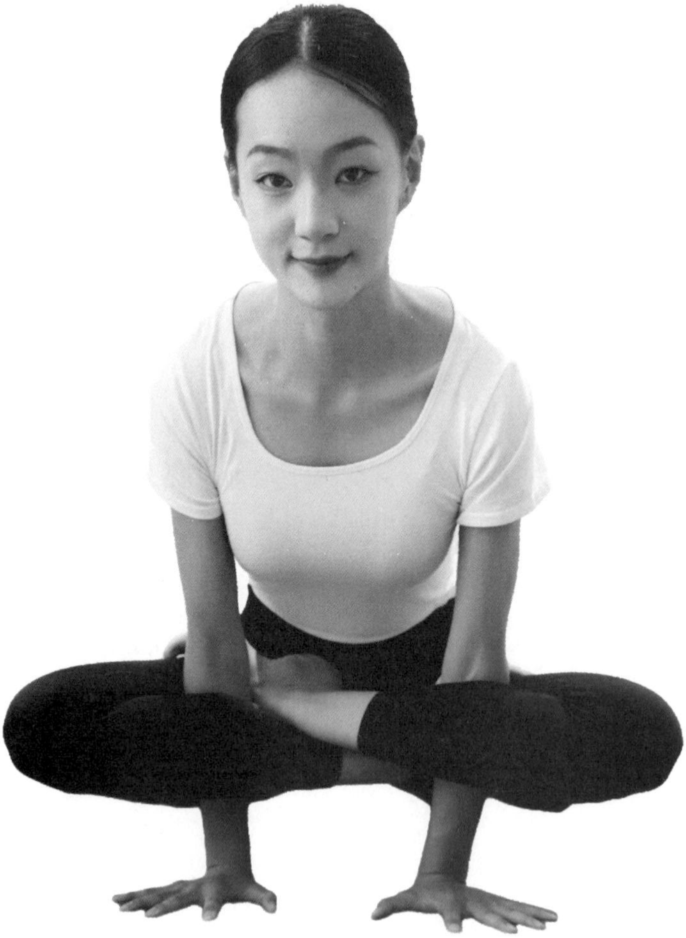

图 5-5　公鸡式

《哈他瑜伽之光》1.23 如下：

पद्मासनंतुसंस्थाप्यजानूर्वोरन्तरेकरौ |
निवेश्यभूमौसंस्थाप्यवयोमस्थंकुक्कुटासनम्|| १.२३||

padmāsanaṃtusaṃsthāpyajānūrvorantarekarau /
niveśyabhūmausaṃsthāpyavayomasthaṃkukkuṭāsanam // 1.23//

采用莲花坐，将双手插入大腿和小腿之间间隙，将双手放在地上（双手牢牢压住地面，将身体撑起），这是公鸡式。（1.23）

（一）练习方法

（1）准备体式：手杖式。

（2）弯曲右侧膝盖，髋关节向外展，将右脚脚背置于左大腿上方，脚后跟靠近大腿根部。

（3）弯曲左侧膝盖，髋关节向外展，将左脚脚背置于右大腿上方，脚后跟靠近大腿根部，完成莲花坐。

（4）将左右手依次穿过同侧大小腿中间的空隙处，身体由肘部支撑，双臂与肩同宽，手掌张开，掌心朝下撑地。

（5）保持双手十指张开，牢牢压地，吸气，延伸脊柱，双膝靠近胸腔，呼气，肘部支撑身体，将臀部抬离地面，眼睛凝视斜前方地面某一固定点。在体式稳定的情况下尽量持久，呼吸顺畅自然。

（6）体式稳定后，原路退出体式，再进行反侧练习。

（二）练习要点

（1）双手十指用力张开、张大，手指之间有伸展感，所有手指压实地面。注意控制压力不要集中到掌根上，虎口不要离开地面，将力量分散到手掌，大拇指指肚、指根，食指指肚、指根，小拇指指根要完全用力下压；中指指肚、指根，无名指指肚、指根和小拇指指肚要用力下压；掌心位置要上吸，身体保持稳定且轻盈。

（2）腹部肌肉收缩可以使双腿更好地抬离地面，耻骨内收上提，减少身体的晃动。

（3）保持最终体式时呼吸尽量深长饱满，退出体式时先吸气，再呼气。

（三）降低难度的练习

（1）双手无法同时穿过双腿间隙处者，可将一只手放于大小腿之间，另一只手在大腿外侧地面支撑。体式稳定后，原路退出体式，再进行反侧练习。

（2）双手能穿过双腿间隙处，但无法将臀部抬离地面者，可先将双手解出，放于臀部两侧支撑。根据身体情况，在双手掌下方垫适当高度的瑜伽砖，增高臀部抬离地面的高度。体式稳定后，原路退出体式，再进行反侧练习。

（四）功效

（1）强化双臂、肩膀以及腹部核心力量，提高身体平衡性和协调性。

（2）增强髋关节活动度，灵活脚踝、膝盖等下肢关节，促进下肢血液循环。

（3）刺激肾上腺，调节血压、新陈代谢和免疫系统。

（4）刺激根轮，有助于唤醒昆达里尼能量。

（5）改善睡眠，提高睡眠质量。

（6）缓解紧张、焦虑和其他负面情绪，有助于平心静气。

（五）禁忌

（1）手腕有伤痛或炎症者不宜练习。

（2）膝盖、脚踝、髋关节有伤痛者不宜练习。

（3）腰腹有炎症或伤痛者不宜练习。

（4）饱腹状态下不宜练习。

第六节 立龟式

体式名称：立龟式(उत्तानकूर्मासन Uttānakūrmāsana)

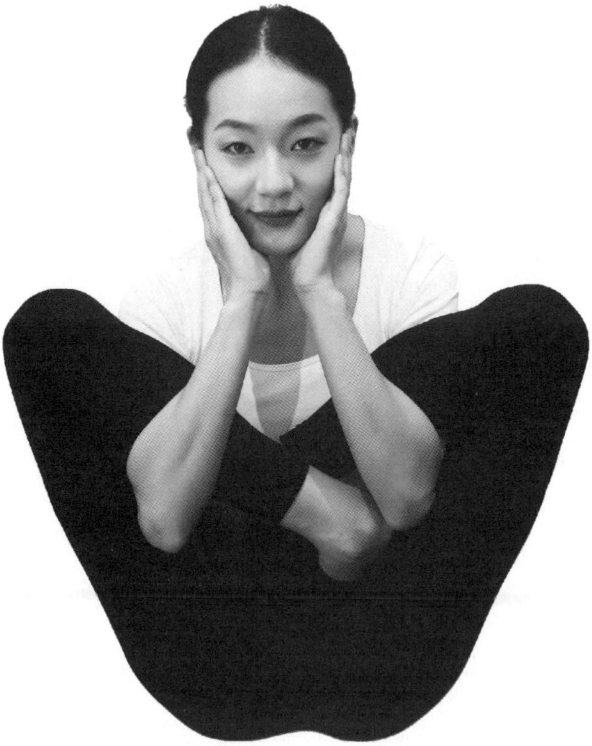

图 5-6　立龟式

《哈他瑜伽之光》1.24 如下：

कुक्कुटासन-बन्ध-स्थोदोर्भ्यांसम्बद्यकन्धराम् ।
भवेद्कूर्मवदुत्तानएतदुत्तान-कूर्मकम् ॥२४॥

kukkuṭāsana-bandha-sthodorbhyāṃsambadyakandharām /
bhavedkūrmavaduttānaetaduttāna-kūrmakam //1.24//

在公鸡式坐姿中，双手在肩膀处并拢，像乌龟一样向后平躺。这是立龟式。(1.24)

（一）**练习方法**

(1) 准备体式：手杖式。

(2) 弯曲右侧膝盖，髋关节向外展，将右脚脚背置于左大腿上方，脚后跟靠近大腿根部。

(3) 弯曲左侧膝盖，髋关节向外展，将左脚脚背置于右大腿上方，脚后跟靠近大腿根部，完成莲花坐。

(4) 将双手依次穿过同侧大小腿中间的空隙处，尽量越过手肘关节，双臂与肩同宽，手掌张开，掌心朝下撑地。

(5) 保持双手十指张开，牢牢压地，吸气，延伸脊柱，双膝靠近胸腔；呼气，收腹，重心转移至坐骨，将两侧坐骨压实地面，双手手掌渐渐抬离地面。

(6) 保持坐骨稳定支撑，将双手在肩膀处并拢，身体向后平躺，双手托住脸颊，保持体式持久稳定，呼吸顺畅自然。

(7) 体式稳定后，原路退出体式，再进行反侧练习。

（二）**练习要点**

(1) 手抬离地面转为坐骨支撑，启动盆底肌肉，控制两侧坐骨均匀着地作支撑以保持身体平衡。

(2) 收缩髋屈肌、腹部肌肉，使膝盖与腿更好地贴合腹部和胸腔前侧。

(3) 平躺后，将耻骨向内向上提，腹部完全向内收缩，背肌延伸，头颈挺拔。

(4) 锁骨向左右两侧延伸至肩膀，背阔和肩胛区域均等下沉，带动大臂主动向外旋转，肩膀放松，远离耳垂，左右肩膀保持在相同高度，胸腔自然扩展。

(5) 保持最终体式时呼吸顺畅自然。

（三）**降低难度的练习**

(1) 双手无法在肩膀处并拢者，可将双手在体前掌心相对，合掌即可。体式稳定后，原路退出体式，再进行反侧练习。

(2) 双手穿过双腿间隙处有限者，可以分两个阶段进行降低难度的练习。

阶段一：

准备体式：手杖式。

弯曲右侧膝盖，髋关节向外展，将右脚脚背置于左大腿上方，脚后跟靠近大腿根部。

弯曲左侧膝盖，髋关节向外展，将左脚脚背置于右大腿上方，脚后跟靠近大腿根部，完成莲花坐，将双手在大腿外侧十指张开，牢牢压地。

吸气，延伸脊柱，双膝靠近胸腔和面部；呼气，收腹，重心由坐骨转移至腰背，身体向后平躺，双手从外侧环抱大小腿，双手在体前十指交扣。

体式稳定后，原路退出体式，再进行反侧练习。

阶段二：

准备体式：手杖式。

弯曲右侧膝盖，髋关节向外展，将右脚脚背置于左大腿上方，脚后跟靠近大腿根部。

弯曲左侧膝盖，髋关节向外展，将左脚脚背置于右大腿上方，脚后跟靠近大腿根部，完成莲花坐。

再将一侧手臂穿过同侧大小腿之间，小臂于交叉的腿部下方平行于地面放置，另一只手十指张开，牢牢压地。

吸气，延伸脊柱，双膝靠近胸腔和面部；呼气，收腹，重心由坐骨转移至腰背，身体向后平躺。

支撑地面的一侧手臂从外侧环抱大小腿，双手在体前十指交扣。

体式稳定后，原路退出体式，再进行反侧练习。

（四）功效

（1）有助于打开背部、肩膀、大腿和臀部，提高注意力，缓解颈椎疲劳。

（2）调节呼吸和消化系统。

（3）刺激根轮，有助于唤醒昆达里尼能量。

（五）禁忌

（1）膝盖、脚踝、髋关节有伤痛者不宜练习。

（2）腰腹有炎症或伤痛者不宜练习。

（3）饱腹状态下不宜练习。

第七节 弓 式

体式名称：弓式（धनुरासन Dhanurāsana）

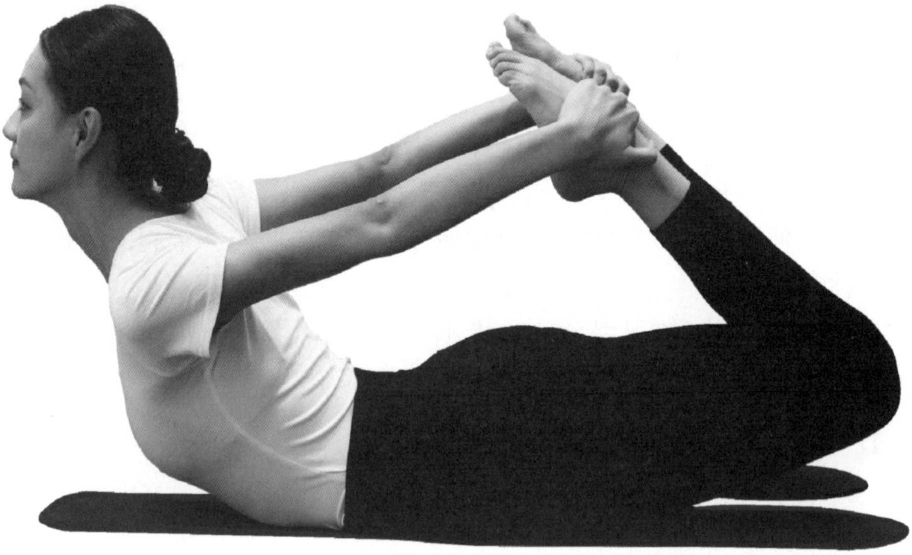

图 5-7 弓式

《哈他瑜伽之光》1.25 如下：

पादांगुष्ठौतुपाणिभ्यांगृहीत्वाश्रवणावधि।
धनुराकर्षणंकुर्याद्धनुरासनमुच्यते ॥१.२५॥

pādāṃguṣṭhautupāṇibhyāṃgṛhītvāśravaṇāvadhi |
dhanurākarṣaṇaṃkuryāddhanurāsanamucyate ||1.25 ||

用手握住脚趾，向上拉到耳朵处，就像弓一样。这是弓式。(1.25)

（一）练习方法

(1) 准备体式：俯卧。

(2) 双腿分开与坐骨同宽。

(3) 弯曲双膝，脚后跟靠近臀部，双手抓握同侧脚踝、脚掌或脚趾。

(4) 绕动双肩、大臂向外旋转，扩展胸腔，肩胛骨向身体中线收拢，肩下沉，颈部延伸。

(5) 吸气，将大小腿和上身耻骨以上部位的腹部、胸腔、头部都抬离地面，后背收缩；呼气，保持体式稳定，呼吸自然顺畅。

(6) 体式稳定后，原路退出体式，再进行重复练习。

（二）练习要点

(1) 双腿始终保持向内夹，大腿内侧启动发力，控制双膝分开与坐骨同宽，不要为了抬高双腿而将双膝过度分开，以避免腰椎压力增大。

(2) 脊椎呈弓形，颈椎自然延伸无挤压感，头部不宜过度后仰，肩膀和大臂充分外旋有助于胸腔充分扩展，上背部肌肉收缩，后腰背和臀部肌肉收缩发力，将骶骨向下卷向地面，增加腰骶部空间，促进脊柱延伸无挤压。

(3) 膝盖向后向上提，带动身体前侧充分伸展，后侧完全收缩，耳朵和脚趾彼此靠近。

(4) 进入体式时吸气，保持体式时自然呼吸，退出体式时呼气。

（三）降低难度的练习

根据身体情况，在阶段一、二可以选择是否使用伸展带，阶段三需要借助伸展带进行练习。

阶段一：同侧伸展练习。将伸展带固定在右脚踝上，稳固、安全、舒适地放置，同侧手抓握伸展带，抓握程度视身体素质情况而定。左侧的手臂、腿脚分别向两端伸展、贴地，左侧腋窝离地，始终保持骨盆处于中立位。右侧肩膀大臂外旋，回勾右脚掌，吸气，上背部肌肉启动伸展右胸廓，右侧肩膀、胸腔、大腿均抬离地面，右小腿向远向后带动肩膀伸展到极限。体式稳定后，原路退出体式，再进行反侧练习。

阶段二：对侧伸展练习。将伸展带固定在右脚踝上，稳固、安全、舒适地放置，对侧手抓握伸展带，抓握程度视身体素质情况而定，右侧的手臂、左侧的腿脚分别向两端伸展、贴地，右侧腋窝离地，始终保持骨盆处于中立位。左侧肩膀、大臂外旋，回勾右脚掌，吸气，上背部肌肉启动伸展左胸廓，左侧肩膀、胸腔、右大腿均抬离地面，右小腿向远向后带动肩膀伸展到极限。体式稳定后，原路退出体式，再进行反侧练习。

阶段三：同侧手脚对称抓握练习。将伸展带分别固定在左右脚踝上，稳固、安全、舒适地放置，弯曲双膝，脚后跟贴近臀部，同侧手抓握伸展带，抓握程度视身体素质情况而定。

阶段三有如下练习方法：

方法一：肩膀、大臂外旋，吸气，启动上背部肌肉，启动大腿前侧肌肉，胸腔、大腿均抬离地面；呼气，大腿内侧内收调整膝盖与髋同宽，骶骨卷向地面，释放腰骶部压力，保持骨盆处于中立位。再次吸气，膝盖向后向上提，带动身体前侧充分伸展；再次呼气，身体后侧完全收缩，耳朵和脚趾彼此靠近。体式稳定后，原路退出体式，稍作休息，再进行重复练习。

方法二：肩膀、大臂持续外旋，直至手臂伸展至头顶上方，腋窝打开，朝向斜前方的地面，手肘关节指向正前方，再屈手臂，抓握伸展带的双手指向脚后跟方向。吸气，扩展胸腔，大腿抬离地面；呼气，伸直手臂，大腿内侧内收，调整膝盖与髋同宽，骶骨卷向地面，释放腰骶部压力，保持骨盆处于中立位；再次吸气，膝盖向后向上提，带动身体前侧充分伸展；再次呼气，身体后侧完全收缩，耳朵和脚趾彼此靠近。体式稳定后，原路退出体式，稍作休息，再进行重复练习。

（四）功效

（1）打开胸腔，灵活双肩，柔韧脊柱，缓解肩颈和背部疲劳，改善腰肌劳损。

（2）按摩腹部内脏器官，改善脾胃和消化不良，消除腹部赘肉。

（3）促进腺体分泌，刺激胰脏分泌胰岛素，刺激肾脏分泌肾上腺素等。

（4）促进骨盆血液循环，缓解经期疼痛。

（五）禁忌

（1）肩袖有伤痛者不宜练习。

（2）腹部有炎症或伤痛者不宜练习。

（3）患有严重腰椎间盘疾病者不宜练习。

（4）饱腹状态下不宜练习。

第八节　脊柱扭转式

体式名称：脊柱扭转式(मत्स्येन्द्रासन Matsyendrāsana)

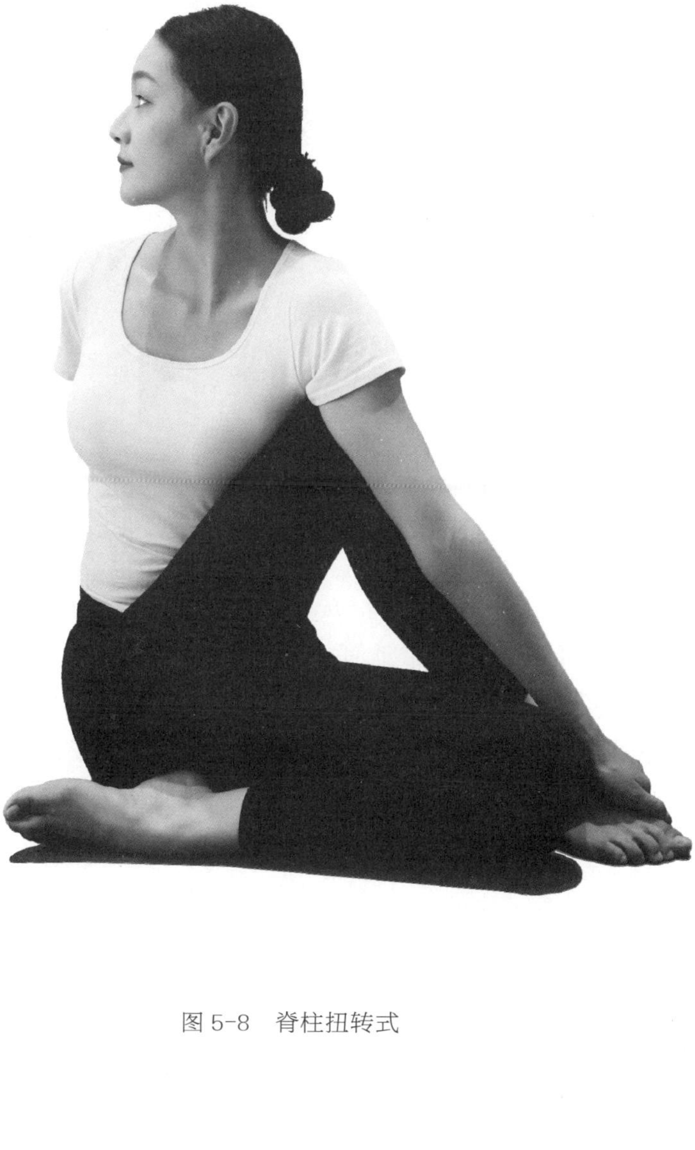

图 5-8　脊柱扭转式

《哈他瑜伽之光》1.26-1.27 如下：

वामोरुमूलार्पितदक्षपादंजानोर्बहिर्वेष्टितवामपादम् ।
प्रगृह्यतिष्ठेत्परिवर्तितांगःश्रीमत्स्यनाथोदितमासनंस्यात् ॥ १.२६ ॥
मत्स्येन्द्रपीठंजठरप्रदीप्तिंप्रचंडरुग्मंडलखंडनास्त्रम् |
अभ्यासतःकुंडलिनीप्रबोधंचन्द्रस्थिरत्वं चददातिपुंसाम् || १.२७||

vāmorumūlārpitadakṣapādaṃjānorbahirveṣṭitavāmapādam /
pragṛhyatiṣhṭhetparivartitāṃgaḥśrīmatysanāthoditamāsanaṃsyāt // 1.26 //
matsyendrapīṭhaṃjaṭharapradīptiṃpracaṃḍarugmaṃḍalakhaṃḍanāstram /
abhyāsataḥkuṃḍalinīprabodhaṃcandrasthiratvaṃcadadātipuṃsām // 1.27 //

将右脚放在左腿底部，左脚放在右膝盖侧面。用右手握住左脚，将左臂放在腰后，保持身体转动。这个体式是由瑜伽士室利·玛特斯言德拉（श्रीमत्स्यनाथ Śrīmatsysanātha）所描述的。(1.26)

练习脊柱扭转式，消化火将增加到不可思议的程度，它是消除疾病的方法，从而唤醒蛇①的力量，阻止甘露②从月亮流出。(1. 27)

（一）**练习方法**

(1) 准备体式：手杖式。

(2) 弯曲右侧膝盖，将右脚掌踩于左侧膝盖旁的地面，膝盖、脚踝、脚尖指向同一方向。

(3) 弯曲左侧膝盖，将左脚脚背外侧沿贴地，脚掌置于右侧臀部旁的地面，脚后跟贴近臀部，两侧坐骨均匀着地。

(4) 吸气，左手臂经体侧带动脊柱和侧腰伸展高举过头，掌心向内；呼气，依次扭转下腰背部、脊柱、胸腔，将左大臂抵住右膝盖外侧。

(5) 再次吸气，腰背和脊柱充分延伸，呼气，将左肩膀、大臂向内旋转，手掌抓握右脚脚踝或脚掌。

(6) 再次吸气，右手臂经体侧带动脊椎和侧腰伸展向上；再次呼气，右手

---

① 蛇指昆达里尼（कुंडलिनी Kuṃḍalinī）。

② 甘露指宾杜（बिंदु Bindu），即体液。如果修行者能阻止体液流入脐轮区域（मणिपूर Maṇipūra），就可以增加活力，延长寿命。

臂带动右肩、胸腔扩展，将右手掌置于臀部正后方，眼睛目视右肩延伸方向。

（7）保持最终体式过程中，吸气，脊椎延伸向上，呼气，加深扭转幅度。

（8）体式稳定后，原路退出体式，再进行反侧练习。

（二）练习要点

（1）两侧坐骨均着地，下方腿外旋并内收，膝关节弯曲，膝盖、脚踝、脚尖向同一方向延伸；股内侧肌得到一定伸展，同侧臀中肌和臀小肌被动伸展，腹外斜肌在扭转过程中收缩。上方腿弯曲并内收，同侧臀大肌、臀中肌、股外侧肌、梨状肌和阔筋膜张肌等肌肉被动拉长，髂胫束、股直肌在拉长状态下保持收缩。

（2）骨盆随上半身微幅旋转，脊椎保持向上伸展的同时水平旋转，更深度的扭转需启动核心肌群控制。上方腿一侧的腹外斜肌伸展，腹内斜肌收缩，下方腿一侧恰好相反；两侧的脊椎伸肌群，如腰方肌、竖脊肌及其深层多裂肌在拉长状态下保持收缩，以帮助扭转深入和维持体式稳定。

（3）双肩等高，从侧面看在同一个平面上。后方支撑地面的手臂外旋，肱二头肌、肱三头肌等肌群都在拉长的状态下收缩；抓握脚踝或脚掌的一侧手臂内旋，下斜方肌、菱形肌、背阔肌等肌肉收缩，肱三头肌在拉长的状态下收缩。

（4）头部旋转时，视线同侧的胸锁乳突肌、多裂肌等肌肉在拉长的状态下收缩，对侧这些肌肉则处于伸展状态。

（5）脊椎伸展时吸气，体位扭转时呼气。

（三）降低难度的练习

（1）手无法抓握脚掌或脚踝者，可将左手大臂抵住右大腿外侧，腰背立直延伸，左手五指张开，掌心朝向面部正前方，或左手掌心贴放于右大腿外侧，右手在臀部后方地面支撑。吸气，延展脊柱，呼气，加深扭转幅度。体式稳定后，原路退出体式，再进行反侧练习。

（2）下肢僵紧者，可使用以下方法进行降低难度的练习。

准备体式：手杖式。

弯曲右腿膝盖，将弯曲的右脚掌踩于左腿内侧的地面，距离左腿约一掌距离，脚跟距离坐骨约一拳头距离，左腿保持伸直，脚尖回勾。

吸气，左手臂经体侧带动脊柱和侧腰伸展高举过头，掌心向内。呼气时，依次扭转下腰背部、脊柱、胸腔，将左大臂抵住右膝盖外侧，掌心朝向面部正前方，或左手掌心贴放于右大腿外侧。

再次吸气，将右手臂经体侧带动脊椎和侧腰伸展；再次呼气，右手臂带动右肩、胸腔扩展，将右手掌置于臀部正后方，眼睛目视右肩延伸方向。

保持最终体式过程中，吸气，脊椎延伸向上，呼气，加深扭转幅度。

体式稳定后，原路退出体式，再进行反侧练习。

（四）功效

（1）刺激脊柱神经，滋养脊柱，强健背部肌肉，灵活髋关节。

（2）促进全身血液循环，有效排出淋巴系统毒素，增强身体抵抗力。

（3）有助于改善肾上腺分泌，调节内分泌和新陈代谢，有益于肾脏。

（4）打开胸腔，按摩腹部内脏器官，消除肠胃胀气，减少腰腹多余脂肪。

（五）禁忌

（1）腹部有炎症或伤痛者不宜练习。

（2）患有椎间盘突出或脊椎骨质疏松症者不宜深入扭转。

（3）饱腹状态下不宜练习。

第九节　背部伸展式

体式名称：背部伸展式（पश्चिमोत्तानासन Paśćimottānāsana）

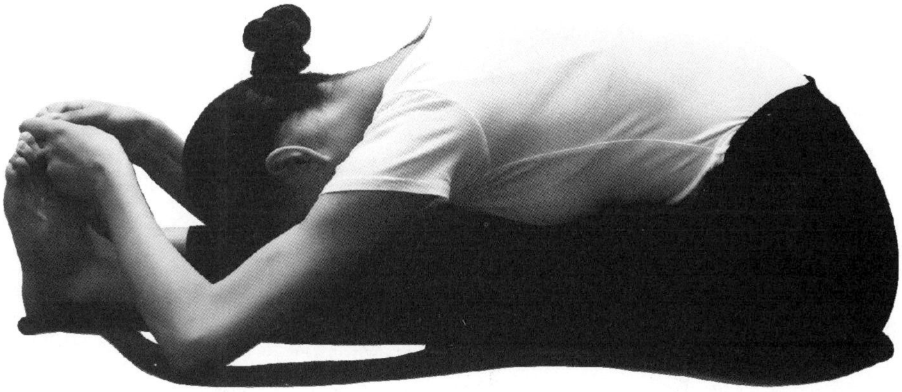

图 5-9　背部伸展式

《哈他瑜伽之光》1.28-1.29 如下：

प्रसार्यपादौभुविदंडरूपौदोर्भ्यांपदाग्रद्वितयंगृहीत्वा ।
जानूपरिन्यस्तललाटदेशोवसेदिदं पश्चिमतानमाहुः ॥१.२८॥
इतिपश्चिमतानमासनाग्र्यंपवनंपश्चिमवाहिनंकरोति।
उदयंजठरानलस्यकुर्यादुदरेकार्श्यमरोगतां च पुंसाम् ॥१.२९॥

prasāryapādaubhuvidaṃḍarūpaudorbhyāṃpadāgradvitayaṃgṛhītvā /
jānūparinyastalalāṭadeśovasedidaṃpaścimatānamāhuḥ//1. 28//
itipaścimatānamāsanāgryaṃpavanaṃpaścimavāhinaṃkaroti/
udayaṃjaṭharānalasyakuryādudarekārśyamarogatāṃ ca puṃsām//1. 29//

伸直腿(前)放在地上，像棍子一样；身体向前弯曲，双手抓住脚趾，将前额放在膝盖上，这种体式被称为背部伸展式。(1.28)

背部伸展式在体式中是最根本的，通过这个体式，气流通过中脉上升，消化火增加，腹部变得平坦，练习者变得没有疾病。(1.29)

（一）**练习方法**

(1) 准备体式：手杖式。

(2) 吸气，双手臂经身体两侧举过头顶，掌心相对，侧腰和脊背延伸。

(3) 呼气，以髋部为折叠前屈，腹、胸、额依次贴近腿面，双手从外侧抓握双脚大脚趾，手肘触地。

(4) 在身体允许的情况下，可进一步将双手十指交扣置于脚掌前方或一侧手掌抓握对侧手腕。

(5) 体式稳定后，原路退出体式，再进行重复练习。

（二）**练习要点**

(1) 双腿应彼此靠拢，大腿肌肉向内旋转，小腿肌肉向外旋转以调整双腿伸直并拢，脚掌回勾的同时，足弓内侧应更多地向前向远伸展，一方面使平常极少锻炼到的部位得以有效伸展，另一方面可加强体式的稳定性。

(2) 在背部伸展式中，膝窝要充分伸展、打开，下沉贴地，让膝盖下方与地面的空隙愈加狭小，但膝窝的打开不是一味地下压，而是靠将大腿前侧肌肉收缩，尤其股四头肌的收缩带动膝盖髌骨上提，更有助于膝窝和小腿的伸展深入，安全且有效。

(3) 大腿后侧腘绳肌在背部伸展式中持续进行伸展，体式的完成质量和深入程度与肌肉做功密不可分。该体式在进入过程中，臀部肌肉离心收缩应随着前屈伸展的幅度而加强，在最终状态下，肌肉离心收缩达到最大限度。

(4) 股四头肌的上提保证腿部稳定性，加以臀肌离心收缩为骨盆的稳定建立条件，两侧坐骨均匀着地。

(5) 脊背延伸从腰骶部开始，随着吸气，整个后背、侧腰均等延伸，呼气时控制手臂、双肩、后背保持在一条直线上，腹部、胸腔、额头依次贴近腿前侧。最终体式后背平展，充分伸展。

(6) 手臂上举时吸气，前屈折叠时呼气；延伸时吸气，深入前屈时呼气。

（三）降低难度的练习

（1）脊背延展程度有限者。

方法一：弯曲双膝，将伸展带套于脚掌下方，伸展带靠近脚后跟，双手分别抓握伸展带，保持后背平展，双脚内侧向前用力蹬伸展带向远。在保证后背始终平展的情况下，不断缩短伸展带长度，持续深入前屈，直至不用伸展带，双手抓握脚掌的同时保证腰背延伸。

方法二：弯曲双膝，将脚后跟着地支撑，大腿面贴近腹部和胸腔，双手分别抓握同侧脚掌，两侧坐骨稳定着地，臀肌舒展。吸气，从腰骶部位延伸脊背，扩展胸腔，充分伸展后背；呼气，使腹部、胸腔更贴合腿面，注意力集中在脊背的延展上。随着练习的深入，再逐渐将脚后跟远离臀部，使腿部后侧伸展逐渐深入。

方法三：将一条伸展带两端固定于脚掌靠近前脚掌处与腰骶部，以获得下腰背延伸，释放腰骶部的紧张感；另一条伸展带两端固定于脚掌靠近脚后跟处与肩胛骨下缘，以获得上背部的伸展感和胸廓延伸感；两条伸展带同时进行练习，持续加强整个后腰背的延伸感，练习过程中伸展带须牢牢固定并绷直，再根据身体情况调整伸展带的松紧度，逐渐加深练习。

（2）腿部后侧伸展感强烈者。

方法一：将瑜伽砖或折叠整齐的瑜伽毯作为支撑辅具，沿着瑜伽垫边缘整齐摆放，双腿伸直，把膝窝落在支撑辅具上，将膝窝的伸展难度降低，前屈过程中，通过回勾脚掌伸展小腿肌肉，臀肌离心收缩伸展腘绳肌。

方法二：先完成单腿背部伸展式。山式坐立，弯曲右侧膝盖，脚掌抵住大腿内侧，靠近根部，左腿伸直。吸气，双手臂经身体两侧上举过头，掌心相对，侧腰和脊背延伸。呼气，以髋部为折叠前屈，腹、胸、额依次贴近腿面完成一侧单腿前屈伸展。体式稳定后，原路退出体式，再进行反侧练习。

（3）屈髋能力弱者。

屈髋能力弱的人群要重点伸展髂腰肌，可以通过练习拜日式中的“骑马式”达到对髂腰肌的锻炼。单侧练习时长 10 分钟左右。

阶段一：金刚坐准备，跪立，将右腿往前迈一大步，弯曲右膝，右腿的小腿垂直地面，双手在右脚掌两侧支撑地面，右脚和左手的距离与肩同宽，腹部、胸腔位于右大腿内侧；后方左腿膝盖轻触地，脚趾回勾蹬地向远，左大腿前侧肌肉启动；调整骨盆中正，将右侧股骨沿坐骨往后拉，右侧腹股沟完全收缩，右股骨转子陷入髋关节窝，同时左侧坐骨往前，左侧腹股沟伸展，骨盆处于中立位；随着吸气，脊背延伸，呼气，左脚蹬地不变，髋关节整体沉向地面，髂腰肌充分伸展。体式稳定后，原路退出体式，再进行反侧练习。

阶段二：在阶段一的基础上加大强度，将后方腿变为脚背、脚趾平铺于地面，膝盖尽量不触地，随呼气沉髋，髋伸程度加强。体式稳定后，原路退出体式，再进行反侧练习。

阶段三：在阶段二的基础上加大强度，继续保持后方脚背、脚趾平铺压地，膝盖尽量不触地。保证骨盆处于中立位，在体式稳定的前提下，双手离地，上下交叠置于前方膝关节或大腿面上，或将双手扶住两侧腰；吸气，保持脊椎向上延伸，且保持正常生理曲度，肩胛带动双肩放松、下沉，胸腔扩展；呼气，缓慢、稳定地下沉髋关节，伴随着一次次呼吸，逐渐深入体式。体式稳定后，原路退出体式，再进行反侧练习。

（四）功效

（1）缓解肩背部僵硬紧张，改善脊椎活动度和灵活性，灵活髋关节。

（2）刺激肝、肾、子宫和卵巢等腹部器官，增加消化火，促进肠道蠕动，缓解便秘和痛经疼痛，减少腹部脂肪。

（3）降低血压，刺激鼻窦，减少鼻腔充血。

（4）刺激根轮，有助于唤醒昆达里尼能量。

（5）缓解紧张、焦虑和其他负面情绪，有助于平心静气。

（五）禁忌

（1）患有腰椎间盘突出者不宜练习。

（2）患有坐骨神经痛者不宜练习。

（3）患有疝气者不宜练习。

（4）腹部有炎症或伤痛者不宜练习。

第十节　孔雀式

体式名称：孔雀式（मायूरासन Māyūrāsana）

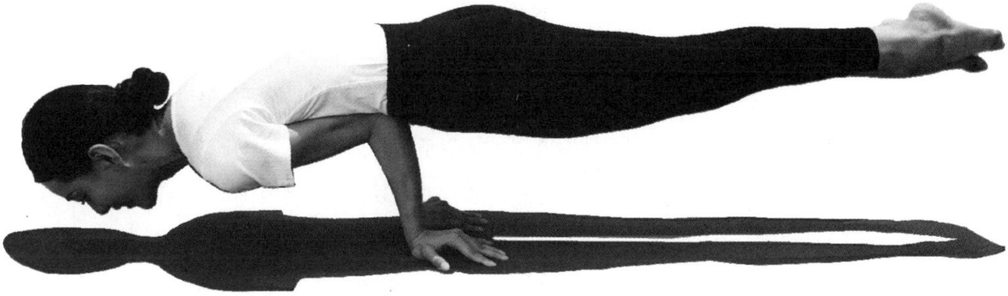

图 5-10　孔雀式

《哈他瑜伽之光》1.30-1.31 如下：

धरामवष्टभ्यकरद्वयेनतत्कूर्परस्थापितनाभिपार्श्वः।
उच्चासनोदंडवदुत्थितःखेमायूरमेतत्प्रवदन्ति पीठम् ॥१.३० ॥
हरतिसकलरोगानाशुगुल्मोदरादीनभिभवति च दोषानासनंश्रीमयूरम्।
बहुकदशनभूक्तंभस्मकुर्यादशेषंजनयतिजठराग्निं जारयेत्कालकूटम् ॥१.३१ ॥

dharāmavaṣṭabhyakaradvayenatatkūrparasthāpitanābhipārśvaḥ/
uccāsanodaṃḍavadutthitaḥkhemāyūrametatpravadantipīṭham//1. 30//
haratisakalarogānāśugulmodarādīnabhibhavati ca
doṣānāsanaṃśrīmayūram/
bahu kadaśanabhūktaṃbhasmakuryādaśeṣaṃjanayatijaṭharāgniṃ
jārayetkālakūṭam//1.31//

俯卧，双手放在地上（身体下方），手肘放在肚脐两侧。抬高身体，像一根棍子一样保持。这被称为孔雀式。（1.30）

孔雀式能快速缓解所有疾病，如胃腺肿大、水肿等疾病。它能调节身体能量[①]（दोष Doṣa）的不平衡。它能将所有不消化的食物化为灰烬，点燃胃火，并能摧毁卡拉库塔[②]（कालकूट Kālakūṭa）。（1.31）

（一）**练习方法**

（1）准备体式：金刚坐。

（2）跪立起身，上身直立，双膝分开略比髋宽，双脚并拢，回勾蹬地。

（3）俯身向前向下，弯曲双手手臂，将肘关节彼此靠近，抵住肚脐两边的肌肉，手指指向脚的方向。

（4）依次伸直双腿向后，直到头、后背和双腿呈一条直线。

（5）身体重心前移至手掌，吸气，胸腔扩展，自然仰头，全身肌肉收缩，将双脚抬离地面，绷直脚背，头部、颈部、肩部、背部和腿部在一条线上保持平衡。

（6）体式稳定后，原路退出体式，再进行重复练习。

（二）**练习要点**

（1）腕关节背屈，双手十指用力张开、张大，手指之间有伸展感，所有手指压实地面。注意控制压力不要集中到掌根上，虎口不要离开地面，将力量分散到手掌，大拇指指肚、指根，食指指肚、指根，小拇指指根要完全用力下压；中指指肚、指根，无名指指肚、指根和小拇指指肚要用力下压；掌心位置要像磁盘般上吸，使身体稳定且轻盈。

（2）肱二头肌与肱肌收缩使肘关节弯曲、稳定，肘关节的稳定还需肱三头肌持续伸展；旋后肌使前臂旋后；前锯肌、胸大肌、胸小肌等肌肉收缩使肩胛外展；回旋肌与三角肌收缩稳定并保护肩关节。

（3）头后直肌、头上斜肌收缩协助颈椎伸展向前；腰大肌收缩使得肘关节顺利抵住腹部；脊柱伸肌收缩使得腰椎伸展。

---

① 身体能量由五大元素（空、风、火、水、土）组成，分为三种类型：①瓦塔（वात Vāta）由空元素和风元素组成；②皮塔（पित्त Pitta）由火元素和水元素组成；③卡法（कफ Kapha）由水元素和土元素组成。

② 卡拉库塔是一种致命的毒药。相传，天神和阿修罗为了争夺甘露，从乳海中创造了卡拉库塔，结果两败俱伤。

（4）腘绳肌、臀大肌收缩，伸展并内收髋关节；股肌群伸展使膝关节伸展；脚背向脚趾方向延伸向远。

（5）调整身体重心，利用杠杆原理使身体保持稳定平衡。

（6）进入体式时吸气，退出体式时呼气，保持最终体式时自然呼吸。

（三）降低难度的练习

双脚无法抬离地面保持平衡者，可以分两个阶段进行降低难度的练习。

阶段一：进入体式后，腿不抬离地面，保持双脚脚趾蹬地的状态。在此状态下，进一步伸展颈椎、腰椎，肘关节始终内夹支撑于腹部下方，启动腘绳肌、臀大肌收缩，伸展并内收髋关节。体式稳定后，原路退出体式，再进行重复练习。

阶段二：在阶段一的基础上，单腿交替抬离地面。体式稳定后，原路退出体式，再进行重复练习。在身体允许的情况下，可以尝试将双腿同时抬离地面。

（四）功效

（1）增强前臂、手腕和肘部的力量。

（2）促进新陈代谢，改善消化功能，治疗胃部和脾脏疾病，促进体内毒素的排出。

（3）按摩消化器官，刺激肠胃蠕动，可用于治疗腹胀、便秘、糖尿病和肝肾阻滞。

（五）禁忌

（1）手腕或手肘有炎症或伤痛者不宜练习。

（2）腹部有炎症或伤痛者不宜练习。

第十一节　摊尸式

体式名称：摊尸式（शवासन Śavāsana）

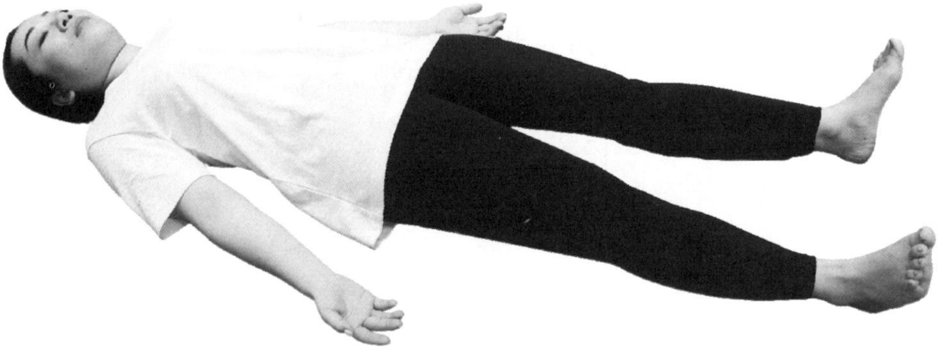

图 5-11　摊尸式

《哈他瑜伽之光》1.32 如下：

उत्तानंशववद्भूमौशयनंतच्छवासनम् ।
शवासनंश्रान्तिहरं चित्तविश्रान्तिकारकम् ॥१.३२ ॥

uttānaṃśavavadbhūmauśayanaṃtacchavāsanam/
śavāsanaṃśrāntiharaṃcittaviśrāntikārakam//1.32//

脸朝上平躺在地上，像尸体一样，这是摊尸式。它可以消除疲劳，使意识（和身体）得到放松。（1.32）

（一）练习方法

（1）准备体式：仰卧。

（2）双腿分开与坐骨同宽，双脚自然分开，垂向地面。

（3）双臂分开，与身体约呈45°夹角，掌心朝上，手指自然弯曲。

（4）微收下颌，后脑勺着地，轻闭双眼。

（5）体式稳定后，在语言的引导下，自上而下依次放松身体各个部位。

（二）练习要点

（1）双脚分开与坐骨同宽，脚跟外侧支撑着地，双脚脚趾自然放置。

（2）双腿完全放松，从大腿根部开始外旋，腿内侧朝上，腿后侧不要刻意下压地面。

（3）通过微收腹部，上提耻骨至肚脐方向，肚脐沉向地面，进而带动尾骨卷向耻骨方向，远离腰椎，使骨盆保持中立位，下腰背部完全贴实地面。

（4）双臂分开，从肩关节处开始做手臂外旋运动，掌心顺势朝上，腋下舒张，直至双臂离躯干的位置大约呈45°夹角，肩胛下沉带动双肩放松，远离双耳。

（5）微收下颌，面部平行于地面，颈椎延伸，胸廓自然打开，舒展肋骨。

（6）身体后侧的尾骨、脊柱和头颅底部完全处于身体中线上，两侧臀部、竖脊肌、肩膀均等下压地面；身体前侧的眉心、鼻梁、下巴、胸骨、肚脐和耻骨中央区域处于一条直线上。

（7）呼吸均匀顺畅，轻闭双眼，意识专注，深度放松。

（三）降低难度的练习

（1）腰背部下方始终留有空间或感到紧张者，可用以下方法进行降低难度的练习。

方法一：可利用折叠整齐的瑜伽毯或瑜伽抱枕作为支撑辅具，辅具与瑜伽垫长边缘垂直放置，膝窝置于支撑辅具上，微收腹部，耻骨上提至肚脐方向，带动尾骨卷向耻骨方向，远离腰椎，腰骶部的紧张感便可得以释放。

方法二：仰卧后弯曲双膝膝关节，脚掌踩地，双脚分开与坐骨同宽，脚跟靠近臀部两侧，这时再结合骨盆卷动，微收腹部，耻骨上提至肚脐方向，带动尾骨卷向耻骨方向，远离腰椎，下腰背部便会更贴实地面。

（2）肩颈紧张者，为了维持颈椎C形的生理结构，可将折叠整齐的瑜伽毯垫于颈椎下方，高度刚好支撑后脑勺、颈后侧和肩后侧，保持脊柱自然生理曲度，放松全身。

（四）功效

（1）深度放松身体，消除肌肉紧张感，缓解身体酸痛。

（2）消除疲劳，缓解压力，加强意识对身体的觉知。

（3）促进睡眠，改善睡眠质量。

第十二节　至善坐

体式名称：至善坐(सिद्धासन Siddhāsana)

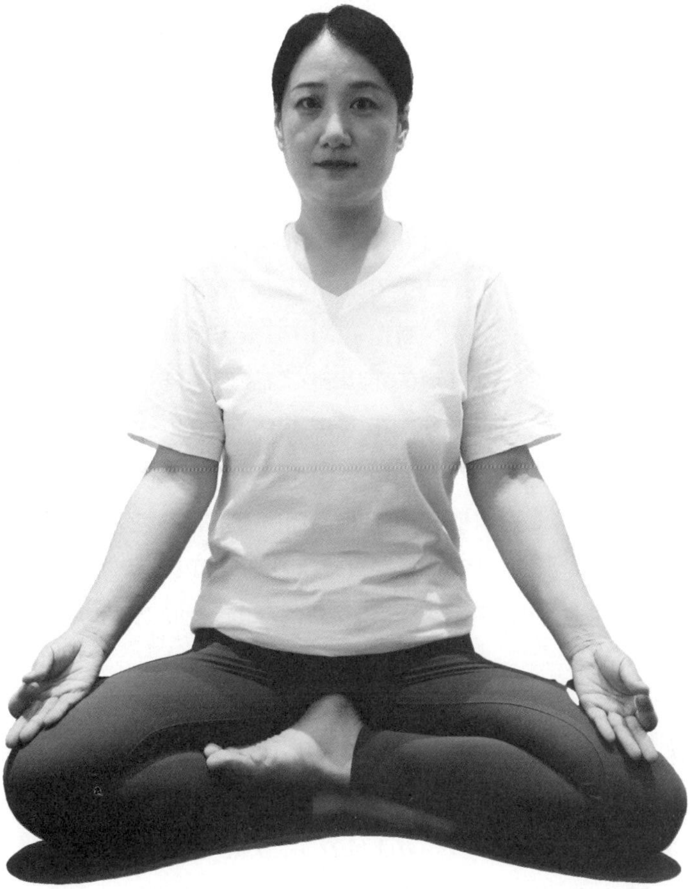

图 5-12　至善坐

《哈他瑜伽之光》1.33–1.43 如下：

चतुरशीत्यासनानिशिवेनकथितानि च ।
तेभ्यश्चतुष्कमादायसारभूतंब्रवीम्यहम् ॥१.३३ ॥
सिद्धंपद्मंतथासिंहंभद्रंवेतिचतुष्टयम् ।
श्रेष्ठंतत्रापि च सुखेतिष्ठेत्सिद्धासनेसदा ॥१.३४ ॥
योनिस्थानकमङ्घ्रिमूलघटितंकृत्वादृढंविन्यसेत्मेण्ढ्रेपादमथैकमेवहृदयेकृत्वाहनुंसुस्थिरम् ।
स्थानुःसंयमितेन्द्रियोऽचलदृशापश्येद्भ्रुवोरन्तरंह्येतन्मोक्षकपाटभेदजनकंसिद्धासनंप्रोच्यते ॥१.३५ ॥
मेण्ढ्रादुपरिविन्यस्यसव्यंगुल्फंतथोपरि ।
गुल्फान्तरं च निक्षिप्यसिद्धासनमिदंभवेत् ॥१.३६ ॥
एतत्सिद्धासनंप्राहुरन्येवज्रासनंविदुः ।
मुक्तासनंवदंत्येकेप्राहुर्गुप्तासनंपरे ॥१.३७ ॥
यमेष्विवमिताहारमहिंसांनियमेष्विव ।
मुख्यंसर्वासनेष्वेकंसिद्धाःसिद्धासनंविदुः ॥१.३८ ॥
चतुरशीतिपीठेषुसिद्धमेवसदाभ्यसेत् ।
द्वासप्ततिसहस्राणांनाडीनांमलशोधनम् ॥१.३९ ॥
आत्मध्यायीमिताहारीयावद्द्वादशवत्सरम् ।
सदासिद्धासनाभ्यासाद्योगीनिष्पत्तिमाप्नुयात् ॥१.४० ॥
किमन्यैर्बहुभिःपीठैःसिद्धेसिद्धासनेसति ।
प्राणानिलेसावधानेबद्धेकेवलकुम्भके ।
उत्पद्यतेनिरायासात्स्वयमेवोन्मनीकला ॥१.४१ ॥
तथैकस्मिन्नेवदृढेसिद्धेसिद्धासनेसति ।
बन्धत्रयमनायासात्स्वयमेवोपजायते ॥१.४२ ॥
नासनंसिद्धसदृशं न कुम्भःकेवलोपमः ।
न खेचरीसमामुद्रा न नादसदृशोलयः ॥१.४३ ॥

Caturaśītyāsanāniśivenakathitāni ca/
Tebhyaścatuṣkamādāyasārabhūtaṁbravīmyaham//1.33//
Siddhaṁpadmaṁtathāsiṁhaṁbhadraṁveticatuṣṭayam/
Śreṣṭhaṁtatrāpi ca sukhetiṣṭhetsiddhāsanesadā//1.34//
yonisthānakamaṅghrimūlaghaṭitaṃkṛtvādṛḍhaṃvinyasetmeṇḍhrepāda
mathaikamevahṛdayekṛtvāhanuṃsusthiram/
sthānuḥsaṃyamitendriyo'caladṛśāpaśyedbhruvorantaraṃhyetanmokṣak
apāṭabhedajanakaṃsiddhāsanaṃprocyate//1.35//

meṇḍhrāduparivinyasyasavyaṃgulphaṃtathopari/
gulphāntaraṃ ca nikṣipyasiddhāsanamidaṃbhavet// 1.36//
etatsiddhāsanaṃprāhuranyevajrāsanaṃviduḥ/
muktāsanaṃvadaṃtyekeprāhurguptāsanaṃ pare// 1.37//
yameṣvivamitāhāramahiṃsāṃniyameṣviva/
mukhyaṃsarvāsaneṣvekaṃsiddhāḥsiddhāsanaṃviduḥ// 1.38//
caturaśītipīṭheṣusiddhamevasadābhyaset/
dvāsaptatisahasrāṇāṃnāḍīnāṃmalaśodhanam// 1.39//
ātmadhyāyīmitāhārīyāvaddvādaśavatsaram/
sadāsiddhāsanābhyāsādyogīniṣpattimāpnuyāt// 1.40//
kimanyairbahubhiḥpīṭhaiḥsiddhesiddhāsane sati/
prāṇānilesāvadhānebaddhekevalakumbhake/
utpadyatenirāyāsātsvayamevonmanīkalā// 1.41//
tathaikasminnevadṛḍhesiddhesiddhāsane sati/
bandhatrayamanāyāsātsvayamevopajāyate// 1.42//
nāsanaṃsiddhasadṛśaṃnakumbhaḥkevalopamaḥ/
nakhecarīsamāmudrānanādasadṛśolayaḥ// 1.43//

湿婆传授了 84 种体式。我现在要描述的是其中四种重要的体式。(1.33)

至善坐(सिद्धासन Siddhāsana)、莲花坐(पद्मासन Padmāsana)、狮子坐(सिंहासन Siṃhāsana)、蝴蝶坐(भद्रासन Bhadrāsana)，这是四种主要的体式。(应该)经常舒适地使用至善坐，因为那是最好的。(1.34)

用一只脚的脚后跟按压会阴，另一只脚放在会阴的顶部。然后，把下巴牢固地放在胸部。保持静止和稳定，感官收束，凝视眉心；它将打开解脱的大门。这是至善坐。(1.35)

根据其他人的说法，将一个脚跟放在阴部上方，另一个(脚跟)放在上面是至善坐。(1.36)

它被称为至善坐，有人称之为金刚坐(वज्रासन Vajrāsana)，也有人称之为解脱坐(मुक्तासनं Muktāsana)，甚至有人称它为秘密坐(गुप्तासनं Ghuptāsana)。(1.37)

正如适度的饮食是持戒中最重要的，而非暴力是精进中最重要的，所以也应该知道至善坐是体式中最重要的。(1.38)

在所有 84 种体式中，至善坐应该经常练习。它能净化 72000 条能量通道。(1.39)

瑜伽士对自我进行冥想，吃适量的、纯净的食物，修习至善坐12年，就达到了圆满。(1.40)

当通过至善坐达到圆满时，练习那么多其他体式又有什么用呢？当能量的流动稳定下来，呼吸自然停止[①](केवलकुम्भक Kevalakumbhaka)，温马尼[②](उन्मनी Unmanī)自行升起。(1.41)

因此，当至善坐变得坚定和完美，三种收束[③]就各自发生了。(1.42)

没有体式像(比得上)至善坐，没有住气法(कुम्भक Kumbhaka)像(比得上)自然(住气法)(केवल Kevala)，没有身印像(比得上)逆舌[④](खेचरी Khecarī)，也没有拉亚[⑤](लय Laya)像(比得上)纳达[⑥](नाद Nāda)。(1.43)

（一）练习方法

(1) 准备体式：手杖式。

(2) 弯曲左侧膝盖，髋关节向外展，将左脚脚后跟抵近身体会阴处。

(3) 再弯曲右侧膝盖，将右脚的脚掌置于左腿的大小腿之间的夹缝处，左脚的脚掌置于右小腿之下，右脚后跟抵近耻骨，双脚脚后跟上下重叠并置于身体中立位。

(4) 保持腰背直立，脊柱中立伸展，双肩放松，双手掌心朝上置于双膝之上，结成智慧手印。

(5) 目光向上凝视眉心，保持稳定，感官收束。

(6) 体式稳定后，原路退出体式，再进行反侧练习。

（二）练习要点

(1) 练习至善坐，坐骨是非常重要的支撑，是保持身体中立且稳定的关键。

(2) 双脚脚后跟上下重叠，一只脚后跟抵近会阴，另一只脚后跟抵近耻骨，上方脚放于对侧大小腿之间。

(3) 弯曲腿时要确保髋关节充分地外展，还可用手将腿部肌肉由内到外舒

---

① 呼吸自然停止指自然住气法，即停止身体内部或外部的呼吸。

② 温马尼指一种自发的无意识状态。

③ 三种收束指喉部收束(जालन्धरबन्ध Jālandharabandha)、腹部收束(उड्डीयानबन्ध Uḍḍīyānabandha)、根部收束(मूलबन्ध Mūlabandha)。

④ 逆舌指逆舌身印。

⑤ 拉亚指意识消融。

⑥ 纳达指内在的声音。

展，让腿从根部关节处进行外旋运动，两侧膝盖下沉触地，高度一致。

（4）腰背由坐骨沿着脊椎延展向上，微收腹部使得尾椎骨朝向地面，骨盆处于中立位，会使脊椎的延展更有空间，脊柱保持自然生理曲度。

（5）锁骨向左右两侧延长至肩膀，背阔和肩胛区域均等下沉，带动大臂主动向外旋转，沉肩放松，左右肩膀维持在相同高度，胸腔自然扩展。

（6）目光向上凝视双眉之间的空隙，保持稳定，收束感官。

（7）进入体式和保持最终体式时自然呼吸。

（三）降低难度的练习

（1）下肢僵紧、髋关节外展程度不足、脚后跟不能上下重叠放者，可以在双腿弯曲后，将脚后跟落于体前的地面上，两脚后跟前后重合，并处于身体中线上。

（2）腰背延展程度不足、膝盖未贴地者，可以先将瑜伽砖或折叠整齐的瑜伽毯放于瑜伽垫上作为支持辅具，辅具的边缘与瑜伽垫边缘平行；然后坐于辅具之上，两侧坐骨均匀用力下压辅具；最后按步骤进入体式的练习。

（四）功效

（1）至善坐被认为是最好的体式，能够净化人体内 72000 条能量通道，从而净化身体和意识。

（2）灵活下肢关节，促进下肢血液循环，增强膝盖和脚踝的灵活性。

（3）调节脊椎、腰椎、盆腔和腹部器官，平衡生殖系统，缓解经期不适，促进消化。

（4）缓解紧张、焦虑和其他负面情绪，有助于平心静气，适用于调息和冥想。

（五）禁忌

（1）患有坐骨神经痛或骶骨疾病者不宜练习。

（2）膝关节或踝关节有炎症或伤痛者不宜练习。

第十三节 莲花坐

体式名称：莲花坐（पद्मासन Padmāsana）

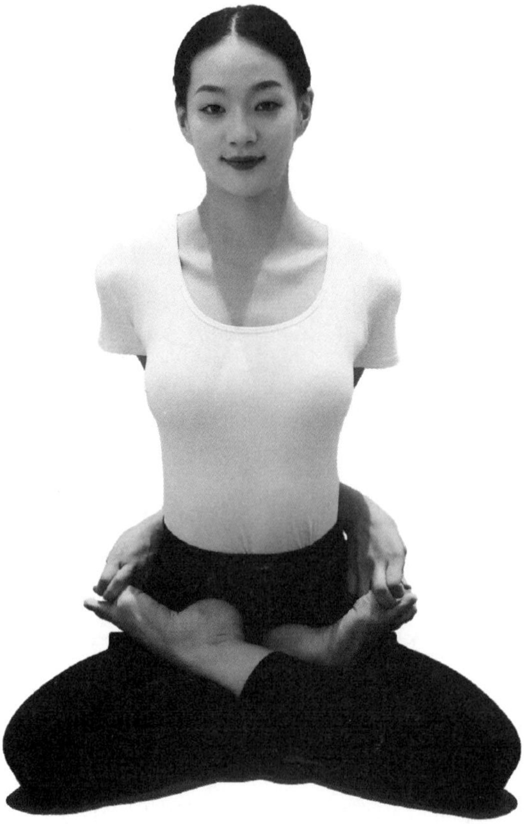

图 5-13 莲花坐

《哈他瑜伽之光》1.44-1.49 如下：

अथपद्मासनम् ।

वामोरूपरिदक्षिणं च चरणंसंस्थाप्यवामंतथा

दक्षोरूपरिपश्चिमेनविधिनाधृत्वाकराभ्यांदृढम् ।

अङ्गुष्ठौहृदयेनिधायचिबुकंनासाग्रमालोकयेत्

एतद्व्याधिविनाशकारियमिनांपद्मासनं प्रोच्यते ॥१.४४॥
उत्तानौचरणौकृत्वाऊरुसंस्थौप्रयत्नतः ।
ऊरुमध्येतथोत्तानौपाणीकृत्वाततोदृशौ ॥१.४५॥
नासाग्रेविन्यसेद्राजदन्तमूलेतुजिह्वया ।
उत्तम्भ्यचिबुकंवक्षस्युत्थाप्यपवनंशनैः ॥१.४६॥
इदंपद्मासनंप्रोक्तंसर्वव्याधिविनाशनम् ।
दुर्लभंयेनकेनापिधीमतालभ्यतेभुवि ॥१.४७॥
कृत्वासम्पुटितौकरौदृढतरंबद्धातुपद्मासनं
गाढंवक्षसिसन्निधायचिबुकंध्यायंश्चतच्चेतसि ।
वारंवारमपानमूर्ध्वमनिलंप्रोत्सारयन्पूरितं
न्यञ्चन्प्राणमुपैतिबोधमतुलंशक्तिप्रभावान्नरः ॥१.४८॥
पद्मासनेस्थितोयोगीनाडीद्वारेणपूरितम् ।
मारुतंधारयेद्यस्तुसमुक्तोनात्रसंशयः ॥१.४९॥

Atha padmāsanam/
Vāmorūparidakṣiṇaṁ ca caraṇaṁsaṁsthāpyavāmaṁtathādakṣorūparipaścimenavidhinādhṛtvākarābhyāṁdṛḍham/
Aṅguṣṭhauhṛdayenidhāyacibukaṁnāsāgramālokayedetadvyādhivināśakāriyamināṁpadmāsanaṁprocyate//1.44//
Uttānaucaraṇaukṛtvāūrusaṁsthauprayatnataḥ/
Urumadhyetathottānaupāṇikṛtvātatodṛśau//1.45//
Nāsāgre vinyasedrājadantamūletujihvayā/
Uttambhyacibukaṁvakṣasyutthāpyapavanaṁśanaiḥ//1.46//
Idaṁpadmāsanaṁproktaṁsarvavyādhivināśanam/
Durlabhaṁyenakenāpidhīmatālabhyatebhuvi//1.47//
Kṛtvāsampuṭitaukaraudṛḍhataraṁbaddhvātupadmāsanaṁgāḍhaṁvakṣasisannidhāyacibukaṁdhyāyaṁścataccetasi/
Vāraṁvāramapānamūrdhvamanilaṁprotsārayanpūritaṁnyañcanprāṇamupaitibodhamatulaṁśaktiprabhāvānnaraḥ//1.48//
Padmāsanesthitoyogīnāḍīdvāreṇapūritam/
Mārutaṁdhārayedyastusamuktonātrasaṁśayaḥ//1.49//

将右脚放在左大腿上，左脚放在右大腿上，双手在背后交叉，牢牢抓住脚趾。将下巴压在胸前，凝视鼻尖，这是莲花坐，是瑜伽士疾病的毁灭者。(1.44)

将双脚放在大腿上，脚底朝上，手掌放在腹股沟中间，脸朝上。(1.45)

凝视鼻尖，保持舌头紧贴上牙的牙根，下巴紧贴胸部，慢慢使下行气(अपान Apāna)上升。(1.46)

这是莲花坐，能消灭一切疾病，一般人无法做到这个姿势，只有世上少数的智者才能做到。(1.47)

(采用莲花坐)双手手掌交叉摆放，下巴放在胸前，把意识集中在他身上(自我)。反复地从肛门区域(向上)提升下行气，并(同时)使吸入的上行气(Prāṇa प्राण)向下(从而使两种能量结合)①。通过唤醒更高的能量而获得无限的智慧。(1.48)

瑜伽士采用莲花坐，通过能量通道(नाडी Nāḍī)的入口吸气，使之充满能量，就能获得解脱；这是毫无疑问的。(1.49)

(一) 练习方法

(1) 准备体式：手杖式。

(2) 弯曲右侧膝盖，髋关节向外展，将右脚脚背置于左大腿上方，脚后跟靠近大腿根部。

(3) 再弯曲左侧膝盖，髋关节向外展，将左脚脚背置于右大腿上方，脚后跟靠近大腿根部。

(4) 双膝下沉贴地，指向前方。保持腰背直立，脊柱中立伸展。

(5) 吸气，双臂侧平举；呼气，双臂在背后交叉，双手分别抓握对侧大脚趾，双肩放松、下沉。

(6) 目光凝视鼻尖，把舌头紧贴上牙的牙根，下巴紧贴胸部，反复地从肛门区域向上提升下行气，同时使吸入的上行气向下，从而使两种能量结合。

(7) 体式稳定后，原路退出体式，再进行反侧练习。

(二) 练习要点

(1) 练习莲花坐，髋关节外旋的程度会直接影响最终体式的完成情况，所以完成屈腿后，除了髋关节外展，还可用手将腿部肌肉由内到外舒展，让腿从根部关节处进行外旋运动，使得膝盖更好地朝前，缩小双膝之间的距离。另一条腿也以同样的方式调整，最终将双膝触地，膝盖朝前。

---

① 只有当两种能量结合时，才会释放出更多的能量。但这种结合必须发生在中脉，这样释放的能量才能通过中脉传导到更高的大脑中枢，这种能量被称为昆达里尼能量。

(2) 双腿交盘之后，尽量让双脚的脚后跟靠近身体髂腰肌的位置，脚掌心正朝上方。

(3) 坐骨均匀、稳定地坐实地面，腰背由坐骨沿着脊椎延展向上，微收腹部使得尾椎骨朝向地面，骨盆处于中立位，使脊椎的延展更有空间，脊柱保持自然生理曲度。

(4) 锁骨向左右两侧延长至肩膀，背阔和肩胛区域均等下沉，带动大臂主动向外旋转，沉肩放松，左右肩膀维持在相同高度，胸腔自然扩展。

(5) 目光凝视鼻尖，保持舌头紧贴上牙的牙根，下巴紧贴胸部，慢慢使下行气上升。

(三) 降低难度的练习

(1) 下肢僵紧、髋关节外展程度不足、无法完成莲花坐者，可以尝试先完成半莲花坐，弯曲右侧膝盖，髋关节向外展，将右脚脚背置于左大腿上方，脚后跟靠近大腿根部，再弯曲左侧膝盖，髋关节向外展，将左脚脚心朝上置于右大腿下方。体式稳定后，原路退出体式，稍作休息，再进行反侧练习。

(2) 腰背无法立直或膝盖无法贴地者，可以使用瑜伽砖或折叠整齐的瑜伽毯放于瑜伽垫上作为支撑辅具，辅具的边缘与瑜伽垫边缘平行；坐于辅具之上，两侧坐骨均匀用力下压；再按步骤依次进入体式。体式稳定后，原路退出体式，稍作休息，再进行反侧练习。

(3) 双臂交叉后无法抓握对侧脚趾者，可选择将双手掌心朝上放于同侧膝盖上，结成智慧手印，感官收束，保持专注。体式稳定后，原路退出体式，稍作休息，再进行反侧练习。

(四) 功效

(1) 有助于打开髋部，拉伸脚踝和膝盖，促进下肢血液循环，保持关节和韧带的灵活性。

(2) 改善坐姿，刺激脊柱、骨盆、腹部和膀胱，促进消化，缓解经期不适和坐骨神经痛。

(3) 刺激根轮，有助于唤醒昆达里尼能量。

(4) 缓解紧张、焦虑和其他负面情绪，有助于平心静气，适用于调息和冥想。

(五) 禁忌

(1) 患有坐骨神经痛者需谨慎练习。

(2) 膝关节或踝关节有炎症或伤痛者不宜练习。

第十四节　狮子坐

体式名称：狮子坐（सिंहासन Siṃhāsana）

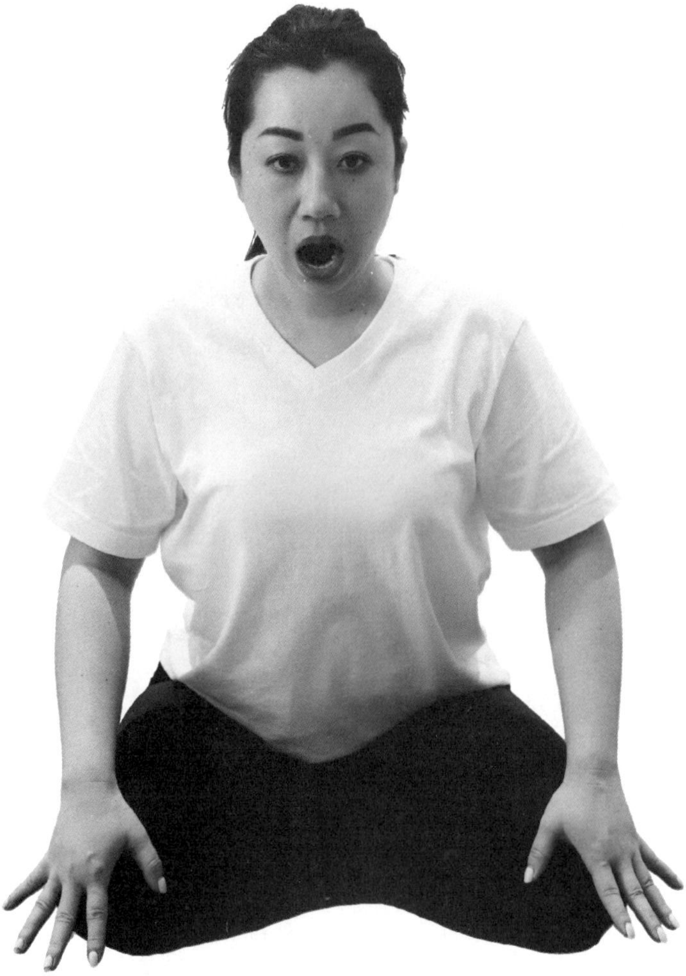

图 5-14　狮子坐

《哈他瑜伽之光》1.50-1.52 如下：

गुल्फौ च वृषणस्याधःसीवन्याःपार्श्वयोःक्षिपेत् ।
दक्षिणेसव्यगुल्फंतुदक्षगुल्फंतु सव्यके ॥१.५० ॥
हस्तौतुजान्वोःसंस्थाप्यस्वाङ्गुलीःसम्प्रसार्य च ।
व्यात्तवक्त्रोनिरीक्षेतनासाग्रं सुसमाहितः ॥१.५१ ॥
सिंहासनंभवेदेतत्पूजितंयोगिपुङ्गवैः ।
बन्धत्रितयसन्धानंकुरुते चासनोत्तमम् ॥१.५२ ॥

Gulphau ca vṛṣaṇasyādhaḥsīvanyāḥpārśvayoḥkṣipet/
Dakṣiṇesavyagulphaṁtudakṣagulphaṁtusavyake//1.50//
Hastautujānvoḥsaṁsthāpyasvāṅgulīḥsamprasārya ca/
Vyāttavaktronirīkṣetanāsāgraṁsusamāhitaḥ//1.51//
Siṁhāsanaṁbhavedetatpūjitaṁyogipuṅgavaiḥ/
Bandhatritayasandhānaṁkurutecāsanottamam//1.52//

将两个脚踝置于会阴下方的两侧，左脚踝置于(会阴)右(侧)，当然，右脚踝置于(会阴)左(侧)。(1.50)

把手掌放在膝盖上，手指分开，张开嘴巴，集中意识，凝视鼻尖。(1.51)

这是狮子坐，被最高的瑜伽士所推崇。这个最优秀的体式可以促进三种收束的结合。(1.52)

（一）**练习方法**

(1) 准备体式：金刚坐。

(2) 跪立起身，上身直立，双腿分开与坐骨同宽，将左右小腿上下交叠，右脚放于身体左侧，左脚相反，左右脚掌分开约一个拳头的距离。

(3) 吸气，脊柱延伸向上；呼气，臀部后坐于脚后跟上，将两个脚踝置于会阴下方的两侧，左脚踝置于会阴右侧，右脚踝置于会阴左侧。

(4) 双手掌心朝下，手指分开，自然放于同侧膝盖上，伸直手臂，腰背立直，脊柱保持自然生理曲度。

(5) 深吸气，呼气时嘴巴张到最大，集中意识，目光凝视鼻尖。

(6) 体式稳定后，原路退出体式，再进行重复练习。

（二）练习要点

（1）小腿、脚踝和脚趾均应贴地且指向身体正后方，下方脚的整个脚背完全下压地面。

（2）微收腹部，将骶骨内卷，骨盆处于中立位，腰背立直，脊椎沿着头顶方向延伸，脊柱保持自然生理曲度。

（3）躯干伸肌群和腹横肌收缩让脊椎伸展，使身体稳定处于中立位。

（4）锁骨向左右两侧延长至肩膀，背阔和肩胛区域均等下沉，带动大臂主动向外旋转，沉肩放松，左右肩膀维持在相同高度，胸腔自然扩展。

（5）吸气要缓慢、深沉、饱满，采用腹式呼吸；呼气要快速、完全、彻底，采用腹部收束完成练习。

（6）意识集中，目光始终凝视鼻尖。

（三）降低难度的练习

下肢僵紧、脚踝伸展感强烈者、可在脚踝下方垫折叠整齐的瑜伽毯，其边缘与瑜伽垫边缘平行或重合摆放，瑜伽毯外侧边缘置于脚踝正下方，上下重合。体式稳定后，原路退出体式，再进行反侧练习。

膝盖不适者，可在大小腿之间垫支撑辅具减轻膝盖压力。

（1）准备体式：金刚坐。

（2）吸气，跪立起身，臀部抬离脚后跟，双腿分开与坐骨同宽。

（3）呼气，双手掌在膝盖两侧支撑落地，弯曲手臂，手肘内收，头顶触地。将左右小腿上下交叠，左右脚掌分开一拳距离。

（4）将折叠整齐的瑜伽毯边缘从下方折叠腿的膝窝处，沿着小腿、脚踝方向放置，尽量让膝窝不留空隙。

（5）吸气，身体回到跪立状态，脊柱延伸；再呼气，身体重心后移，臀部向后坐。

（6）双手掌心朝下，自然置于同侧膝盖上。

（7）体式稳定后，原路退出体式，再进行反侧练习。

（四）功效

（1）锻炼面部肌肉，减少面部脂肪。

（2）加强手指和手部力量，缓解背部疼痛，改善甲状腺功能。

（3）刺激根轮，有助于唤醒昆达里尼能量。

（4）缓解压力，改善轻度抑郁及焦虑。

（五）禁忌

（1）膝盖或脚踝有炎症或伤痛者不宜练习。

（2）手腕有炎症或伤痛者不宜练习。

（3）哮喘患者不宜练习。

第十五节　蝴蝶坐

体式名称：蝴蝶坐（भद्रासन Bhadrāsana）[①]

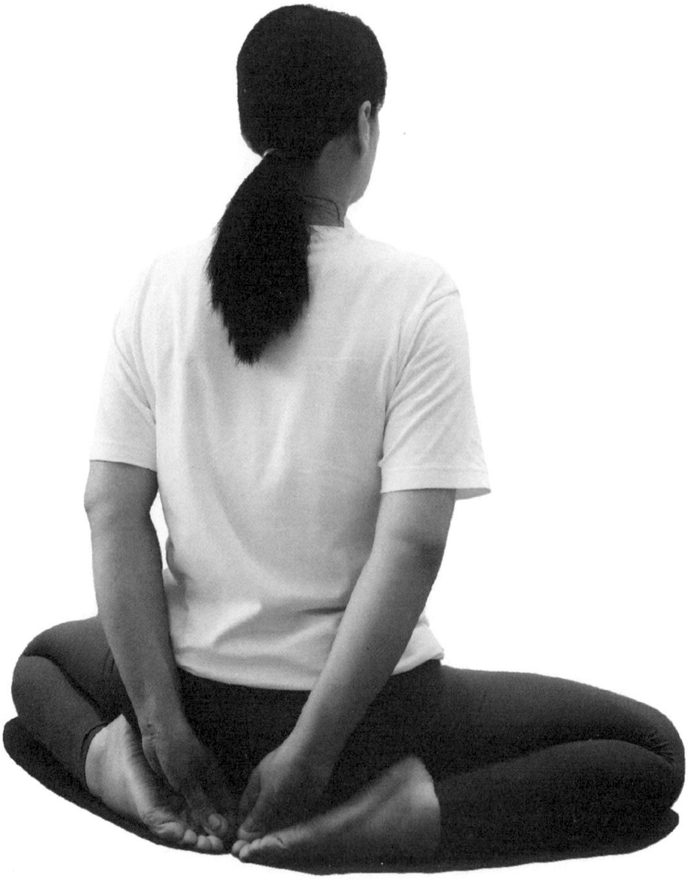

图 5-15　蝴蝶坐

① 梵文 Bhadra 有雅致、尊贵、吉祥之意，蝴蝶坐也被称为雅致坐、君主坐、绅士坐等。

《哈他瑜伽之光》1.53-1.54 如下：

गुल्फौ च वृषणस्याधःसीवन्याःपार्श्वयोःक्षिपेत्।
सव्यगुल्फंतथासव्येदक्षगुल्फंतु दक्षिणे ॥१.५३॥
पार्श्वपादौ च पाणिभ्यांदृढंबद्धासुनिश्चलम्।
भद्रासनंभवेदेतत्सर्वव्याधिविनाशनम्।
गोरक्षासनमित्याहुरिदंवै सिद्धयोगिनः ॥१.५४॥

Gulphau ca vṛṣaṇasyādhaḥsīvanyāḥpārśvayoḥkṣipet/
Savyagulphaṁtathāsavyedakṣagulphaṁtu dakṣiṇe/1.53//
Pārśvapādau ca pāṇibhyāṁdṛḍhaṁbaddhvāsuniścalam/
Bhadrāsanaṁbhavedetatsarvavyādhivināśanam/
Gorakṣāsanamityāhuridaṁvaisiddhayoginaḥ//1.54//

将脚踝置于生殖器下方，会阴的两侧，因此，左脚踝在左(侧)，右脚踝在右(侧)。(1.53)

然后用双手牢牢地握住两侧的脚，保持不动。这是吉祥的姿势，它是能摧毁所有疾病的蝴蝶坐。圆满的瑜伽士称之为牧牛式(गोरक्षासन Gorakṣāsana)。(1.54)

（一）练习方法

(1) 准备体式：金刚坐。

(2) 将双腿分开约两倍肩宽，髋关节向外伸展，脚背贴地。

(3) 脚踝置于生殖器下方、会阴的两侧，左脚踝在左侧，右脚踝在右侧。

(4) 双手握住双脚大脚趾，腰背立直，脊柱保持自然生理曲度，目视前方。

(5) 体式稳定后，原路退出体式，再进行反侧练习。

（二）练习要点

(1) 小腿、脚踝和脚趾均应贴地且指向身体正后方，双脚脚背完全下压地面，脚踝对称置于会阴的两侧。

(2) 微收腹部，将骶骨内卷，骨盆处于中立位，腰背立直，脊椎沿着头顶方向延伸，脊柱保持自然生理曲度。

(3) 躯干伸肌群和腹横肌收缩让脊椎伸展，使身体稳定处于中立位。

(4) 锁骨向左右两侧延长至肩膀，背阔和肩胛区域均等下沉，带动大臂主动向外旋转，沉肩放松，左右肩膀维持在相同高度，胸腔自然扩展。

（5）进入体式和保持最终体式时自然呼吸。

（三）降低难度的练习

（1）下肢僵紧、脚踝伸展感强烈者，可在脚踝下方垫折叠整齐的瑜伽毯，其边缘与瑜伽垫边缘平行或重合摆放，瑜伽毯外侧边缘置于脚踝正下方，上下重合。体式稳定后，原路退出体式，再进行重复练习。通过长期练习，下肢僵紧感会逐渐缓解。

（2）臀部后坐困难、膝盖不适者，可将双脚分开，再将瑜伽砖垫于臀部下方作支撑。体式稳定后，原路退出体式，再进行重复练习。

（四）功效

（1）放松肩部，伸展背部及髋部，增加身体柔韧度，灵活髋关节。

（2）促进骨盆区域血液循环，滋养骨盆区域，缓解静脉曲张和腿部肌肉疼痛。

（3）刺激根轮，有助于唤醒昆达里尼能量。

（4）缓解紧张、焦虑和其他负面情绪，有助于平心静气。

（五）禁忌

腹股沟、膝盖、脚踝、臀部和下背部有炎症或伤痛者不宜练习。

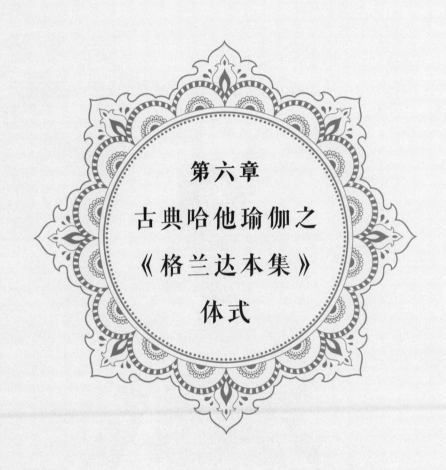

第六章

古典哈他瑜伽之《格兰达本集》体式

第一节　至善坐

体式名称：至善坐(सिद्धासन Siddhāsana)

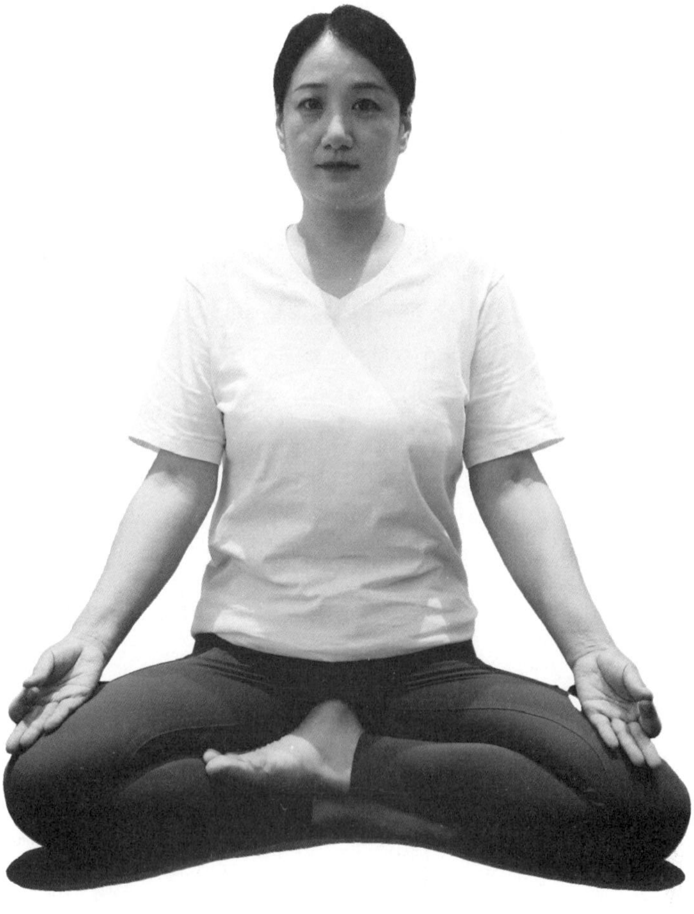

图 6-1　至善坐

《格兰达本集》(घेरण्डसंहिता Gheraṇḍa Saṃhitā) 2.1–2.2 体式描述如下：

आसनानिसमस्तानियावन्तोजीवजन्तवः ।
चतुरशीतिलक्षाणिशिवेनकथितानि च ॥ २.१ ॥
तेषांमध्येविशिष्टानिषोडशोनंशतंकृतम् ।
तेषांमध्येमर्त्यलोकेद्वात्रिंशदासनंशुभम् ॥ २.२ ॥

āsanānisamastāniyāvantojīvajantavaḥ /
caturaśītilakṣāṇiśivenakathitāni ca //2.1//
teṣāṃmadhyeviśiṣṭāniṣoḍaśonaṃśataṃkṛtam /
teṣāṃmadhyemartyalokedvātriṃśadāsanaṃśubham //2.2//

体式的数量和世界上动物物种的数量一样多。湿婆首先提到了 84 万个体式，其中 84 个是最好的。(2.1)

在这 84 个体式中，有 32 个体式应该被认为是在这个凡人的世界中特别吉祥的。(2.2)

《格兰达本集》2.3–2.6 体式名称描述如下：

सिद्धंपद्मंतथाभद्रंमुक्तंवज्रं च स्वस्तिकम् ।
सिंहं च गोमुखंवीरंधनुरासनमेव च ॥२.३ ॥
मृतंगुप्तंतथामात्स्यंमत्स्येन्द्रासनमेव च ।
गोरक्षंपश्चिमोत्तानमुत्कटंसङ्कटंतथा ॥ २.४ ॥
मयूरंकुक्कुटंकूर्मंतथाचोत्तानकूर्मकम् ।
उत्तानमण्डूकंवृक्षंमण्डूकंगरुडंवृषम् ॥ २.५ ॥
शलभंमकरंचोष्ट्रंभुजङ्गं च योगासनम् ।
द्वात्रिंशदासनान्येवमर्त्यसिद्धिप्रदानि च ॥२.६ ॥

siddhaṃpadmaṃtathābhadraṃmuktaṃvajraṃ ca svastikam /
siṃhaṃ ca gomukhaṃvīraṃdhanurāsanameva ca //2.3//
mṛtaṃguptaṃtathāmātsyaṃmatsyendrāsanameva ca /
gorakṣaṃpaścimottānamutkaṭaṃsaṅkaṭaṃtathā //2.4//
mayūraṃkukkuṭaṃkūrmaṃtathācottānakūrmakam /
uttānamaṇḍūkaṃvṛkṣaṃmaṇḍūkaṃgaruḍaṃvṛṣam //2.5//
śalabhaṃmakaraṃcoṣṭraṃbhujaṅgaṃ ca yogāsanam /
dvātriṃśadāsanānyevamartyasiddhipradāni ca //2.6//

至善坐（सिद्धासन Siddhāsana）、莲花坐（पद्मासन Padmāsana）、蝴蝶坐（भद्रासन Bhadrāsana）、简易盘腿坐（मुक्तासन Muktāsana）、金刚坐（वज्रासन Vajrāsana）、吉祥坐（स्तिकासन Svastikāsana）、狮子坐（सिंहासन Siṃhāsana）、牛面式（गोमुखासन Ghomukhāsana）、英雄坐（वीरासन Vīrāsana）、弓式（धनुरासन Dhanurāsana）。（2.3）

摊尸式（मृतासन Mṛtāsana）、秘密坐（गुप्तासन Guptāsana）、鱼式（मत्स्यासन Matsyāsana）、脊柱扭转式（मात्स्येन्द्रासन Mātsyendrāsana）、戈拉卡纳特式（गोरक्षासन Gorakṣāsana）、背部伸展式（पश्चिमोत्तानासन Paścimottānāsana）、困难坐（उत्कटासन Utkaṭāsana）、牛面坐（सङ्कटासन Saṅkaṭāsana）。（2.4）

孔雀式（मायूरासन Māyūrāsana）、公鸡式（कुक्कुटासन Kukkuṭāsana）、龟式（कूर्मासन Kūrmāsana）、立龟式（उत्तानकूर्मासन Uttānakūrmāsana）、蛙式（मण्डूकासन Maṇḍūkāsana）、立蛙式（त्तनमण्डूकासनम् Uttānamaṇḍūkāsana）、树式（वृक्षासन Vṛkṣāsana）、鹰式（गरुडासन Garuḍāsana）、牛式（वृषासन Vṛṣāsana）。（2.5）

蝗虫式（शलभासन Śalabhāsana）、鳄鱼式（मकरासन Makarāsana）、骆驼式（उष्ट्रासन Uṣṭrāsana）、眼镜蛇式（भुजङ्गासनम Bhujaṅgāsana）、联结坐（योगासन Yogāsana）。练习这 32 种体式足以达到圆满。（2.6）

《格兰达本集》2.7–2.8 如下：

योनिस्थानकमङ्घ्रिमूलघटितंसम्पीड्यगुल्फेतरम्
मेढ्रोपर्यथसन्निधायचिबुकंकृत्वाहृदिस्थापितम् ॥ २.७ ॥
स्थाणुःसंयमितेन्द्रियोऽचलदृशापश्यन्भ्रुवोरन्तरम्
ह्येतन्मोक्षकवाटभेदनकरंसिद्धासनंप्रोच्यते ॥ २.८ ॥

yonisthānakamaṅghrimūlaghaṭitaṃsampīḍyagulphetaram
meḍhroparyathasannidhāyacibukaṃkṛtvāhṛdisthāpitam // 2.7//
sthāṇuḥsaṃyamitendriyo'caladṛśāpaśyanbhruvorantaram
hyetanmokṣakavāṭabhedanakaraṃsiddhāsanaṃprocyate // 2.8//

苦行的瑜伽修行者将一只脚的脚跟放在生殖器和肛门之间，另一只脚的脚跟压在耻骨上。将下巴放在胸前，保持稳定的姿势不动。（2.7）

将视线固定，凝视眉心，在完善这个修行过程中获得解脱，这是至善坐。（2.8）

（一）练习方法

（1）准备体式：手杖式。

（2）弯曲左侧膝盖，髋关节向外展，将左脚脚后跟抵近身体会阴处。

（3）再弯曲右侧膝盖，将右脚的脚掌置于左腿的大小腿之间的夹缝处，左脚的脚掌置于右小腿之下，右脚后跟抵近耻骨，双脚脚后跟上下重叠并置于身体中立位。

（4）保持腰背直立，脊柱中立伸展，双肩放松，双手掌心朝上置于双膝之上，结成智慧手印。

（5）目光向上凝视眉心，保持稳定，感官收束。

（6）体式稳定后，原路退出体式，再进行反侧练习。

（二）练习要点

（1）练习至善坐，坐骨是非常重要的支撑，是保持身体中立且稳定的关键。

（2）双脚脚后跟上下重叠，一只脚后跟抵近会阴，另一只脚后跟抵近耻骨，上方脚放于对侧大小腿之间。

（3）弯曲腿时要确保髋关节充分地外展，还可用手将腿部肌肉由内到外舒展，让腿从根部关节处进行外旋运动，两侧膝盖下沉触地，高度一致。

（4）腰背由坐骨沿着脊椎延展向上，微收腹部使得尾椎骨朝向地面，骨盆处于中立位，使脊椎的延展更有空间，脊柱保持自然生理曲度。

（5）锁骨向左右两侧延伸至肩膀，背阔和肩胛区域均等下沉，带动大臂主动向外旋转，沉肩放松，左右肩膀维持在相同高度，胸腔自然扩展。

（6）目光向上凝视眉心，保持稳定，感官收束。

（7）进入体式和保持最终体式时自然呼吸。

（三）降低难度的练习

（1）下肢僵紧、髋关节外展程度不足、脚后跟不能上下重叠放者，可以在双腿弯曲后，将脚后跟落于体前的地面上，两脚后跟前后重合，并处于身体中线上。

（2）腰背延展程度不足、膝盖未贴地者，可以先将瑜伽砖或折叠整齐的瑜伽毯放于瑜伽垫上作为支持辅具，辅具的边缘与瑜伽垫边缘平行；然后坐于辅具之上，两侧坐骨均匀用力下压辅具；最后按步骤进入体式的练习。

（四）功效

（1）至善坐被认为是最好的体式，能够净化人体内 72000 条能量通道，从而净化身体和意识。

（2）灵活下肢关节，促进下肢血液循环，增强膝盖和脚踝的灵活性。

（3）调节脊椎、腰椎、盆腔和腹部器官，平衡生殖系统，缓解经期不适，促进消化。

（4）缓解紧张、焦虑和其他负面情绪，有助于平心静气，适用于调息和冥想。

（五）禁忌

（1）患有坐骨神经痛或骶骨疾病者不宜练习。

（2）膝关节或踝关节有炎症或伤痛者不宜练习。

第二节　莲花坐

体式名称：莲花坐（पद्मासन Padmāsana）

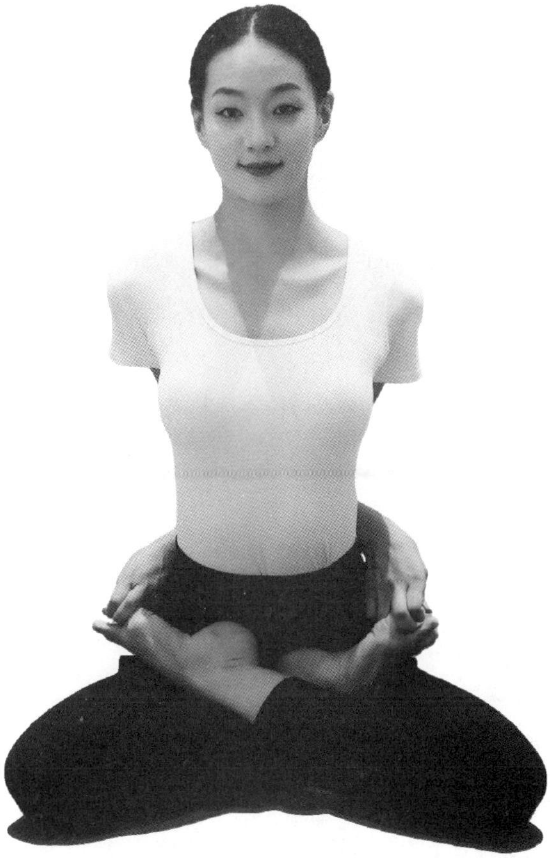

图 6-2　莲花坐

《格兰达本集》2.9 如下：

वामोरूपरिदक्षिणंहिचरणंसंस्थाप्यवामंतथा
दक्षोरूपरिपश्चिमेनविधिनाधुत्वाकराभ्यांदृढम् ।
अङ्गुष्ठौहृदयेनिधायचिबुकंनासाग्रमालोकयेत्
एतद्व्याधिविकारनाशनकरंपद्मासनंप्रोच्यते ॥ २.९॥

vāmorūparidakṣiṇaṃ hi caraṇaṃsaṃsthāpyavāmaṃtathā
dakṣorūparipaścimenavidhinādhutvākarābhyāṃdṛḍham |
aṅguṣṭhauhṛdayenidhāyacibukaṃnāsāgramālokayet
etadvyādhivikāranāśanakaraṃpadmāsanaṃprocyate || 2.9||

左脚放在右大腿上，右脚放在左大腿上，双臂向后，右手抓住左大脚趾，左手牢牢抓住右大脚趾，凝视鼻尖，保持下巴紧靠心(的位置)。它能根除所有疾病。这是莲花坐。(2.9)

（一）**练习方法**

(1) 准备体式：手杖式。

(2) 弯曲右侧膝盖，髋关节向外展，将右脚脚背置于左大腿上方，脚后跟靠近大腿根部。

(3) 再弯曲左侧膝盖，髋关节向外展，将左脚脚背置于右大腿上方，脚后跟靠近大腿根部。

(4) 双膝下沉贴地，指向前方。保持腰背直立，脊柱中立伸展。

(5) 吸气，双臂侧平举。呼气，双臂在背后交叉，双手分别抓握对侧大脚趾，双肩放松、下沉。

(6) 目光凝视鼻尖，把舌头抵在上牙的牙根上，缓缓吸气，用力充满胸腔，然后缓缓吐出，使之通畅无阻。

(7) 体式稳定后，原路退出体式，再进行反侧练习。

（二）**练习要点**

(1) 练习莲花坐，髋关节外旋的程度会直接影响最终体式的完成情况，所以完成屈腿后，除了髋关节外展，还可用手将腿部肌肉由内到外舒展，让腿从根部关节处进行外旋运动，使膝盖更好地朝前，缩小双膝之间的距离。另一条腿也以同样的方式调整，最终将双膝触地，膝盖朝前。

(2) 双腿交盘之后，尽量让双脚的脚后跟靠近身体髂腰肌的位置，脚掌心正朝上方。

(3) 坐骨均匀、稳定地坐实地面，腰背由坐骨沿着脊椎向上延展，微收腹部使得尾椎骨朝向地面，骨盆处于中立位，使脊椎的延展更有空间，脊柱保持自然生理曲度。

(4) 锁骨向左右两侧延长至肩膀，背阔和肩胛区域均等下沉，带动大臂主动向外旋转，沉肩放松，左右肩膀维持在相同高度，胸腔自然扩展。

(5) 目光凝视鼻尖，把舌头抵在上牙的牙根上。

(三) 降低难度的练习

(1) 下肢僵紧、髋关节外展程度不足、无法完成莲花坐者，可以尝试先完成半莲花坐，弯曲右侧膝盖，髋关节向外展，将右脚脚背置于左大腿上方，脚后跟靠近大腿根部，再弯曲左侧膝盖，髋关节向外展，将左脚脚心朝上置于右大腿下方。体式稳定后，原路退出体式，稍作休息，再进行反侧练习。

(2) 腰背无法立直或膝盖无法贴地者，可以将瑜伽砖或折叠整齐的瑜伽毯放于瑜伽垫上作为支撑辅具，辅具的边缘与瑜伽垫边缘平行；坐于辅具之上，两侧坐骨均匀用力下压；再按步骤依次进入体式。体式稳定后，原路退出体式，稍作休息，再进行反侧练习。

(3) 双臂交叉后无法抓握对侧脚趾者，可选择将双手掌心朝上放于同侧膝盖上，结成智慧手印，感官收束，保持专注。体式稳定后，原路退出体式，稍作休息，再进行反侧练习。

(四) 功效

(1) 有助于打开髋部，拉伸脚踝和膝盖，促进下肢血液循环，保持关节和韧带的灵活性。

(2) 改善坐姿，刺激脊柱、骨盆、腹部和膀胱，促进消化，缓解经期不适和坐骨神经痛。

(3) 刺激根轮，有助于唤醒昆达里尼能量。

(4) 缓解紧张、焦虑和其他负面情绪，有助于平心静气，适用于调息和冥想。

(五) 禁忌

(1) 患有坐骨神经痛者需谨慎练习。

(2) 膝关节或踝关节有炎症或伤痛者不宜练习。

第三节 蝴蝶坐

体式名称：蝴蝶坐（भद्रासन Bhadrāsana）

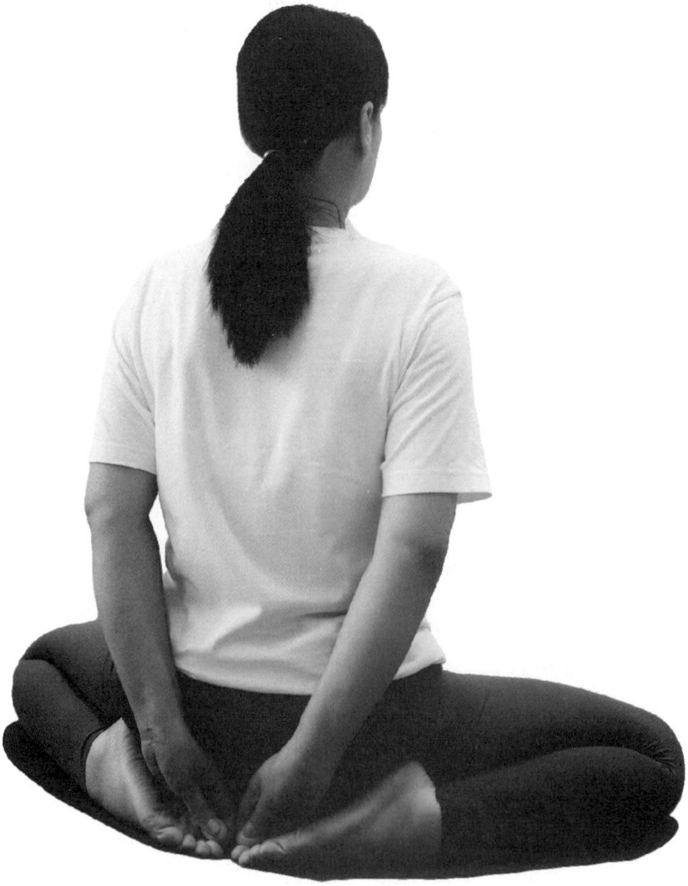

图 6-3 蝴蝶坐

《格兰达本集》2.10–2.11 如下：

गुल्फौ च वृषणस्याधोव्युत्क्रमेणसमाहितः ।
पादाङ्गुष्ठौकराभ्यां च धृत्वा च पृष्ठदेशतः ॥ २. १० ॥
जालन्धरंसमासाद्यनासाग्रमवलोकयेत् ।
भद्रासनंभवेदेतत्सर्वव्याधिविनाशकम् ॥ २.११ ॥

gulphau ca vṛṣaṇasyādhovyutkrameṇasamāhitaḥ |
pādāṅguṣṭhaukarābhyāṃ ca dhṛtvā ca pṛṣṭhadeśataḥ || 2.10||
jālandharaṃsamāsādyanāsāgramavalokayet |
bhadrāsanaṃbhavedetatsarvavyādhivināśakam || 2.11||

将双脚脚跟小心地置于会阴下方，双手从后面握住两个大脚趾。(2.10)采用喉部收束，凝视鼻尖。这是蝴蝶坐，能根除一切疾病。(2.11)

（一）练习方法

（1）准备体式：金刚坐。

（2）将双腿分开约两倍肩宽，髋关节向外伸展，脚背贴地。

（3）脚踝置于生殖器下方、会阴的两侧，左脚踝在左侧，右脚踝在右侧。

（4）双手握住双脚大脚趾，腰背立直，脊柱保持自然生理曲度，采用喉部收束、凝视鼻尖。

（5）体式稳定后，原路退出体式，再进行反侧练习。

（二）练习要点

（1）小腿、脚踝和脚趾均应贴地且指向身体正后方，双脚脚背完全下压地面，脚踝对称置于会阴的两侧。

（2）微收腹部，将骶骨内卷，骨盆处于中立位，腰背立直，脊椎沿着头顶方向延伸，脊柱保持自然生理曲度。

（3）躯干伸肌群和腹横肌收缩让脊椎伸展，使身体稳定处于中立位。

（4）锁骨向左右两侧延伸至肩膀，背阔和肩胛区域均等下沉，带动大臂主动向外旋转，沉肩放松，左右肩膀维持在相同高度，胸腔自然扩展。

（5）进入体式和保持最终体式时自然呼吸。

（三）降低难度的练习

（1）下肢僵紧、脚踝伸展感强烈者，可在脚踝下方垫折叠整齐的瑜伽毯，其边缘与瑜伽垫边缘平行或重合摆放，瑜伽毯外侧边缘置于脚踝正下方，上下重合。体式稳定后，原路退出体式，再进行重复练习。通过长期练习，下肢僵紧感会逐渐缓解。

（2）臀部后坐困难、膝盖不适者，可将双脚分开，再将瑜伽砖垫于臀部下方作支撑。体式稳定后，原路退出体式，再进行重复练习。

（四）功效

（1）放松肩部，伸展背部及髋部，增加身体柔韧度，灵活髋关节。

（2）促进骨盆区域血液循环，滋养骨盆区域，缓解静脉曲张和腿部肌肉疼痛。

（3）刺激根轮，有助于唤醒昆达里尼能量。

（4）缓解紧张、焦虑和其他负面情绪，有助于平心静气。

（五）禁忌

腹股沟、膝盖、脚踝、臀部和下背部有炎症或伤痛者不宜练习。

第四节　简易盘腿坐

体式名称：简易盘腿坐（मुक्तासन Muktāsana）

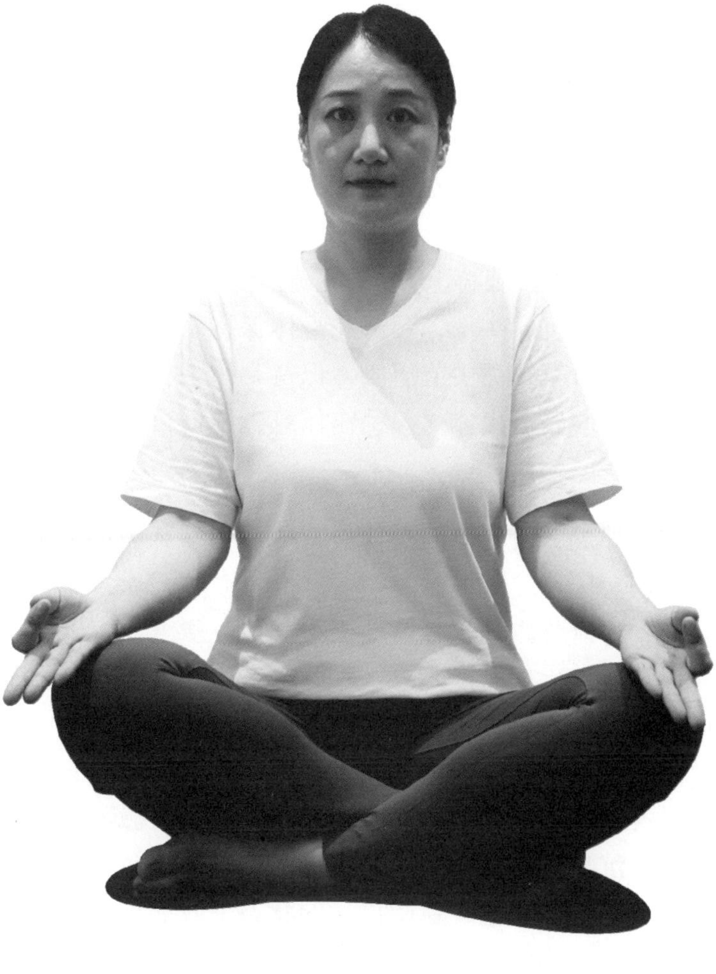

图 6-4　简易盘腿坐

《格兰达本集》2.12 如下：

पायुमूलेवामगुल्फंदक्षगुल्फंतथोपरि ।
समकायशिरोग्रीवंमुक्तासनंतुसिद्धिदम् ॥ २.१२ ॥

pāyumūlevāmagulphaṃdakṣagulphaṃtathopari /
samakāyaśirogrīvaṃmuktāsanaṃtusiddhidam //2.12//

保持左脚跟靠近会阴，将右脚跟置于会阴上方，头部、颈部和身体保持一条直线。这是简易盘腿坐，能使瑜伽士变得完美。(2.12)

（一）**练习方法**

(1) 准备体式：手杖式。

(2) 弯曲右侧膝盖，髋关节向外展，将右脚置于左大腿下方，再弯曲左侧膝盖，髋关节向外展，将左脚置于右大腿下方，双小腿在体前交叉，脚掌外侧沿和踝关节骨贴地。保持左脚跟靠近会阴，将右脚跟置于会阴上方。

(3) 伸直双臂，双手置于膝盖上方，掌心朝上，结成智慧手印，腰背立直，脊柱延伸，双肩放松、下沉，头部、颈部和身体保持一条直线。

(4) 双眼可轻闭，可凝视鼻尖或眉心，保持专注。

(5) 体式稳定后，原路退出体式，稍作休息，再进行反侧练习。

（二）**练习要点**

(1) 髋关节充分外展，股内侧肌肉伸展，从而带动膝盖下沉贴近地面，髋关节和膝盖完全放松。

(2) 微收腹部，将骶骨内卷，骨盆处于中立位，腰背立直，脊椎沿着头顶方向延伸，脊柱保持自然生理曲度。

(3) 躯干伸肌群和腹横肌收缩让脊椎伸展，使身体稳定处于中立位。

(4) 锁骨向左右两侧延伸至肩膀，有意识地放松上斜方肌、菱形肌、中斜方肌和下斜方肌，有助于肩胛骨后缩。背阔和肩胛区域轻微收缩，带动大臂、肩膀主动向外旋转，沉肩放松，左右肩膀维持在相同高度，胸腔自然扩展。

(5) 颈椎伸肌群处于中立位，在微拉长的状态下收缩，使颈椎稳定保持自然曲线。

(6) 双眼轻闭或找到固定的凝视点，保持专注。

(7) 进入体式和保持最终体式时自然呼吸。

（三）降低难度的练习

（1）腰背无法立直者，可根据身体情况，在臀部下方放置适度高度的瑜伽砖或折叠整齐的瑜伽毯作为支撑辅具，辅具边缘与瑜伽垫边缘平行或重合摆放。坐于辅具之上前三分之一处，保持脊椎延伸直立。体式稳定后，原路退出体式，稍作休息，再进行反侧练习。

（2）髋关节紧张者，可在腿部两侧对称放置瑜伽枕或瑜伽砖，以缓解因髋部紧张、膝盖下沉地面困难而导致的腿部紧张和心理紧张。体式稳定后，原路退出体式，稍作休息，再进行反侧练习。

（四）功效

（1）有助于打开髋部，拉伸脚踝和膝盖，促进下肢血液循环。

（2）改善坐姿，促进消化，缓解经期不适和坐骨神经痛。

（3）缓解紧张、焦虑和其他负面情绪，有助于平心静气，适用于调息和冥想。

（五）禁忌

（1）患有坐骨神经痛或骶骨疾病者不宜练习。

（2）膝关节或踝关节有炎症或伤痛者不宜练习。

第五节　金刚坐

体式名称：金刚坐（वज्रासन Vajrāsana）

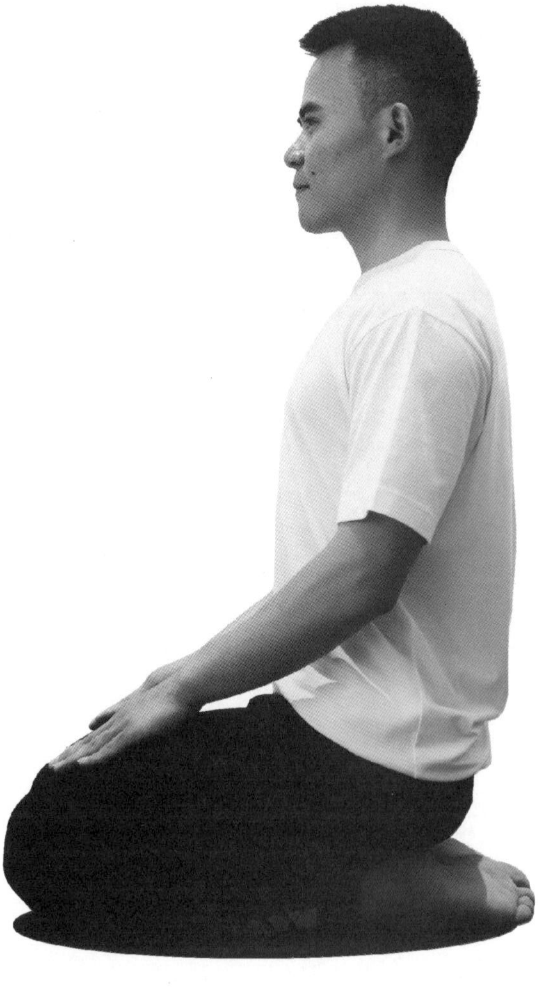

图 6-5　金刚坐

《格兰达本集》2.13 如下：

जङ्घाभ्यांवज्रवत्कृत्वागुदपार्श्वेपदावुभौ ।
वज्रासनंभवेदेतद्योगिनांसिद्धिदायकम् ॥ २.१३ ॥

jaṅghābhyāṃvajravatkṛtvāgudapārśvepadāvubhau |
vajrāsanaṃbhavedetadyogināṃsiddhidāyakam ||2.13||

使大腿像金刚一样坚硬有力，双脚放在肛门两侧，便是金刚坐。这个体式使瑜伽士获得完美。(2.13)

（一）**练习方法**

（1）弯曲双膝关节，跪立在瑜伽垫上。

（2）大脚趾相触或上下重叠，膝盖并拢，臀部坐于脚后跟上。

（3）双手置于大腿上，掌心朝下，腰背立直，脊柱延伸，双肩放松、下沉。

（4）双眼可轻闭，或凝视鼻尖，或凝视眉心，保持专注。

（5）体式稳定后，原路退出体式，稍作休息，可进行重复练习。

（二）**练习要点**

（1）踝关节跖屈，大脚趾相触或上下重叠，其余脚趾及整个脚背下压贴地。

（2）双脚脚后跟自然分开，双脚掌呈马鞍状，臀部坐于双脚脚跟之上。髋关节在外展的情况下内收，腿部肌肉内旋；膝关节弯曲、并拢；臀肌、股外侧肌离心收缩。

（3）髂肌和腰大肌主动收缩，腰背由尾骨沿着脊椎向上延展，微收腹部，尾椎骨朝向地面，骨盆处于中立位。

（4）背伸肌群和腹横肌收缩，维持躯干中立且稳定，使脊椎的延展更有空间，脊柱保持自然生理曲度。

（5）锁骨向左右两侧延长至肩膀，有意识地放松上斜方肌、菱形肌、中斜方肌和下斜方肌，带动大臂、肩膀主动向外旋转，沉肩放松，左右肩膀维持在相同高度，胸腔自然扩展。

（6）伸直手臂后微曲手肘，大臂自然靠近肋骨两侧，双手掌心朝下，分别置于同侧大腿上。

（7）眼睛要有凝视点，目视正前方某一固定点，或凝视眉心，或凝视鼻尖，保持专注。

（三）降低难度的练习

（1）下肢僵紧或脚踝伸展感强烈者，可在脚踝下方垫折叠整齐的瑜伽毯作为支撑辅具，辅具边缘与瑜伽垫边缘平行或重合摆放。瑜伽毯外侧边缘置于脚踝正下方，上下重合。臀部坐于脚后跟上。双手置于大腿上，掌心朝下，腰背立直，脊柱延伸，双肩放松、下沉。双眼可轻闭，或凝视鼻尖，或凝视眉心，保持专注。体式稳定后，原路退出体式，稍作休息，可进行重复练习。通过循序渐进的练习，下肢僵紧感会逐渐缓解。

（2）膝盖压力大者，可选择将双膝分开适当距离，在大小腿之间垫折叠整齐的瑜伽毯作为支撑辅具，增加膝盖的空间感，以缓解压力。使用辅具时，头顶触地，双手将折叠整齐的瑜伽毯塞入膝窝，不留空隙。然后双手在膝盖两侧支撑地面，再将臀部向后坐。双手置于大腿上，掌心朝下，腰背立直，脊柱延伸，双肩放松、下沉。双眼可轻闭，或凝视鼻尖，或凝视眉心，保持专注。体式稳定后，原路退出体式，稍作休息，再重复进行练习。

（四）功效

（1）促进肠胃蠕动，具有健脾消食的功效，缓解胃胀、便秘。

（2）缓解腿部疲劳，促进下肢血液循环，增强脚踝、膝盖和髋关节灵活性。

（3）缓解紧张、焦虑和其他负面情绪，有助于平心静气，适用于调息和冥想。

（五）禁忌

膝关节或踝关节有炎症或伤痛者不宜练习。

第六节　吉祥坐

体式名称：吉祥坐(स्वस्तिकासन Svastikāsana)

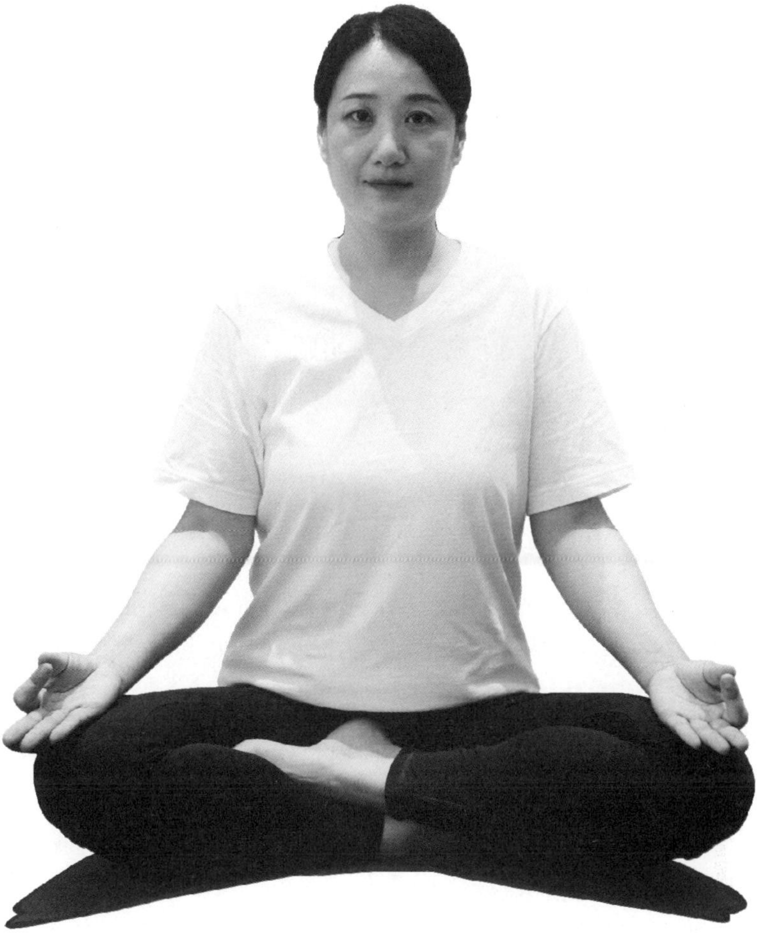

图 6-6　吉祥坐

《格兰达本集》2.14 如下：

जानूर्वोरन्तरेकृत्वायोगीपादतलेउभे ।
ऋजुकायसमासीनःस्वस्तिकंतत्प्रचक्षते ॥२.१४॥

jānūrvorantarekṛtvāyogīpādataleubhe |
ṛjukāyasamāsīnaḥsvastikaṃtatpracakṣate ||2.14||

将脚底置于大腿和膝盖之间。采用三角形的姿势，保持平衡感坐着。这是吉祥坐。(2.14)

（一）**练习方法**

(1) 准备体式：手杖式。

(2) 弯曲左侧膝盖，髋关节向外展，将左脚底平贴于右大腿内侧，脚跟不接触会阴。

(3) 再弯曲右侧膝盖，髋关节向外展，将右脚置于左侧大腿和小腿肌肉之间，脚跟不接触耻骨。

(4) 抓住左脚脚趾，放置于右大腿和小腿之间。

(5) 脊柱延伸，腰背立直，双膝贴地，伸直手臂，双手置于膝盖上，结智慧手印，眼睛要有凝视点。

(6) 体式稳定后，原路退出体式，稍作休息，再进行反侧练习。

（二）**练习要点**

(1) 弯曲腿时，启动髂腰肌等髋屈肌群维持髋关节弯曲，髋关节主动外展，还可用手将腿部肌肉由内到外被动外旋，让腿从根部关节处进行外旋运动，使得两侧膝盖下沉，落向地面，两膝高度相同，脚趾分别置于对侧大小腿之间。

(2) 通过下肢肌肉充分外旋带动关节运动，使得双腿能更舒适、稳定，两侧坐骨均匀着地，维持身体中立且稳定。

(3) 髂肌和腰大肌主动收缩，腰背由坐骨沿着脊椎向上延伸，微收腹部使得尾椎骨朝向地面，确保骨盆处于中立位。

(4) 背伸肌群和腹横肌收缩维持躯干中立且稳定，使脊椎的延展更有空间，脊柱保持自然生理曲度。

(5) 锁骨向左右两侧延长至肩膀，有意识地放松上斜方肌、菱形肌、中斜方肌和下斜方肌，有助于肩胛骨后缩。背阔和肩胛区域轻微收缩，带动大臂、肩膀主动向外旋转，沉肩放松，左右肩膀维持在相同高度，胸腔自然扩展。

（6）伸直手臂后微曲手肘，大臂自然靠近肋骨两侧，双手掌心向上，分别置于同侧的膝盖上方，结成智慧手印，感官收束，保持专注。

（7）颈椎伸肌群处于中立位，在微拉长的状态下收缩，使颈椎稳定、维持自然曲线。

（8）进入体式和保持最终体式时自然呼吸。

（三）降低难度的练习

（1）下肢僵紧、髋关节外展程度有限、踝关节灵活度不足者，可以在弯曲双腿后，将脚后跟落于体前的地面上，前后重合，并处于身体中线上。体式稳定后，原路退出体式，稍作休息，再进行反侧练习。

（2）腰背延展程度不足、膝盖未贴地者，可以在进入体式前，先将瑜伽砖或折叠整齐的瑜伽毯放于瑜伽垫上作为支撑辅具，辅具的边缘与瑜伽垫边缘平行；然后坐于辅具上，两侧坐骨均匀用力下压。最后按步骤进入体式。体式稳定后，原路退出体式，稍作休息，再进行反侧练习。

（四）功效

（1）有助于打开髋部，促进下肢血液循环，增强髋关节、膝关节和踝关节灵活性。

（2）改善坐姿，刺激脊柱、骨盆、腹部和膀胱，促进消化，缓解经期不适和坐骨神经痛。

（3）缓解紧张、焦虑和其他负面情绪，有助于平心静气，适用于调息和冥想。

（五）禁忌

（1）患有坐骨神经痛或骶骨疾病者不宜练习。

（2）膝关节或踝关节有炎症伤痛者不宜练习。

第七节　狮子坐

体式名称：狮子坐（सिंहासन Siṃhāsana）

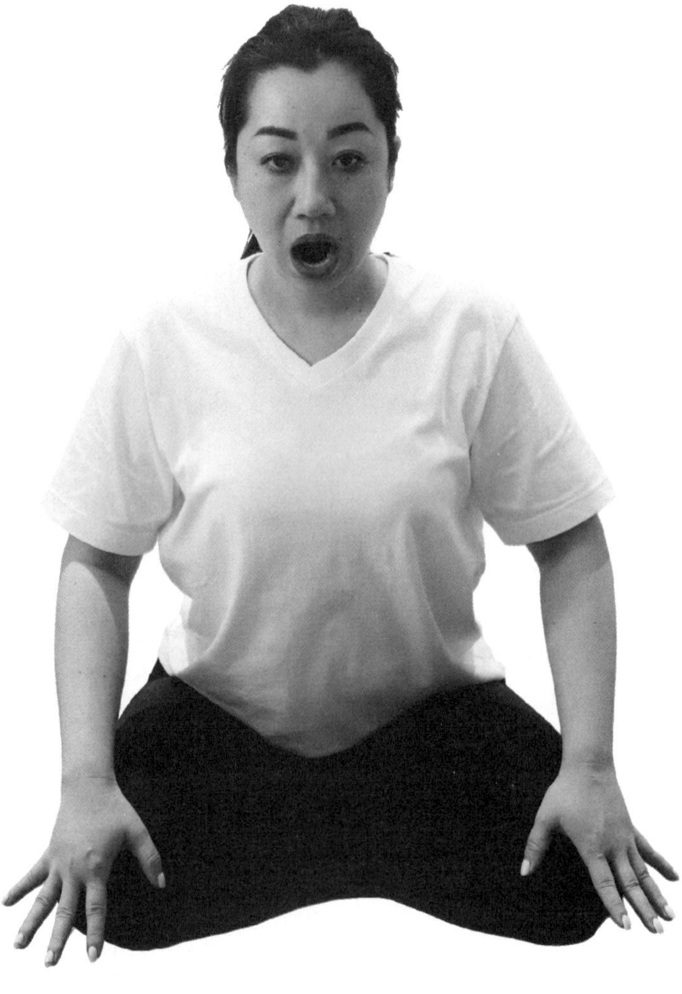

图 6-7　狮子坐

《格兰达本集》2.15-2.16 如下：

गुल्फौ च वृषणस्याधोव्युत्क्रमेणोर्ध्वतांगतौ ।
चितियुग्मंभूमिसंस्थंकरौ च जानुनोपरि ॥ २. १५ ।
व्याक्तवक्रोजलन्ध्रेणनासाग्रमवलोकयेत् ।
सिंहासनंभवेदेतत्सर्वव्याधिविनाशकम् ॥ २. १६ ॥

gulphau ca vṛṣaṇasyādhovyutkrameṇordhvatāṃgatau /
citiyugmaṃbhūmisaṃsthaṃkarau ca jānunopari // 2. 15/
vyāktavaktrojalandhreṇanāsāgramavalokayet /
siṃhāsanaṃbhavedetatsarvavyādhivināśakam // 2. 16//

将两只脚后跟向上翘起，交叉放在睾丸下方，膝盖着地。双手放在膝盖上，张开嘴。(2.15)

采用喉部收束，将目光固定在眉心或鼻尖。这是狮子坐，可以根除所有的疾病。(2.16)

（一）练习方法

(1) 准备体式：金刚坐。

(2) 跪立起身，上身直立，双腿分开与坐骨同宽，将左右小腿上下交叠，右脚放于身体左侧，左脚相反，左右脚掌分开约一个拳头的距离。

(3) 吸气，脊柱向上延伸；呼气，臀部后坐于脚后跟上，将两个脚踝置于会阴下方的两侧，左脚踝置于会阴右侧，右脚踝置于会阴左侧。

(4) 双手掌心朝下，手指分开，自然放于同侧膝盖上，伸直手臂，腰背立直，脊柱保持自然生理曲度。

(5) 深吸气，呼气时嘴巴张到最大，集中意识，目光凝视鼻尖。

(6) 体式稳定后，原路退出体式，再进行重复练习。

（二）练习要点

(1) 小腿、脚踝和脚趾均应贴地且指向身体正后方，下方脚的整个脚背完全下压地面。

(2) 微收腹部，将骶骨内卷，骨盆处于中立位，腰背立直，脊椎沿着头顶方向延伸，脊柱保持自然生理曲度。

(3) 躯干伸肌群和腹横肌收缩让脊椎伸展，使身体稳定处于中立位。

(4) 锁骨向左右两侧延长至肩膀，背阔和肩胛区域均等下沉，带动大臂主动向外旋转，沉肩放松，左右肩膀维持在相同高度，胸腔自然扩展。

(5) 吸气要缓慢、深沉、饱满，采用腹式呼吸；呼气要快速、完全、彻底，采用收腹收束完成练习。

(6) 意识集中，目光始终凝视鼻尖。

(三) 降低难度的练习

(1) 下肢僵紧、脚踝伸展感强烈者，可在脚踝下方垫折叠整齐的瑜伽毯，其边缘与瑜伽垫边缘平行或重合摆放，瑜伽毯外侧边缘置于脚踝正下方，上下重合。体式稳定后，原路退出体式，再进行反侧练习。

(2) 膝盖不适者，可在大小腿之间垫支撑辅具减轻膝盖压力。

准备体式：金刚坐。

吸气，跪立起身，臀部抬离脚后跟，双腿分开与坐骨同宽。

呼气，双手掌在膝盖两侧支撑落地，弯曲手臂，手肘内收，将头顶触地。将左右小腿上下交叠，左右脚掌分开一拳距离。

将折叠整齐的瑜伽毯边缘从下方折叠腿的膝窝，沿着小腿、脚踝方向放置，尽量让膝窝不留空隙。

吸气，身体回到跪立状态，脊柱延伸；再呼气，身体重心后移，臀部向后坐。

双手掌心朝下，自然置于同侧膝盖上。

体式稳定后，原路退出体式，再进行反侧练习。

(四) 功效

(1) 锻炼面部肌肉，减少面部脂肪。

(2) 加强手指和手部力量，缓解背部疼痛，改善甲状腺功能。

(3) 刺激根轮，有助于唤醒昆达里尼能量。

(4) 缓解压力、轻度抑郁及焦虑。

(五) 禁忌

(1) 膝盖或脚踝有炎症或伤痛者不宜练习。

(2) 手腕有炎症或伤痛者不宜练习。

(3) 哮喘患者不宜练习。

第八节 牛面式

体式名称：牛面式(गोमुखासन Ghomukhāsana)

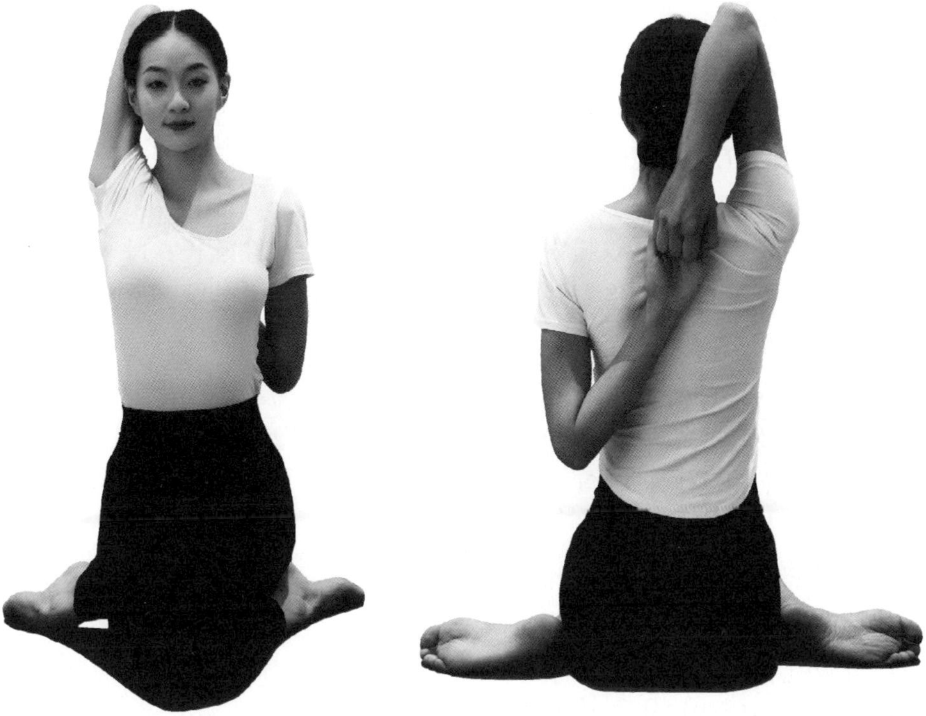

图 6-8 牛面式

《格兰达本集》2.17 如下：

पादौ च भूमौसंस्थाप्यपृष्ठपार्श्वेनिवेशयेत् ।
स्थिरंकायंसमासाद्यगोमुखंगोमुखाकृतिः ॥ २.१७ ॥

pādau ca bhūmausaṃsthāpyapṛṣṭhapārśveniveśayet |
sthiraṃkāyaṃsamāsādyagomukhaṃgomukhākṛtiḥ || 2. 17||

将双脚放在臀部旁边的地面上，坐直，身体保持稳定，这是牛面式。看起来像牛面。(2.17)

（一）**练习方法**

(1) 准备体式：金刚坐。

(2) 身体重心前移，手掌撑地，双手掌位于肩膀的正下方，双手分开的距离与肩同宽，双膝分开与髋同宽，双臂、大腿与地面垂直，小腿、脚背、脚趾平铺压地。

(3) 将左侧小腿平移至双腿中间，吸气，后背和脊柱延长；呼气，保持双手掌和左侧小腿支撑地面，将右腿绕过左侧膝盖前方，右膝盖和左膝盖前后叠放，右小腿和脚掌指向身体左后方 45°角方向。

(4) 调整右脚掌的外侧沿和外侧踝关节贴地，挪动左小腿指向身体右后方 45°角方向，脚掌外侧沿和外侧踝关节贴地，过程中自然呼吸。

(5) 吸气，上身延长；呼气，臀部坐于双腿之间，双脚后跟分别与两侧臀部触碰。

(6) 再吸气，双手侧平举打开，掌心朝下，平行于地面；再呼气，从肩关节根部开始旋转手臂肌肉，右手臂肌肉外旋，左手臂肌肉内旋。

(7) 再吸气，将右上臂上举贴耳，左手臂向下；再呼气，弯曲两臂手肘关节，将双手掌在身体背后中线位置十指交扣。

(8) 再吸气，延长脊背；再呼气，沉肩放松，头向后靠，腰背挺拔，目视前方。

(9) 体式稳定后，原路退出体式，再进行反侧练习。

（二）**练习要点**

(1) 双膝重叠，指向正前方并位于身体中线上，双脚分别置于两侧臀部外侧，脚的外侧沿着地。

(2) 双膝叠放后，要让两边大腿外侧肌肉、臀大肌、臀中肌都均衡伸展，两侧坐骨均匀着地。

(3) 微收腹部，将骶骨内卷，骨盆处于中立位，腰背立直，脊柱保持自然生理曲度。

(4) 躯干伸肌群和腹横肌收缩让脊椎伸展，使身体稳定处于中立位。

(5) 通过持续打开胸廓和腋窝，颈椎伸肌群在微拉长的状态下收缩，使颈椎伸展后靠，稳定维持自然曲线，不前倾含下巴，进而促使交扣的双手距离尽量缩短，并靠近身体中线。

(6) 延伸时吸气，延伸后呼气，通过呼吸持续深入体式。

(三) 降低难度的练习

(1) 下肢僵紧，无法稳定坐立者，可以分三个阶段进行降低难度的练习。

阶段一：手杖式准备，弯曲右侧膝盖，将右腿绕过左侧膝盖上方，右膝盖和左膝盖上下叠放，右小腿和脚掌指向身体左后方 45°角方向，将左腿保持伸直，双手掌在臀部两侧支撑地面。若腰背紧张或骨盆发生倾斜，可在臀部下方放置瑜伽砖或折叠整齐的瑜伽毯。体式稳定后，原路退出体式，再进行反侧练习。

阶段二：金刚坐准备，身体重心前移，手掌撑地，双手掌位于肩膀的正下方，双手分开的距离与肩同宽，双膝分开与髋同宽，双臂、大腿与地面垂直，小腿、脚背、脚趾平铺压地；将双小腿在身体中线并拢，将左腿从右大腿后方穿过，左膝盖在右膝右侧斜后方落地，双膝紧靠不分离，左脚掌外侧沿和外侧踝关节贴地，靠近右小腿和脚跟。吸气，脊柱向上延伸；呼气，臀部向后坐于右侧脚后跟上，骨盆处于中立位。若右脚脚背脚踝伸展感过于强烈，可在下方垫折叠整齐的瑜伽毯，瑜伽毯边缘与脚踝重合。若身体不能保持稳定，可将瑜伽砖放于身体两侧，手扶瑜伽砖保持体式稳定。体式稳定后，原路退出体式，再进行反侧练习。

阶段三：在阶段一、阶段二都能顺利完成的基础上完成下肢练习。

准备体式：金刚坐。

身体重心前移，手掌撑地，双手掌位于肩膀的正下方，双手分开的距离与肩同宽，双膝分开与髋同宽，双臂、大腿与地面垂直，小腿、脚背、脚趾平铺压地。

将左侧小腿平移至双腿中间，吸气，后背和脊柱延长；呼气，保持双手掌和左侧小腿支撑地面，将右腿绕过左侧膝盖前方，右膝盖和左膝盖前后叠放，右小腿和脚掌指向身体左后方 45°角方向。

调整右脚掌的外侧沿和外侧踝关节贴地，挪动左小腿指向身体右后方 45°角方向，脚掌外侧沿和外侧踝关节贴地，过程中自然呼吸。

再吸气，脊柱向上延伸；再呼气，臀部坐于双腿之间，双脚后跟分别与两侧臀部触碰。

依次完成后仍然无法稳定地坐立者，可在臀部下方放置瑜伽砖或折叠整齐的瑜伽毯作为支撑辅具，辅具的边缘与瑜伽垫边缘平行或重合摆放。

(2) 上肢僵紧，双手背后交扣有困难者，可使用以下方法进行降低难度的练习。

方法一：以右手臂在上为例，先完成右手臂的运动轨迹，再弯曲左手臂，掌心放于右侧手肘关节，将右手臂尽量从根部外旋，并靠近身体中线，左手下压右侧手肘，右手指尽量靠近肩胛骨中缝。保持 3~5 分钟后，原路退出体式，再进行反侧练习。

方法二：在方法一的基础上双手交扣仍然有困难者，可借助伸展带进行辅助练习。双手分别抓握伸展带，根据身体情况逐渐缩短两手之间的距离。保持 3~5 分钟后，原路退出体式，再进行反侧练习。

(四) 功效

(1) 拉伸手臂肌肉和腋窝，促进肩部血液循环，预防肩周炎，改善肩颈僵硬。

(2) 调整脊柱整体功能，使脊柱延展有力，增加髋关节灵活度，灵活脚踝、膝盖等下肢关节。

(3) 伸展背部肌群，扩展胸腔，对含胸弓背有一定矫正作用。

(4) 加强泌尿和性腺功能。

(五) 禁忌

(1) 患有坐骨神经痛者需要谨慎练习。

(2) 上肢或下肢关节有炎症或伤痛者不宜练习。

第九节　英雄坐

体式名称：英雄坐（वीरासन Vīrāsana）

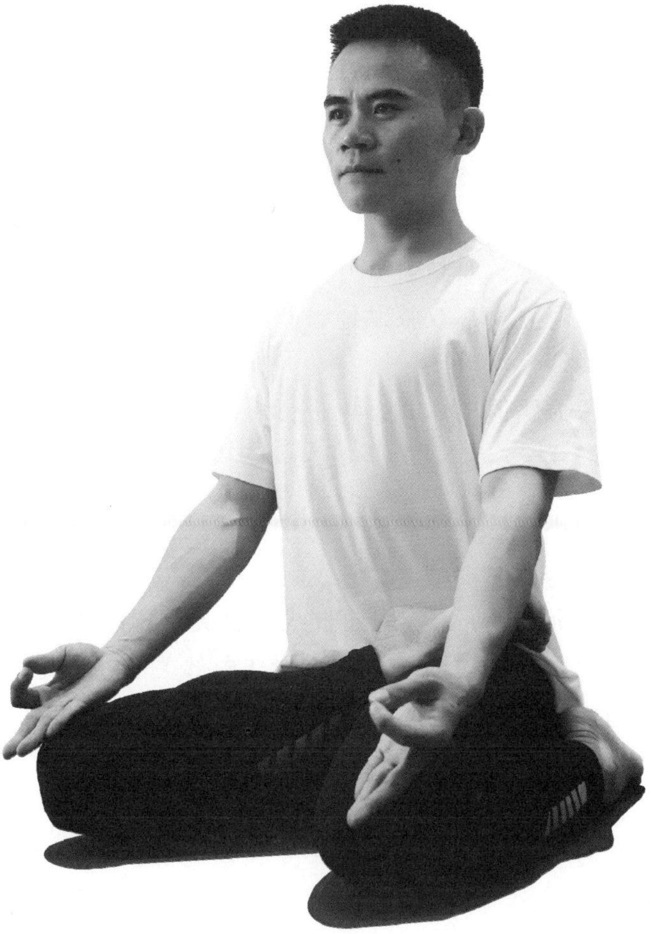

图 6-9　英雄坐

《格兰达本集》2.18 如下：

एकंपादमथैकस्मिन्विन्यसेदूरुसंस्थितम् ।
इतरस्मिंस्तथापश्चाद्वीरासनमितीरितम् ॥ २.१८ ॥

ekampādamathaikasminvinyasedūrusaṃsthitam |
itarasmiṃstathāpaścādvīrāsanamitīritam ||2.18||

将一只脚靠近另一条大腿，另一只脚保持在后面，这是英雄坐。（2.18）

（一）**练习方法**

（1）准备体式：手杖式。

（2）弯曲左侧膝盖，髋关节向内收，腿部肌肉内旋，将左脚掌置于左大腿下方，脚背、脚趾下压地面。

（3）弯曲右侧膝盖，髋关节向外展，将右脚脚背置于左大腿上方，脚后跟靠近大腿根部。

（4）两侧坐骨均匀着地，双膝盖分开的距离略比髋宽。

（5）脊柱延伸，腰背立直，双膝贴地，双手置于腿面上，结智慧手印，目视正前方。

（6）体式稳定后，原路退出体式，再进行反侧练习。

（二）**练习要点**

（1）下方折叠腿的小腿、脚踝和脚趾均应贴地且指向身体正后方，整个脚背下压地面，踝关节完全跖屈。

（2）弯曲腿时，启动髂腰肌等髋屈肌群维持髋关节弯曲，髋关节主动外展，还可用手将腿部肌肉由内到外被动外旋，让腿从根部关节处进行外旋运动，坐骨均匀稳定地坐实地面。

（3）髂肌和腰大肌主动收缩，腰背由坐骨沿着脊椎延展向上，微收腹部使得尾椎骨朝向地面，骨盆处于中立位。

（4）背伸肌群和腹横肌收缩维持躯干中立且稳定，使脊椎的延展更有空间，脊柱保持自然生理曲度。

（5）锁骨向左右两侧延伸至肩膀，有意识地放松上斜方肌、菱形肌、中斜方肌和下斜方肌，有助于肩胛骨后缩。背阔和肩胛区域轻微收缩，带动大臂、肩膀主动向外旋转，沉肩放松，左右肩膀维持在相同高度，胸腔自然扩展。

（6）伸直手臂后微曲手肘，大臂自然靠近肋骨两侧，双手掌心向上，分别置于同侧的膝盖上方，结成智慧手印，感官收束，保持专注。

（7）颈椎伸肌群处于中立位，在微拉长的状态下收缩，使颈椎稳定保持自然曲线。

（8）进入体式和保持最终体式时自然呼吸。

（三）降低难度的练习

（1）下肢僵紧或下方脚踝伸展感强烈者，可在脚踝下方垫折叠整齐的瑜伽毯作为支撑辅具，辅具边缘与瑜伽垫边缘平行或重合，瑜伽毯外侧边缘置于脚踝正下方，上下重合。体式稳定后，原路退出体式，再进行反侧练习。

（2）膝盖不适者可在大小腿之间垫支撑辅具减轻膝盖压力。

准备体式：金刚坐。

吸气，跪立起身，上身直立，臀部抬离脚后跟，双腿分开与坐骨同宽。

呼气，双手掌在膝盖两侧支撑落地，弯曲手臂，手肘内收，将头顶触地。

将折叠整齐的瑜伽毯从下方折叠腿的膝窝处，沿着小腿、脚踝的方向放置，尽量让膝窝不留空隙，同时在对侧臀部下方垫同等高度的支撑辅具。

再吸气，将身体回到跪立状态；呼气，将未放置瑜伽毯的一侧脚掌往前踩地与膝盖在同一条直线上。再吸气，脊柱延伸；呼气，身体重心后移，臀部向后坐。

弯曲右侧膝盖，髋关节向外展，将右脚脚背置于左大腿上方，脚后跟靠近大腿根部。

两侧坐骨均匀坐于支撑辅具上，双膝盖分开的距离略比髋宽。

脊柱延伸，腰背立直，双膝贴地，双手置于腿面上，结智慧手印，目视正前方。

体式稳定后，原路退出体式，再进行反侧练习。

（四）功效

（1）拉伸腿部韧带，强化足背肌群，改善扁平足。

（2）灵活脚踝、膝盖等下肢关节，缓解因痛风或风湿引起的膝部疼痛。

（3）促进肠胃蠕动，消除便秘，缓解胃部坠胀。

（4）缓解紧张、焦虑和其他负面情绪，有助于平心静气。

（五）禁忌

髋关节、膝关节或踝关节有炎症或伤痛者不宜练习。

第十节 弓式

体式名称：弓式（धनुरासन Dhanurāsana）

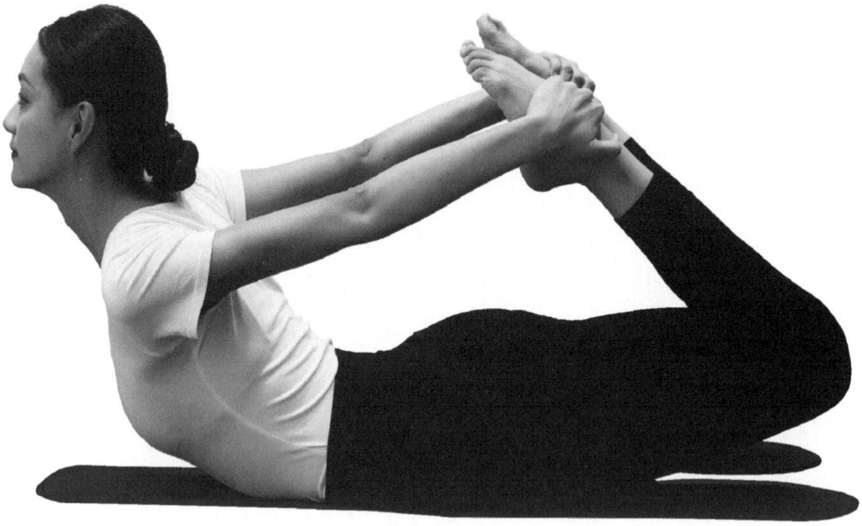

图 6-10 弓式

《格兰达本集》2.19 如下：

प्रसार्यपादौभुविदण्डरूपौकरौ च पृष्ठेधृतपादयुग्मम् ।
कृत्वाधनुर्वत्परिवर्तिताङ्गंनिगद्यतेवैधनुरासनंतत् ॥ २.१९॥

prasāryapādaubhuvidaṇḍarūpaunkarau ca pṛṣṭhedhṛtapādayugmam |
kṛtvādhanurvatparivartitāṅgaṃnigadyatevaidhanurāsanaṃ tat || 2. 19||

在地上伸直双腿，像棍子一样。双手向后，抓住双脚，让身体像弓一样。根据瑜伽士的说法，这是弓式。(2.19)

（一）练习方法

(1) 准备体式：俯卧。

(2) 双腿分开与坐骨同宽。

(3) 弯曲双膝，脚后跟靠近臀部，双手抓握同侧脚踝、脚掌或脚趾。

(4) 绕动双肩、大臂向外旋转，扩展胸腔，肩胛骨向身体中线收拢，肩下沉，颈部延伸。

(5) 吸气，将大小腿和上身耻骨以上部位的腹部、胸腔、头部都抬离地面，后背收缩；呼气，保持体式稳定，呼吸自然顺畅。

(6) 体式稳定后，原路退出体式，再进行重复练习。

（二）练习要点

(1) 双腿始终保持向内夹，大腿内侧启动发力，控制双膝分开与坐骨同宽，不要为了抬高双腿而将双膝过度分开，使得腰椎压力增大。

(2) 脊椎呈弓形，颈椎自然延伸无挤压感，头部不宜过度后仰，肩膀和大臂充分外旋有助于胸腔充分扩展，上背部肌肉收缩，后腰背和臀部肌肉收缩发力，将骶骨向下卷向地面，增加腰骶部空间，促进脊柱延伸无挤压。

(3) 膝盖向后、向上提，带动身体前侧充分伸展，后侧完全收缩，耳朵和脚趾彼此靠近。

(4) 进入体式时吸气，保持体式时自然呼吸，退出体式时呼气。

（三）降低难度的练习

根据身体情况，在阶段一、二可以选择是否使用伸展带，阶段三需要借助伸展带进行练习。

阶段一：同侧伸展练习。将伸展带固定在右脚踝上，稳固、安全、舒适地放置，同侧手抓握伸展带，抓握程度视身体素质情况而定，左侧的手臂、腿脚分别向两端伸展、贴地，左侧腋窝离地，始终保持骨盆处于中立位。右侧肩膀大臂外旋，回勾右脚掌，吸气，上背部肌肉启动伸展右胸廓，右侧肩膀、胸腔、大腿均抬离地面，右小腿向远、向后带动肩膀伸展到极限。体式稳定后，原路退出体式，再进行反侧练习。

阶段二：对侧伸展练习。将伸展带固定在右脚踝上，稳固、安全、舒适地放置，对侧手抓握伸展带，抓握程度视身体素质情况而定，右侧的手臂、左侧的腿脚分别向两端伸展、贴地，右侧腋窝离地，始终保持骨盆处于中立位。左侧肩膀、大臂外旋，回勾右脚掌，吸气，上背部肌肉启动伸展左胸廓，左侧肩膀、胸腔、右大腿均抬离地面，右小腿向远向后带动肩膀伸展到极限。体式稳定后，原路退出体式，再进行反侧练习。

阶段三：同侧手脚对称抓握练习。将伸展带分别固定在左右脚踝上，稳固、安全、舒适地放置，弯曲双膝，脚后跟贴近臀部，同侧手抓握伸展带，抓握程度视身体素质情况而定。

方法一：肩膀、大臂外旋，吸气，启动上背部肌肉，大腿前侧肌肉启动，胸腔、大腿均抬离地面；呼气，大腿内侧内收调整膝盖与髋同宽，骶骨卷向地面，释放腰骶部压力，保持骨盆处于中立位。再次吸气，膝盖向后向上提，带动身体前侧充分伸展；再次呼气，身体后侧完全收缩，耳朵和脚趾彼此靠近。体式稳定后，原路退出体式，稍作休息，再进行重复练习。

方法二：肩膀、大臂持续外旋，直至手臂伸展至头顶上方，腋窝朝斜前方的地面打开，手肘关节指向正前方，再屈手臂，抓握伸展带的双手指向脚后跟方向。吸气，扩展胸腔，大腿抬离地面；呼气，伸直手臂，大腿内侧内收调整膝盖与髋同宽，骶骨卷向地面，释放腰骶部压力，保持骨盆处于中立位；再次吸气，膝盖向后向上提，带动身体前侧充分伸展；再次呼气，身体后侧完全收缩，耳朵和脚趾彼此靠近。体式稳定后，原路退出体式，稍作休息，再进行重复练习。

（四）功效

（1）打开胸腔，灵活双肩，柔韧脊柱，缓解肩颈和背部疲劳，改善腰肌劳损。

（2）按摩腹部内脏器官，改善脾胃和消化不良，消除腹部赘肉。

（3）促进腺体分泌，刺激胰脏分泌胰岛素，刺激肾脏分泌肾上腺素等。

（4）促进骨盆血液循环，缓解经期疼痛。

（五）禁忌

（1）肩袖有伤痛者不宜练习。

（2）腹部有炎症或伤痛者不宜练习。

（3）患有严重腰椎间盘疾病者不宜练习。

（4）饱腹状态下不宜练习。

第十一节　摊尸式

体式名称：摊尸式（मृतासन Mṛtāsana）

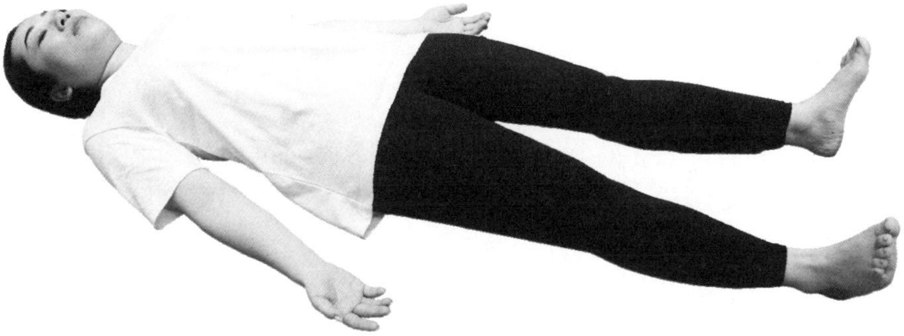

图 6-11　摊尸式

《格兰达本集》2.20 如下：

उत्तानंशववत्भूमौशयनंतुशवासनम् ।
शवासनंश्रमहरंचित्तविश्रान्तिकारणम् ॥२.२० ॥

uttānaṃśavavatbhūmauśayanaṃtuśavāsanam |
śavāsanaṃśramaharaṃcittaviśrāntikāraṇam ||2.20||

整个身体像尸体一样放松地躺在地上。这是摊尸式。可以消除疲劳，放松意识。(2.20)

(一) 练习方法

(1) 准备体式：仰卧。

(2) 双腿分开与坐骨同宽，双脚自然分开，垂向地面。

(3) 双臂分开，与身体约呈45°夹角，掌心朝上，手指自然弯曲。

(4) 微收下颌，后脑勺着地，轻闭双眼。

(5) 体式稳定后，在语言的引导下，自上而下依次放松身体各个部位。

(二) 练习要点

(1) 双脚分开与坐骨同宽，脚跟外侧支撑着地，双脚脚趾自然放置。

(2) 双腿完全放松，从大腿根部开始外旋，腿内侧朝上，腿后侧不要刻意下压地面。

(3) 通过微收腹部，上提耻骨至肚脐方向，肚脐沉向地面，进而带动尾骨卷向耻骨方向，远离腰椎，使骨盆保持中立位，下腰背部完全贴实地面。

(4) 双臂分开，从肩关节处开始做手臂外旋运动，掌心顺势朝上，腋下舒张，直至双臂离躯干的位置大约呈45°夹角，肩胛下沉带动双肩放松，远离双耳。

(5) 微收下颌，面部平行于地面，颈椎延伸，胸廓自然打开，舒展肋骨。

(6) 身体后侧的尾骨、脊柱和头颅底部完全处于身体中线上，两侧臀部、竖脊肌、肩膀均等下压地面；身体前侧的眉心、鼻梁、下巴、胸骨、肚脐和耻骨中央区域处于一条直线上。

(7) 呼吸均匀顺畅，轻闭双眼，意识专注，深度放松。

(三) 降低难度的练习

(1) 腰背部下方始终留有空间或感到紧张者，可使用以下方法进行降低难度的练习。

方法一：可利用折叠整齐的瑜伽毯或瑜伽抱枕作为支撑辅具，辅具与瑜伽垫长边缘垂直放置，膝窝置于支撑辅具上，微收腹部，耻骨上提至肚脐方向，带动尾骨卷向耻骨方向，远离腰椎，腰骶部的紧张感便可得以缓解。

方法二：仰卧后弯曲双膝膝关节，将脚掌踩地，双脚分开与坐骨同宽，脚跟靠近臀部两侧，这时再结合骨盆卷动，微收腹部，耻骨上提至肚脐方向，带动尾骨卷向耻骨方向，远离腰椎，下腰背部便会更贴实地面。

(2) 肩颈紧张者，为了维持颈椎C形的生理结构，可将折叠整齐的瑜伽毯垫于颈椎下方，高度刚好支撑后脑勺、颈后侧和肩后侧，保持脊柱自然生理曲度，放松全身。

（四）功效

（1）深度放松身体，消除肌肉紧张感，缓解身体酸痛。

（2）消除疲劳，缓解压力，加强意识对身体的觉知。

（3）促进睡眠，改善睡眠质量。

第十二节　秘密坐

体式名称：秘密坐（गुप्तासन Guptāsana）

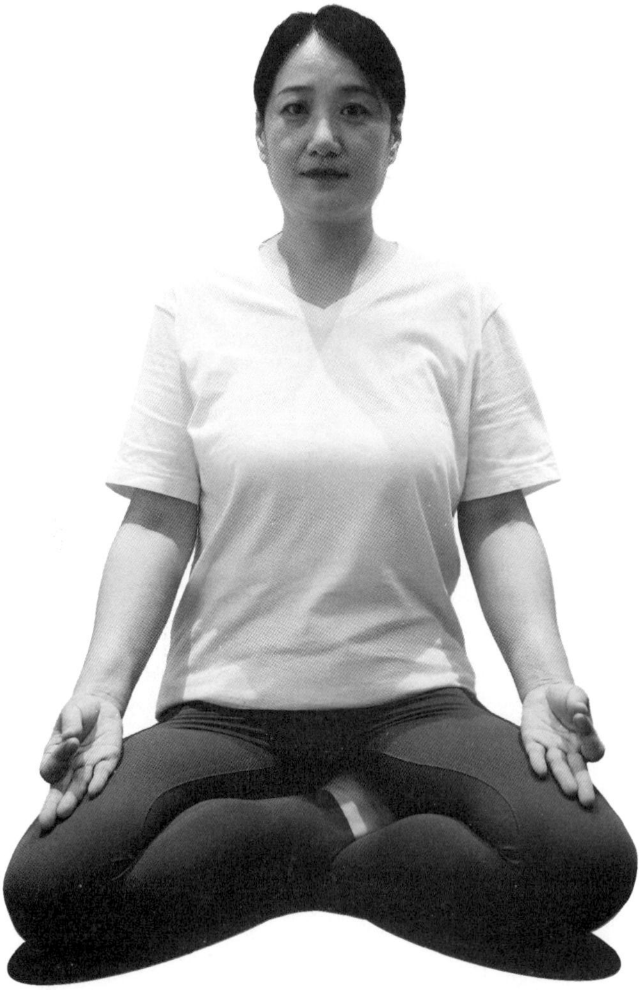

图 6-12　秘密坐

《格兰达本集》2.21 如下：

जानूर्वोरन्तरेपादौकृत्वापादौ च गोपयेत् ।
पादोपरि च संस्थाप्यगुदंगुप्तासनंविदुः ॥२.२१॥

jānūrvorantarepādaukṛtvāpādau ca gopayet /
pādopari ca saṃsthāpyagudaṃguptāsanaṃviduḥ //2.21//

保持双脚隐藏在双膝的中间，将肛门区域置于两脚之间，这是秘密坐。（2.21）

（一）**练习方法**

（1）准备体式：手杖式。

（2）弯曲右侧膝盖，髋关节向外展，将右脚后跟抵住会阴，脚掌藏于左大腿下方。

（3）弯曲左侧膝盖，髋关节向外展，将左脚后跟抵住耻骨，脚掌藏于右腿的大小腿之间，双膝触地，保持双脚隐藏在双膝的中间，将肛门区域置于两脚之间。

（4）脊柱延伸，腰背立直，伸直手臂，双手掌心朝上置于双膝之上，结成智慧手印，脊柱中立伸展，双肩放松。

（5）双眼轻闭，或目光凝视鼻尖，或凝视眉心。

（6）体式稳定后，原路退出体式，稍作休息，再进行反侧练习。

（二）**练习要点**

（1）弯曲腿时，启动髂腰肌等髋屈肌群维持髋关节弯曲，髋关节主动外展，还可用手将腿部肌肉由内到外被动外旋，让腿从根部关节处进行外旋运动，使得两侧膝盖能下沉，落向地面，下方脚掌藏于大腿下方，上方脚掌藏于对侧的大小腿之间，双脚脚跟和脚踝上下叠放，两膝高度相同。

（2）髋关节充分外旋伸展，使得两侧坐骨均匀着地起到重要支撑作用，保持身体中正且稳定。

（3）髂肌和腰大肌主动收缩，腰背由尾骨沿着脊椎延伸向上，微收腹部，使尾椎骨朝向地面，确保骨盆处于中立位。

（4）背伸肌群和腹横肌收缩维持躯干中立且稳定，使脊椎的延展更有空间，脊柱保持自然生理曲度。

（5）锁骨向左右两侧延伸至肩膀，有意识地放松上斜方肌、菱形肌、中斜方肌和下斜方肌，有助于肩胛骨后缩。背阔和肩胛区域轻微收缩，带动大臂、肩膀主动向外旋转，沉肩放松，左右肩膀维持在相同高度，胸腔自然扩展。

(6) 伸直手臂后微曲手肘，大臂自然靠近肋骨两侧，双手掌心向上，分别置于同侧膝盖上方，结成智慧手印，感官收束，保持专注。

(7) 颈椎伸肌群处于中立位，在微拉长的状态下收缩，使颈椎稳定保持自然曲线。

(8) 双眼轻闭，或目光凝视鼻尖，或凝视眉心。

(9) 进入体式和保持最终体式时自然呼吸。

（三）降低难度的练习

(1) 下肢僵紧、髋关节外展程度有限、踝关节灵活度不足者，可以在弯曲双腿后，将脚后跟均落于体前的地面上，前后重合并处于身体中线。体式稳定后，原路退出体式，稍作休息，再进行反侧练习。

(2) 腰背延展程度不足、膝盖未贴地者，可使用瑜伽砖或折叠整齐的瑜伽毯作为支持辅具，辅具边缘与瑜伽垫边缘平行；坐于辅具之上，两侧坐骨均匀用力下压；再按步骤依次进入体式。体式稳定后，原路退出体式，稍作休息，再进行反侧练习。

（四）功效

(1) 伸展股四头肌、臀大肌、髋内收肌群以及踝关节周围的伸肌群，提升下肢关节灵活性，有助于打开髋关节，促进下肢血液循环。

(2) 改善坐姿，促进消化，缓解经期不适和坐骨神经痛。

(3) 缓解紧张、焦虑和其他负面情绪，有助于平心静气，适用于调息和冥想。

（五）禁忌

(1) 患有坐骨神经痛或骶骨疾病者不宜练习。

(2) 膝关节或踝关节有炎症或伤痛者不宜练习。

第十三节 鱼式

体式名称：鱼式(मत्स्यासन Matsyāsana)

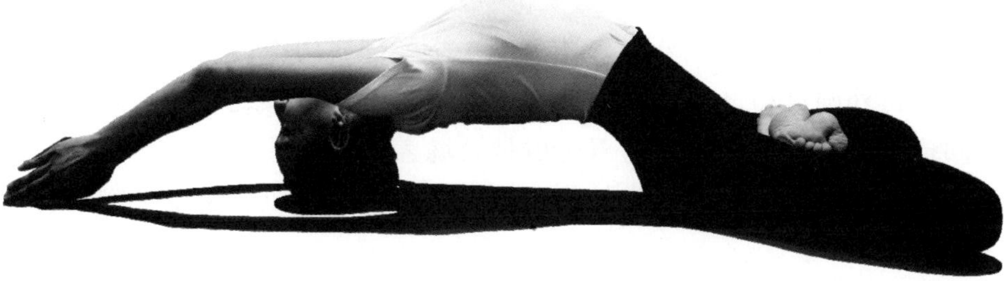

图 6-13 鱼式

《格兰达本集》2.22 如下：

मुक्तपद्मासनंकृत्वाउत्तानशयनंचरेत् ।

कूर्पराभ्यांशिरोवेष्ट्यंरोगघ्नंमात्स्यामासनम् ॥२.२२॥

muktapadmāsanaṃkṛtvāuttānaśayanaṃ caret /

kūrparābhyāṃśiroveṣṭyaṃrogaghnaṃmātsyāmāsanam//2.22//

在莲花坐的姿势中，将双手的肘部放在头部周围，平躺在地上，这是疾病的破坏者，被称为鱼式。(2.22)

(一) **练习方法**

(1) 准备体式：手杖式。

(2) 弯曲右侧膝盖，髋关节向外展，将右脚脚背置于左大腿面上，脚后跟靠近大腿根部。

（3）弯曲左侧膝盖，髋关节向外展，将左脚脚背置于右大腿面上，脚后跟靠近大腿根部，双膝下沉贴地，指向前方，先完成莲花坐。

（4）吸气，延伸腰背；呼气，双手臂向后伸展，弯曲手臂，小臂支撑地面，将头顶落地，颈部前侧充分伸展，胸腔、后背抬离地面。

（5）保持坐骨、双膝、头顶稳定支撑。吸气，伸直双臂，举过头顶；呼气，使肘部放在头部周围。

（6）体式稳定后，原路退出体式，再进行反侧练习。

（二）练习要点

（1）在完成莲花坐时，髋关节外旋的程度会直接影响最终体式的完成情况，所以在完成屈腿后，除了髋外展，还可用手将腿部肌肉由内到外旋，让腿从根部关节处进行外旋运动，以使膝盖更好地朝前，缩小双膝之间的距离。另外一条腿以同样的方式调整，最终将双膝触地，膝盖朝前。

（2）交盘之后，尽量让双脚的脚后跟靠近身体髂腰肌的位置，脚掌心正朝上方。

（3）坐骨均匀、稳定地坐实地面，充分伸展腰大肌使得腰背部自然弓起，腰小肌和腹肌在拉长的状态下向心收缩，控制腰椎不发生过度挤压或移动；再通过充分伸展胸大肌、胸锁乳突肌、前锯肌、肋间肌等肌群扩展胸廓、腋窝区域，创造后弯空间，胸腔向上凸起，头顶触地后膝盖也不易离开地面；肋间肌等包裹胸廓的肌肉在拉长的状态下微收缩，防止肋骨外翻。

（4）在最终体式中，颈部前侧充分伸展，不要过度折叠，而要在延伸的状态下形成自然的弧线。

（5）后仰前吸气，头顶点地的过程中呼气；保持最终体式时，呼吸到胸底部有助于促进上脊柱和肩带伸展加强；呼吸专注于腹腔、骨盆，有助于臀部、髋关节、腹股沟等区域释放紧张感。

（三）降低难度的练习

（1）无法完成莲花坐或完成莲花坐后在后仰过程中髋关节伸展受限、膝盖不能触地者，可将双腿在手杖式的基础上始终保持伸直，再按步骤依次进入体式。体式稳定后，原路退出体式，稍作休息，再进行重复练习。

（2）脊椎灵活性不足、腰椎压力大者，可将瑜伽枕垫于下腰背，沿着瑜伽垫长边一侧置于瑜伽垫正中央。先完成莲花坐，吸气，呼气双手臂向后伸展，弯曲手臂，小臂支撑地面，将腰椎以上的胸椎、颈椎都完整地平躺于抱枕上。

微收腹部，保持身体稳定。再吸气，伸直双臂，举过头顶；再呼气，使肘部放在头部周围，将双臂落于抱枕上。体式稳定后，原路退出体式，稍作休息，再进行反侧练习。

（3）脊椎灵活性不足、胸椎伸展程度受限者，可将瑜伽砖垫于胸椎段，其边缘与瑜伽垫平行。先完成莲花坐，吸气，呼气双手臂向后伸展，弯曲手臂，小臂支撑地面，将肩胛骨下缘的胸椎段放于距离腰椎最近的瑜伽砖边缘线上，其他胸椎段顺势平躺于瑜伽砖上，将头顶落地，颈部前侧充分伸展。微收腹部，保持身体稳定。再吸气，伸直双臂，举过头顶，呼气，使肘部放在头部周围，并将双臂落于地面上。如果需要，还可以在头顶下方垫一块高度低于胸椎段的瑜伽砖作支撑。体式稳定后，原路退出体式，稍作休息，再进行反侧练习。

（4）肩带紧张者，可使用以下方法进行降低难度的练习。

方法一：先完成莲花坐，身体后仰稳定后，将手臂举过头顶，伸展手臂，手指向远处，手臂肌肉外旋缓解肩膀紧张感，伸展胸腔和腋窝，将大拇指落地即可。体式稳定后，原路退出体式，稍作休息，再进行反侧练习。

方法二：先完成莲花坐，身体后仰稳定后，继续保持双小臂在身体左右两侧支撑地面，通过小臂下压地面、斜方肌下沉、肩胛骨后缩使胸椎自然凸起。也可以在斜方肌下沉、肩胛骨后缩的基础上，用三指（大拇指、食指和中指）抓握同侧大脚趾。体式稳定后，原路退出体式，稍作休息，再进行反侧练习。

（四）功效

（1）伸展脊柱，打开胸腔，放松髋关节，促进下肢血液循环，矫正不良体态。

（2）头部血液倒流，促进头部血液循环，滋养面部，促进睡眠。

（3）扩展胸腔，强化颈部、腰腹核心和后背力量，促进肺叶活动，对哮喘和支气管炎有一定的缓解作用。

（4）缓解紧张、焦虑和其他负面情绪，有助于平心静气。

（五）禁忌

（1）患有坐骨神经痛者不宜练习。

（2）患椎间盘疾病者不宜练习。

（3）膝盖、脚踝或髋关节有炎症或伤痛者不宜练习。

第十四节　脊柱扭转式

体式名称：脊柱扭转式（मात्स्येन्द्रासन Mātsyendrāsana）

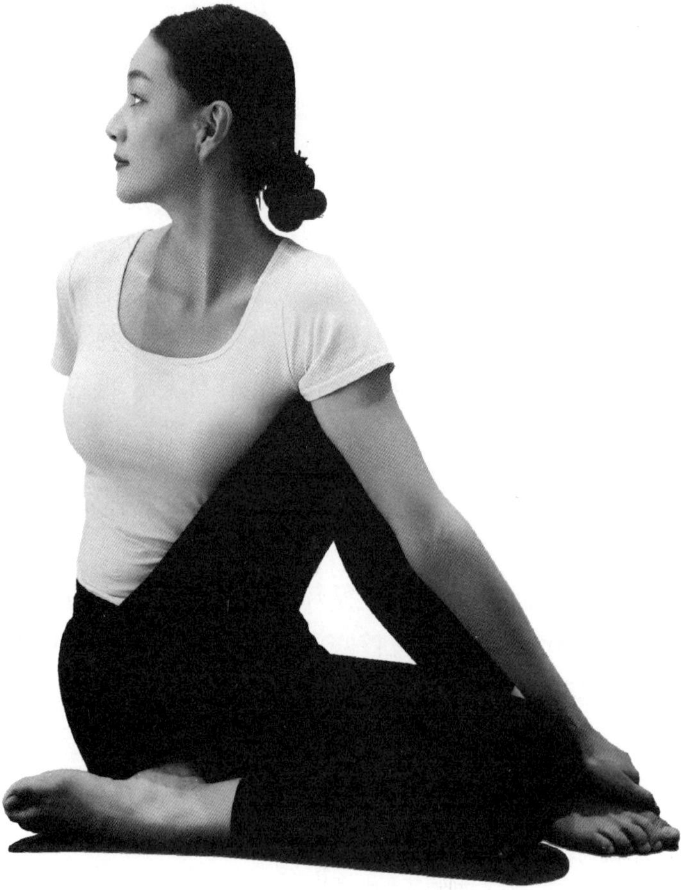

图 6-14　脊柱扭转式

《格兰达本集》2.23-2.24 如下：

उदरंपश्चिमाभासंकृत्वातिष्ठत्ययत्नतः ।
नम्रितंवामपादंहिदक्षजानूपरिन्यसेत् ॥२. २३॥
तत्रयाम्यंकूर्परं च वक्त्रंयाम्यकरेऽपिच ।
भ्रुवोर्मध्येगताद्दष्टिःपीठं मात्स्येन्द्रमुच्यते ॥२. २४॥

udaraṃpaścimābhāsaṃkṛtvātiṣṭhatyayatnataḥ /
namritaṃvāmapādaṃ hi dakṣajānūparinyaset //2. 23//
tatrayāmyaṃkūrparaṃ ca vaktraṃyāmyakare'pi ca /
bhruvormadhyegatādṛṣṭiḥpīṭhaṃmātsyendramucyate//2. 24//

将腹部向后拉，保持背部挺直。用力弯曲左腿，将脚后跟置于右大腿上方。(2.23)

用右肘支撑腿，将下巴放在右手，凝视眉心。这是脊柱扭转式。(2.24)

（一）练习方法

（1）准备体式：手杖式。

（2）弯曲右侧膝盖，将右脚掌踩于左侧膝盖旁的地面，膝盖、脚踝、脚尖指向同一方向。

（3）弯曲左侧膝盖，将左脚脚背外侧沿贴地，脚掌置于右侧臀部旁的地面，脚后跟贴近臀部，两侧坐骨均匀着地。

（4）吸气，左手臂经体侧带动脊椎柱和侧腰伸展高举过头，掌心向内；呼气，依次扭转下腰背部、脊柱、胸腔，将左大臂抵住右膝盖外侧。

（5）再次吸气，腰背和脊柱充分延伸，呼气，将左肩膀、大臂向内旋转，手掌抓握右脚脚踝或脚掌。

（6）再次吸气，右手臂经体侧带动脊椎和侧腰伸展向上；再次呼气，右手臂带动右肩、胸腔扩展，将右手掌置于臀部正后方，凝视眉心。

（7）保持最终体式过程中，吸气，脊椎延伸向上，呼气，加大扭转幅度。

（8）体式稳定后，原路退出体式，再进行反侧练习。

（二）练习要点

（1）两侧坐骨均着地，下方腿外旋并内收，膝关节弯曲，膝盖、脚踝、脚尖向同一方向延伸；股内侧肌得到一定伸展，同侧臀中肌和臀小肌被动伸展，腹外斜肌在扭转过程中收缩。上方腿弯曲并内收，同侧臀大肌、臀中肌、股外侧肌、梨状肌和阔筋膜张肌等肌肉被动拉长，髂胫束、股直肌在拉长状态下保持收缩。

(2) 骨盆随上半身微幅旋转，脊椎保持向上伸展的同时水平旋转，更深度的扭转需启动核心肌群控制。上方腿一侧的腹外斜肌伸展，腹内斜肌收缩，下方腿一侧恰好相反；两侧的脊椎伸肌群，如腰方肌、竖脊肌及其深层多裂肌在拉长状态下保持收缩，以帮助扭转深入和维持体式稳定。

(3) 双肩等高，从侧面看在同一个平面上。后方支撑地面的手臂外旋，肱二头肌、肱三头肌等肌群都在拉长的状态下收缩；抓握脚踝或脚掌的一侧手臂内旋，下斜方肌、菱形肌、背阔肌等肌肉收缩，肱三头肌在拉长的状态下收缩。

(4) 头部旋转时，视线同侧的胸锁乳突肌、多裂肌等肌肉在拉长的状态下收缩，对侧这些肌肉则处于伸展状态。

(5) 脊椎伸展时吸气，体位扭转时呼气。

（三）降低难度的练习

(1) 手无法抓握脚掌或脚踝者，可将左手大臂抵住右大腿外侧，腰背立直延伸，左手五指张开，掌心朝向面部正前方，或左手掌心贴放于右大腿外侧，右手在臀部后方地面支撑。吸气，延展脊柱，呼气，加大扭转幅度。体式稳定后，原路退出体式，再进行反侧练习。

(2) 下肢僵紧者，可使用以下方法进行降低难度的练习。

准备体式：手杖式。

弯曲右腿膝盖，将弯曲的右脚掌踩于左腿内侧的地面，距离左腿约一掌距离，脚跟距离坐骨约一拳头距离，左腿保持伸直，脚尖回勾。

吸气，左手臂经体侧带动脊椎柱和侧腰伸展高举过头，掌心向内，呼气时，依次扭转下腰背部、脊柱、胸腔，将左大臂抵住右膝盖外侧，掌心朝向面部正前方，或左手掌心贴放于右大腿外侧。

再次吸气，将右手臂经体侧带动脊椎和侧腰伸展；再次呼气，右手臂带动右肩、胸腔扩展，将右手掌置于臀部正后方，凝视眉心。

保持最终体式过程中，吸气，脊椎延伸向上，呼气，加大扭转幅度。

体式稳定后，原路退出体式，再进行反侧练习。

（四）功效

(1) 刺激脊柱神经，滋养脊柱，强健背部肌肉，灵活髋关节。

(2) 促进全身血液循环，有效排出淋巴系统毒素，增强身体抵抗力。

(3) 有助于改善肾上腺分泌，调节内分泌和新陈代谢，有益于肾脏。

(4) 打开胸腔，按摩腹部内脏器官，消除肠胃胀气，减少腰腹多余脂肪。

(五) 禁忌

(1) 腹部有炎症或伤痛者不宜练习。

(2) 患有椎间盘突出或脊椎骨质疏松症者不宜深入扭转。

(3) 饱腹状态下不宜练习。

第十五节　戈拉卡纳特式

体式名称：戈拉卡纳特式（गोरक्षासन Gorakṣāsana）

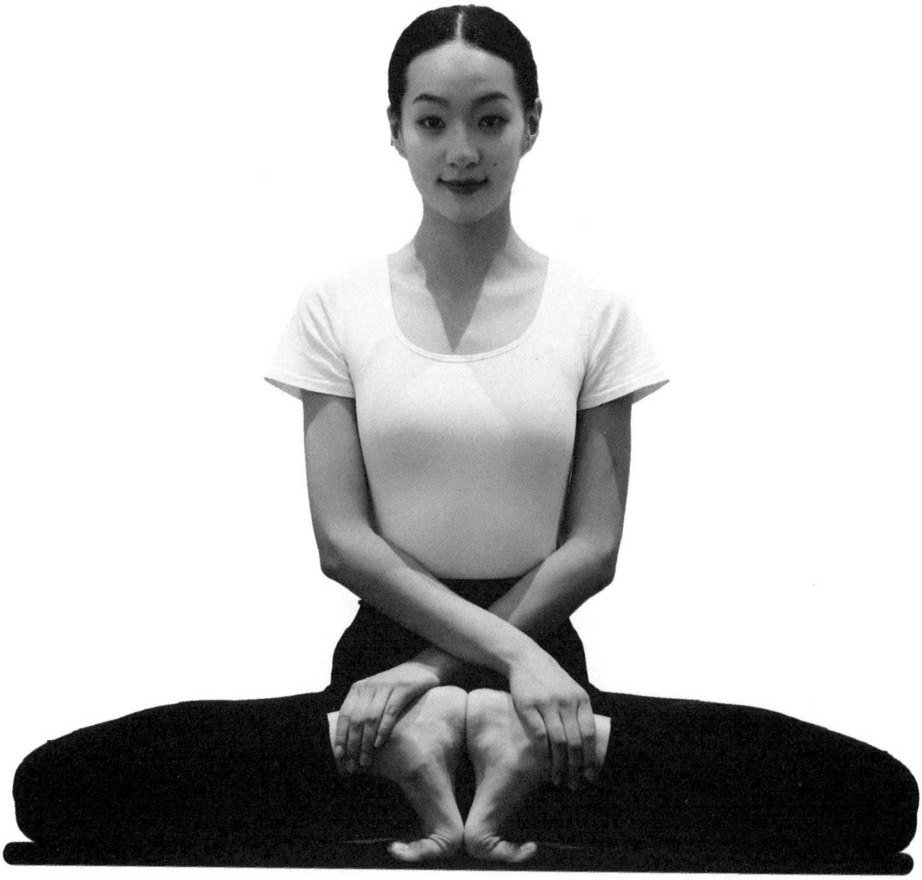

图 6-15　戈拉卡纳特式

《格兰达本集》2.25-2.26 如下：

जानूर्वोरन्तरेपादौउत्तानौव्यक्तसंस्थितौ ।
गुल्फौचाच्छाद्यहस्ताभ्यामुत्तानाभ्यांप्रयत्नतः ॥२.२५॥
कण्ठसंकोचनंकृत्वानासाग्रमवलोकयेत् ।
गोरक्षासनमित्याहुर्योगिनांसिद्धिकारणम् ॥२.२६॥

jānūrvorantarepādauuttānauvyaktasaṃsthitau /
gulphaucācchādyahastābhyāmuttānābhyāṃprayatnataḥ //2.25//
kaṇṭhasaṃkocanaṃkṛtvānāsāgramavalokayet /
gorakṣāsanamityāhuryogināṃsiddhikāraṇam //2.26//

保持双脚的脚趾隐藏在大腿和膝盖中间。(2.25)

双手握住双脚，收缩喉咙，凝视鼻尖。这是戈拉卡纳特式，能使瑜伽修行者获得超能力。(2.26)

（一）**练习方法**

(1) 准备体式：手杖式。

(2) 弯曲双膝膝盖，髋关节充分向外展开，双手抓握脚掌，脚跟、脚底相触，将脚跟拉近会阴处，保持十个脚趾蹬地。

(3) 将双手置于臀部后方支撑，吸气，延伸脊背；呼气，身体前倾，直到双脚掌垂直地面，膝盖贴向地面。

(4) 将手腕交叉于肚脐前，双手抓住对侧的脚踝，立直腰背，收缩喉部，目光凝视鼻尖。

(5) 体式稳定后，原路退出体式，可进行重复练习。

（二）**练习要点**

(1) 戈拉卡纳特式对髋关节、膝关节和踝关节的灵活性要求极高，启动髂腰肌等髋屈肌群维持髋关节弯曲，髋关节主动外旋，还可用手将腿部肌肉由内到外旋，让腿从根部关节处进行外旋运动；膝关节充分外旋、翻转，膝盖面向身体左右两侧落地；脚踝关节背屈，双脚脚掌贴合，置于体前，脚掌垂直于地面；跖趾关节充分背屈，保持双脚脚趾隐藏在大腿和膝盖中间。

(2) 通过下肢肌肉充分外旋带动关节运动，使得双腿更舒适稳定，两侧坐骨均匀着地起到重要支撑，保持身体中正且稳定。

(3) 髂肌和腰大肌主动收缩，腰背由尾骨沿着脊椎延伸向上，背伸肌群和腹横肌收缩维持躯干中立且稳定，使脊椎的延展更有空间，脊柱保持自然生理曲度。

（4）伸直手臂后微曲手肘，大臂自然靠近肋骨两侧，双臂在体前交叉，掌心朝下分别置于对侧脚踝上；锁骨向左右两侧延伸至肩膀，有意识地放松上斜方肌、菱形肌、中斜方肌和下斜方肌，有助于肩胛骨后缩；背阔和肩胛区域轻微收缩，带动大臂、肩膀主动向外旋转，沉肩放松，左右肩膀维持在相同高度，胸腔自然扩展。

（5）颈椎伸肌群处于中立位，在微拉长的状态下收缩，使颈椎稳定保持自然曲线。

（6）收缩喉部，凝视鼻尖，感官收束，保持专注。

（7）进入体式和保持最终体式时自然呼吸。

（三）降低难度的练习

（1）腰背无法立直或膝盖无法贴地者，可以使用瑜伽砖或折叠整齐的瑜伽毯作为支撑辅具，辅具边缘与瑜伽垫边缘平行；坐于辅具之上，两侧坐骨均匀用力下压；再按步骤依次进入体式的练习。体式稳定后，原路退出体式，可进行重复练习。

（2）双脚脚跟和脚掌无法垂直相对者，手杖式准备，弯曲双膝膝盖，髋关节充分向外展开，双手抓握脚掌，脚跟、脚底相触，将脚跟拉近会阴处，吸气，延伸脊背；呼气，双膝下沉贴地。体式稳定后，原路退出体式，可进行重复练习。

（四）功效

（1）增加腿部关节和腰部关节的灵活性，缓解臀部、小腿和膝盖的僵硬。

（2）有助于减少内脏脂肪，缓解肾脏疾病、痔疮和泌尿系统疾病。

（五）禁忌

（1）患有坐骨神经痛者不宜练习。

（2）跖趾关节、髋关节、膝关节或踝关节有炎症或伤痛者不宜练习。

第十六节　背部伸展式

体式名称：背部伸展式（पश्चिमोत्तानासन Paśċimottānāsana）

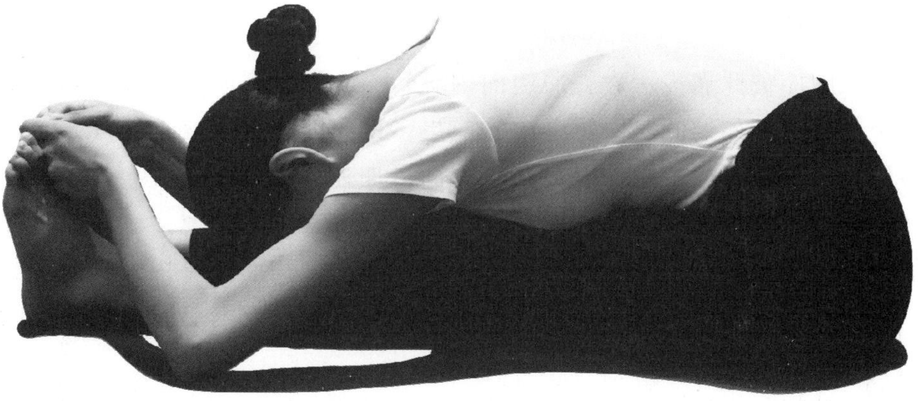

图 6-16　背部伸展式

《格兰达本集》2.27 如下：

प्रसार्यपादौभुविदण्डरूपौविन्यस्तभालंचितियुग्ममध्ये ।
यत्नेनपादौ च धृतौकराभ्यांतत्पश्चिमोत्तानमिहासनंस्यात् ॥२. २७॥

prasāryapādaubhuvidaṇḍarūpauvinyastabhālaṃcitiyugmamadhye |
yatnenapādau ca dhṛtaukarābhyāṃtatpaścimottānamihāsanaṃsyāt ||2. 27||

双腿伸直，像棍子一样自然地放在地上，抓住大脚趾。然后将头部置于双膝之间。因此，它是背部伸展式。(2.27)

（一）练习方法

(1) 准备体式：手杖式。

(2) 吸气，双手臂经身体两侧举过头顶，掌心相对，侧腰和脊背延伸。

(3) 呼气，以髋部为折叠前屈，腹、胸、额依次贴近腿面，双手从外侧抓握双脚大脚趾，手肘触地。

(4) 在身体允许的情况下，可进一步将双手十指交扣置于脚掌前方或一侧手掌抓握对侧手腕。

(5) 体式稳定后，原路退出体式，再进行重复练习。

（二）练习要点

(1) 双腿应彼此靠拢，大腿肌肉向内旋转，小腿肌肉向外旋转以调整双腿伸直并拢，脚掌回勾的同时，足弓内侧应更多地向前向远伸展，一方面使平常极少锻炼到的部位得以有效伸展，另一方面可加强体式的稳定性。

(2) 在背部伸展式中，膝窝要充分伸展、打开，下沉贴地，让膝盖下方与地面的空隙愈加狭小。但膝窝的打开不是一味地下压，而是靠将大腿前侧肌肉收缩，尤其股四头肌的收缩带动膝盖髌骨上提，这样更有助于膝窝和小腿的伸展深入，安全且有效。

(3) 大腿后侧腘绳肌在背部伸展式中持续进行伸展，体式的完成质量和深入程度与肌肉做功密不可分。该体式在进入过程中，臀部肌肉离心收缩应随着前屈伸展的幅度而加强，在最终状态下，肌肉离心收缩达到最大限度。

(4) 股四头肌的上提保证腿部稳定性，加以臀肌离心收缩为骨盆的稳定建立条件，两侧坐骨均匀着地。

(5) 脊背延伸从腰骶部开始，随着吸气，整个后背、侧腰均等延长，呼气时控制手臂、双肩、后背保持在一条直线上，腹部、胸腔、额头依次贴近腿前侧。最终体式后背平展，充分伸展。

(6) 手臂上举时吸气，前屈折叠时呼气；延伸时吸气，深入前屈时呼气。

（三）降低难度的练习

(1) 脊背延展程度有限者。

方法一：弯曲双膝，将伸展带套于脚掌下方，伸展带靠近脚后跟，双手分别抓握伸展带，保持后背平展，双脚内侧向前用力蹬伸展带向远。在保证后背始终平展的情况下，不断缩短伸展带长度，持续深入前屈，直至不用伸展带，双手抓握脚掌的同时保证腰背延伸。

方法二：弯曲双膝，将脚后跟着地支撑，大腿面贴近腹部和胸腔，双手分别抓握同侧脚掌，两侧坐骨稳定着地，臀肌舒展。吸气，从腰骶部位延伸脊背，扩展胸腔，充分伸展后背；呼气，使腹部、胸腔更贴合腿面，注意力集中在脊背的延展上。随着练习的深入，再逐渐将脚后跟远离臀部，使腿部后侧伸展逐渐深入。

方法三：将一条伸展带两端分别固定于脚掌靠近前脚掌处与腰骶部，以获得下腰背延伸，释放腰骶部的紧张感；另一条伸展带两端分别固定于脚掌靠近脚后跟处与肩胛骨下缘，以获得上背部的伸展感和胸廓延伸感。同时利用两条伸展带进行练习，持续加强整个后腰背的延伸感，练习过程中伸展带须牢牢固定并绷直。根据身体情况调整伸展带的松紧度，逐渐加深练习。

（2）腿部后侧伸展感强烈者。

方法一：将瑜伽砖或折叠整齐的瑜伽毯作为支撑辅具，沿着瑜伽垫边缘整齐摆放，双腿伸直，把膝窝落在支撑辅具上，将膝窝的伸展难度降低。前屈过程中，通过回勾脚掌伸展小腿肌肉，臀肌离心收缩伸展腘绳肌。

方法二：先完成单腿背部伸展式。山式坐立，弯曲右侧膝盖，脚掌抵住大腿内侧，靠近根部，左腿伸直。吸气，双手臂经身体两侧上举过头，掌心相对，侧腰和脊背延伸。呼气，以髋部为折叠前屈，腹、胸、额依次贴近腿面完成一侧单腿前屈伸展。体式稳定后，原路退出体式，再进行反侧练习。

（3）屈髋能力弱者。

屈髋能力弱的人群要重点伸展髂腰肌，可以通过练习拜日式中的“骑马式”达到对髂腰肌的锻炼。单侧练习时长 10 分钟左右。

阶段一：金刚坐准备，跪立，将右腿往前迈一大步，弯曲右膝，右腿的小腿垂直地面，双手在右脚掌两侧支撑地面，右脚和左手的距离与肩同宽，腹部、胸腔位于右大腿内侧；后方左腿膝盖轻触地，脚趾回勾蹬地向远，左大腿前侧肌肉启动；调整骨盆中正，将右侧股骨沿坐骨往后拉，右侧腹股沟完全收缩，右股骨转子陷入髋关节窝，同时左侧坐骨往前，左侧腹股沟伸展，骨盆处于中立位；随着吸气，脊背延伸，呼气，左脚蹬地不变，髋关节整体沉向地面，髂腰肌充分伸展。体式稳定后，原路退出体式，再进行反侧练习。

阶段二：在阶段一的基础上加大强度，将后方腿变为脚背、脚趾平铺于地面，膝盖尽量不触地，随呼气沉髋，髋伸程度加强。体式稳定后，原路退出体式，再进行反侧练习。

阶段三：在阶段二的基础上加大强度，继续保持后方脚背、脚趾平铺压地，膝盖尽量不触地。保证骨盆处于中立位，在体式稳定的前提下，将双手离地，上下交叠置于前方膝关节或大腿面上，或将双手扶住两侧腰；吸气，保持脊椎向上延伸，且保持正常生理曲度，肩胛带动双肩放松、下沉，胸腔扩展；呼气，缓慢、稳定地下沉髋关节，伴随着一次次呼吸，逐渐深入体式。体式稳定后，原路退出体式，再进行反侧练习。

（四）功效

（1）缓解肩背部僵硬紧张，改善脊椎活动度和灵活性，灵活髋关节。

（2）刺激肝、肾、子宫和卵巢等腹部器官，增加消化火，促进肠道蠕动，缓解便秘和痛经疼痛，减少腹部脂肪。

（3）降低血压，刺激鼻窦，减少鼻腔充血。

（4）刺激根轮，有助于唤醒昆达里尼能量。

（5）缓解紧张、焦虑和其他负面情绪，有助于平心静气。

（五）禁忌

（1）患有腰椎间盘突出者不宜练习。

（2）患有坐骨神经痛者不宜练习。

（3）患有疝气者不宜练习。

（4）腹部有炎症或伤痛者不宜练习。

第十七节　困难坐

体式名称：困难坐（उत्कटासन Utkaṭāsana）

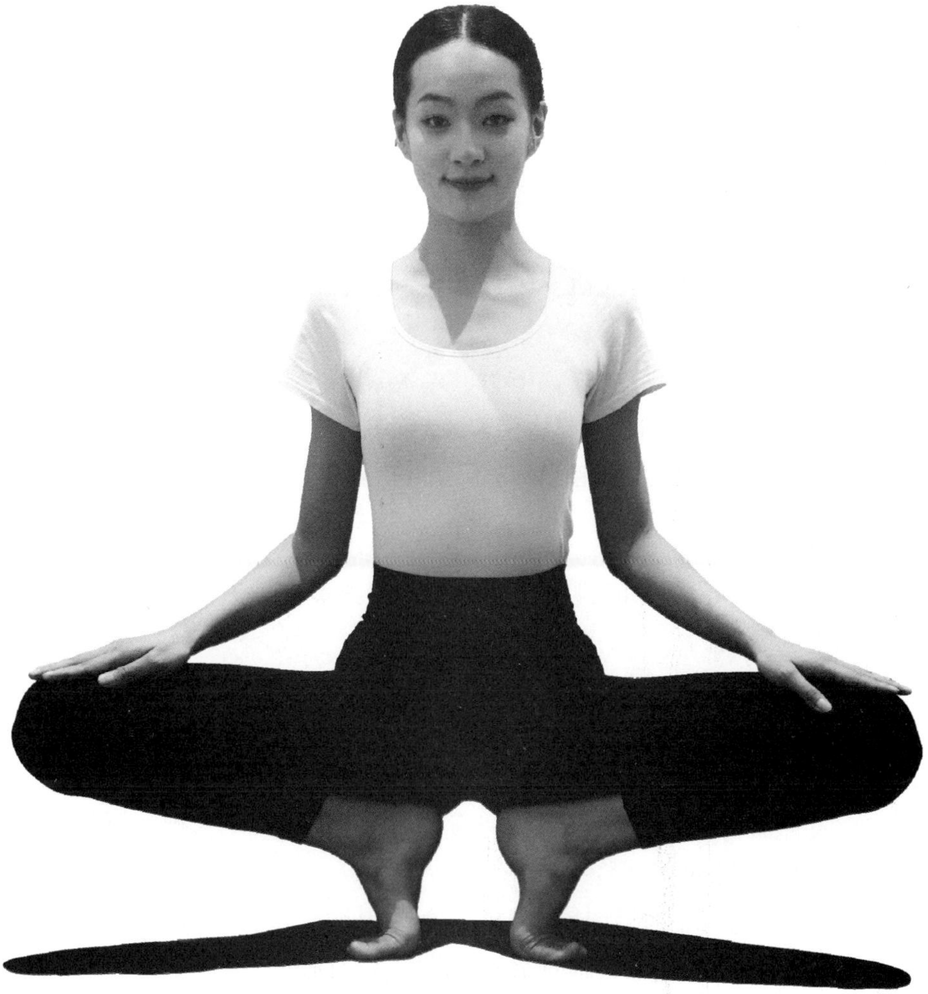

图 6-17　困难坐

《格兰达本集》2.28 如下：

अङ्गुष्ठाभ्यामवष्टभ्यधरांगुल्फौ च खेगतौ ।
तत्रोपरिगुदंन्यस्यविज्ञेयंतूत्कटासनम् ॥२.२८॥

aṅguṣṭhābhyāmavaṣṭabhyadharāṃgulphau ca khegatau /
tatroparigudaṃnyasyavijñeyaṃtūtkaṭāsanam//2. 28//

把脚尖放在地上，用脚尖支撑坐着，脚跟不要碰到地面，将肛门区域放在脚跟上。这是困难坐。(2.28)

（一）**练习方法**

(1) 准备体式：山式。

(2) 将双脚脚掌分别向外旋转 45°角打开。

(3) 双手扶住髋关节，吸气，腰背和脊椎向上延伸；呼气，髋关节向外展开，膝盖沿着脚尖的方向下蹲，脚后跟抬起，直至臀部落于脚后跟上，脚后跟位于肛门两侧。

(4) 将双手置于大腿或膝盖上方，掌心朝下，腰背立直，脊柱延展。

(5) 视线可固定在正前方某一点，或凝视眉心，或凝视鼻尖。

(6) 体式稳定后，原路退出体式，可进行重复练习。

（二）**练习要点**

(1) 跖趾关节背屈，前脚掌支撑地面，踝关节背屈，臀部坐于脚后跟之上，脚后跟置于肛门两侧。

(2) 膝盖、脚踝、脚尖保持在一条直线上，双膝与身体中线分开 45°角。

(3) 髂肌和腰大肌主动收缩，腰背由尾骨沿着脊椎延展向上，微收腹部使得尾椎骨朝向地面，骨盆处于中立位。

(4) 背伸肌群和腹横肌收缩保持身体中立且稳定，使脊椎的延展更有空间，脊柱保持自然生理曲度。

(5) 锁骨向左右两侧延长至肩膀，有意识地放松上斜方肌、菱形肌、中斜方肌和下斜方肌，有助于肩胛骨后缩。背阔和肩胛区域轻微收缩，带动大臂、肩膀主动向外旋转，沉肩放松，左右肩膀维持在相同高度，胸腔自然扩展。

(6) 伸直手臂后微曲手肘，大臂自然靠近肋骨两侧，双手掌心朝下，分别置于同侧大腿或膝盖上方。

（7）眼睛目视正前方某一固定点，或凝视眉心，或凝视鼻尖，感官收束，保持专注。

（8）下蹲前先吸气，下蹲过程中呼气，保持最终体式时自然呼吸。

（三）降低难度的练习

（1）脚支撑不稳定者。山式准备，双脚分开与髋同宽，将一块瑜伽砖放于双脚之间，其边缘与脚掌、瑜伽垫边缘平行。将双脚脚掌分别向外旋转45°角打开，双手扶住髋关节，将双足弓对称下压瑜伽砖边缘处。吸气，腰背和脊椎向上延伸；呼气，髋关节向外展开，膝盖沿着脚尖的方向下蹲，脚后跟抬起，直至臀部落于脚后跟上，脚后跟位于肛门的两侧。将双手置于大腿或膝盖上方，掌心朝下，腰背立直，脊柱延伸。眼睛目视正前方某一固定点，或目光凝视眉心、鼻尖。体式稳定后，原路退出体式，可进行重复练习。

（2）髋部外展程度不足者，可将双脚脚掌分别向外旋转打开的角度控制在45°角以内，再按步骤依次进入体式。体式稳定后，原路退出体式，稍作休息，可进行重复练习。

（3）下蹲困难、膝盖压力大者。山式准备，双腿分开与肩同宽，将双脚脚掌分别向外旋转45°角打开，双手扶住髋关节。吸气，腰背和脊椎向上延伸；呼气，髋关节向外展开，膝盖沿着脚尖的方向下蹲，脚后跟抬起，蹲到极限后将双手合掌于胸前，肘关节抵住膝盖、大腿内侧。再次吸气，腰背和脊椎延伸；再次呼气，沉肩放松、下沉。体式稳定后，原路退出体式，可进行重复练习。

（四）功效

（1）伸展股四头肌，尤其是股内侧肌，提高臀部肌肉韧性，增强髋部和下肢关节灵活性，促进下肢血液循环。

（2）刺激根轮，有助于唤醒昆达里尼能量。

（3）调节消化系统，促进消化，缓解便秘。

（4）缓解紧张、焦虑和其他负面情绪，有助于平心静气。

（五）禁忌

（1）脚掌或脚踝有炎症或伤痛者不宜抬起脚后跟。

（2）膝盖有炎症或伤痛者不宜练习。

第十八节　牛面坐

体式名称：牛面坐（सङ्कटासन Saṅkaṭāsana）

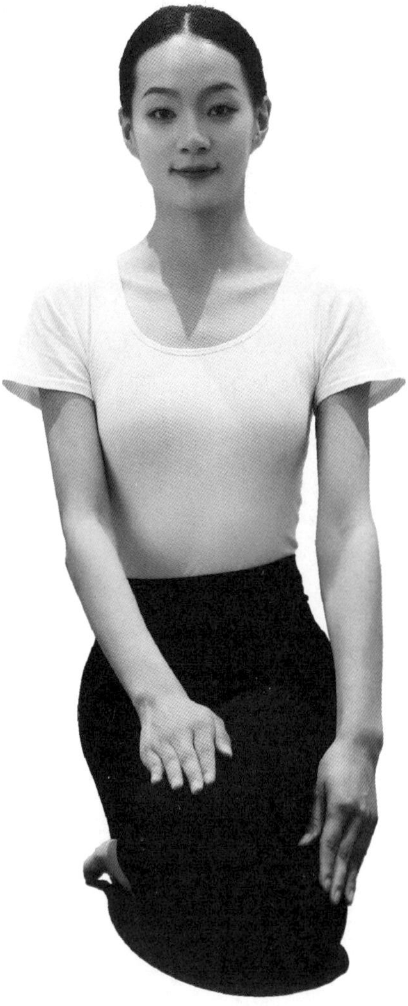

图 6-18　牛面坐

《格兰达本集》2.29 如下：

वामपादचितेर्मूलंविन्यस्यधरणीतले ।
पाददण्डेनयाम्येनवेष्टयेद्वामपादकम् ।
जानुयुग्मेकरयुग्मेतत्संकटासनम् ॥२.२९॥

vāmapādacitermūlaṃvinyasyadharaṇītale |
pādadaṇḍenayāmyenaveṣṭayedvāmapādakam |
jānuyugmekarayugmetatsaṃkaṭāsanam ||2. 29||

将左腿膝盖以下的部位置于地上，右腿包裹在左腿上，然后将双手放在膝盖上。这是牛面坐。(2.29)

（一）**练习方法**

(1) 准备体式：金刚坐。

(2) 俯身前倾，用手掌支撑地面，手指尖朝前，手臂和大腿垂直于地面。

(3) 双膝并拢，吸气，后背和脊椎延伸；呼气，将右小腿绕过左腿前方，左右膝盖前后重叠，再将右腿包裹到左腿上。

(4) 再次吸气、呼气，臀部后坐于脚后跟上方，双手置于双膝之上，腰背立直，双肩放松、下沉，眼睛目视前方某一固定点，或凝视眉心，或凝视鼻尖。

(5) 体式稳定后，原路退出体式，再进行反侧练习。

（二）**练习要点**

(1) 髋关节在外展的情况下内收，腿部肌肉内旋，双膝交叠，膝盖指向前方。双腿踝关节跖屈，被包裹的脚背、脚趾完全平铺贴地。

(2) 髂肌和腰大肌主动收缩，腰背由尾骨沿着脊椎延展向上，微收腹部使得尾椎骨朝向地面，骨盆处于中立位。

(3) 背伸肌群和腹横肌收缩保持身体中立且稳定,使脊椎的延展更有空间，脊柱保持自然生理曲度。

(4) 锁骨向左右两侧延长至肩膀，有意识地放松上斜方肌、菱形肌、中斜方肌和下斜方肌，有助于肩胛骨后缩。背阔和肩胛区域轻微收缩，带动大臂、肩膀主动向外旋转，沉肩放松，左右肩膀维持在相同高度，胸腔自然扩展。

(5) 伸直手臂后微屈手肘，大臂自然靠近肋骨两侧，双手掌心朝下置于双膝之上。

（6）眼睛要有凝视点，视线固定于正前方某一点，或凝视眉心，或凝视鼻尖。

（7）进入体式和保持最终体式时自然呼吸。

（三）降低难度的练习

（1）身体难以保持平衡稳定者，可以双腿缠绕后，将瑜伽砖以同样的高度对称置于身体两侧，手扶瑜伽砖，尝试将臀部向后坐于缠绕的小腿上。体式稳定后，原路退出体式，再进行反侧练习。

（2）腿部缠绕困难者，可使用以下方法进行降低难度的练习。

准备体式：金刚坐。

身体重心前移，手掌撑地，双手掌位于肩膀的正下方，双手分开的距离与肩同宽，双膝并拢，双臂、大腿与地面垂直，小腿、脚背、脚趾平铺压地。

将左侧小腿平移至双腿中间，吸气，后背和脊柱延伸；呼气，保持双手掌和左侧小腿支撑地面，将右腿绕过左侧膝盖前方，右膝盖和左膝盖前后叠放，右小腿和脚掌指向身体左后方 45°角方向。

调整右脚掌的外侧沿和外侧踝关节贴地，挪动左小腿指向身体右后方 45°角方向，脚掌外侧沿和外侧踝关节贴地，过程中自然呼吸。

再吸气，腰背、脊椎延伸；再呼气，将臀部坐于双腿之间，双脚后跟分别与两侧臀部触碰，双手搭于双膝上方，手掌上下交叠。

再吸气，脊椎延伸，腰背立直；再次呼气，沉肩放松，目视前方某一固定点，或凝视眉心，或凝视鼻尖。

体式稳定后，原路退出体式，再进行反侧练习。

（四）功效

（1）有助于血液循环，使身体充满活力。

（2）刺激根轮，有助于唤醒昆达里尼能量。

（3）有助于缓解胃胀气、消化不良、腰痛、失眠、心脏病、哮喘、痢疾等疾病。

（五）禁忌

（1）患有坐骨神经痛者不宜练习。

（2）膝盖、小腿或踝关节有炎症或伤痛者不宜练习。

第十九节　孔雀式

体式名称：孔雀式（मायूरासन Māyūrāsana）

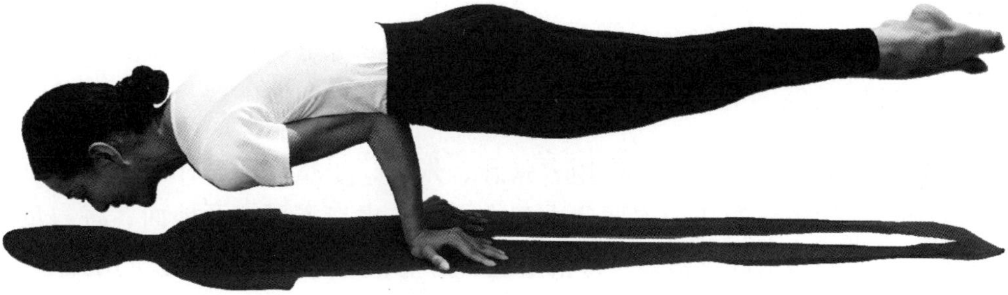

图 6-19　孔雀式

《格兰达本集》2.30 如下：

पाण्योस्तलाभ्यमवलम्ब्यभूमिंतत्कूर्परस्थापितनाभिपार्श्वम् ।
उच्चासनोदण्डवदुत्थितःखेमायूरमेतत्प्रवदन्तिपीठम् ॥२. ३० ॥

pāṇyostalābhyamavalambyabhūmiṃtatkūrparasthāpitanābhipārśvam |
uccāsanodaṇḍavadutthitaḥkhemāyūrametatpravadantipīṭham ||2. 30||

保持双手手掌牢牢地放在地上，将肘部放在肚脐两侧的后部。然后抬起双腿和身体，就像一根(直)棍。这是孔雀式。(2.30)

（一）练习方法

(1) 准备体式：金刚坐。

(2) 跪立起身，上身直立，双膝分开略比髋宽，双脚并拢，回勾蹬地。

(3) 俯身向前向下，弯曲双手手臂，将肘关节彼此靠近，抵住肚脐两边的肌肉，手指指向脚的方向。

(4) 依次伸直双腿向后，直到头、后背和双腿呈一条直线。

(5) 身体重心前移至手掌，吸气，胸腔扩展，自然仰头，全身肌肉收缩，将双脚抬离地面，绷直脚背，头部、颈部、肩部、背部和腿部在一条线上保持平衡。

(6) 体式稳定后，原路退出体式，再进行重复练习。

（二）练习要点

(1) 腕关节背屈，双手十指用力张开、张大，手指之间有伸展感，所有手指压实地面。注意控制压力不要集中到掌根上，虎口不要离开地面，将力量分散到手掌，大拇指指肚、指根，食指指肚、指根，小拇指指根要完全用力下压；中指指肚、指根，无名指指肚、指根和小拇指指肚要用力下压；掌心上吸，使身体稳定且轻盈。

(2) 肱二头肌与肱肌收缩使肘关节弯曲、稳定，肘关节的稳定还需肱三头肌持续伸展；旋后肌使前臂旋后；前锯肌、胸大肌、胸小肌等肌肉收缩使肩胛外展；回旋肌与三角肌收缩稳定并保护肩关节。

(3) 头后直肌、头上斜肌收缩协助颈椎伸展向前；腰大肌收缩使得肘关节顺利抵住腹部；脊柱伸肌收缩使得腰椎伸展。

(4) 腘绳肌、臀大肌收缩，伸展并内收髋关节；股肌群伸展使膝关节伸展；脚背向脚趾方向延伸向远。

(5) 调整身体重心，利用杠杆原理使身体保持稳定平衡。

(6) 进入体式时吸气，退出体式时呼气，保持最终体式时自然呼吸。

（三）降低难度的练习

双脚无法抬离地面保持平衡者，可以分两个阶段进行降低难度的练习。

阶段一：进入体式后，腿不抬离地面，保持双脚脚趾蹬地的状态。在此状态下，进一步伸展颈椎、腰椎，肘关节始终内夹支撑于腹部下方，启动腘绳肌、臀大肌收缩，伸展并内收髋关节。体式稳定后，原路退出体式，再进行重复练习。

阶段二：在阶段一的基础上，单腿交替抬离地面。体式稳定后，原路退出体式，再进行重复练习。在身体允许的情况下，可以尝试将双腿同时抬离地面。

（四）功效

（1）增强前臂、手腕和肘部的力量。

（2）促进新陈代谢，改善消化功能，治愈胃部和脾脏疾病，促进体内毒素的排出。

（3）按摩消化器官，刺激肠胃蠕动，可用于治疗腹胀、便秘、糖尿病和肝肾阻滞。

（五）禁忌

（1）手腕或手肘有炎症或伤痛者不宜练习。

（2）腹部有炎症或伤痛者不宜练习。

第二十节　公鸡式

体式名称：公鸡式(कुक्कुटासन Kukkuṭāsana)

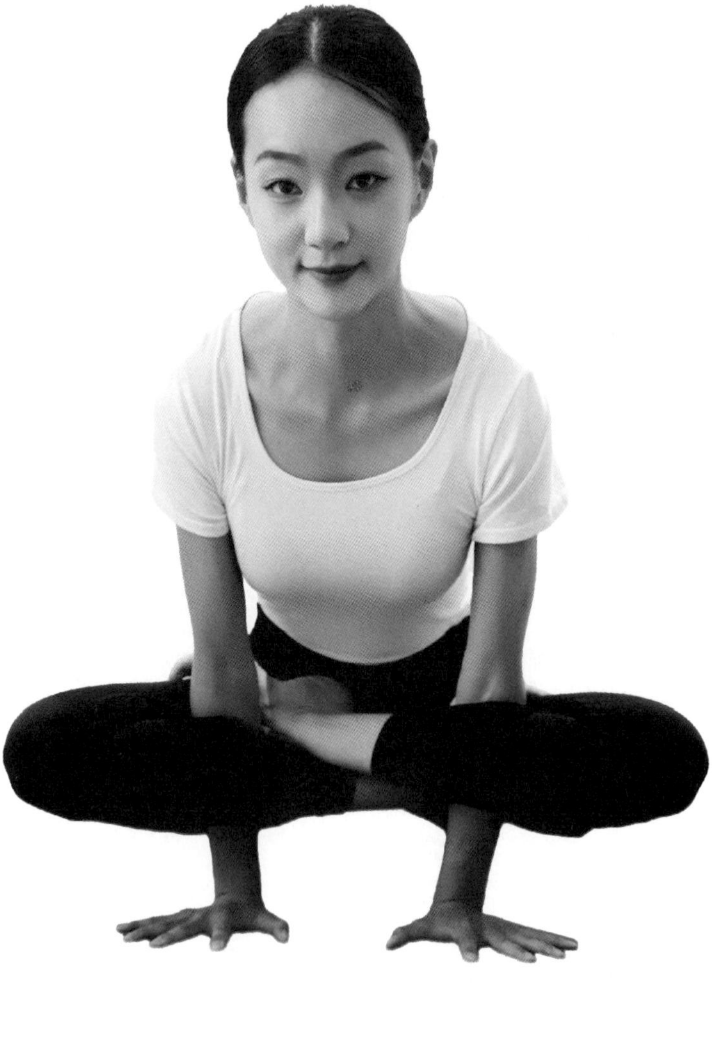

图 6-20　公鸡式

《格兰达本集》2.31 如下：

पद्मासनंसमासाद्यजानूर्वोरन्तरेकरौ ।
कूर्पराभ्यांसमासीनोउच्चस्थःकुक्कुटासनम् ॥२.३१॥

padmāsanaṃsamāsādyajānūrvorantarekarau |
kūrparābhyāṃsamāsīnouccasthaḥkukkuṭāsanam ||2.31||

采用莲花坐，将双手插入大腿和小腿之间，手掌牢牢地放在地上，将身体从地上抬起。身体由肘部支撑。这是公鸡式。(2.31)

（一）**练习方法**

(1) 准备体式：手杖式。

(2) 弯曲右侧膝盖，髋关节向外展，将右脚脚背置于左大腿上方，脚后跟靠近大腿根部。

(3) 弯曲左侧膝盖，髋关节向外展，将左脚脚背置于右大腿上方，脚后跟靠近大腿根部，完成莲花坐。

(4) 将左右手依次穿过同侧大小腿中间的空隙处，身体由肘部支撑，双臂与肩同宽，手掌张开，掌心朝下撑地。

(5) 保持双手十指张开，牢牢压地，吸气，延伸脊柱，双膝靠近胸腔，呼气，肘部支撑身体，将臀部抬离地面，眼睛凝视斜前方地面某一固定点。在体式稳定的情况下尽量持久，呼吸顺畅自然。

(6) 体式稳定后，原路退出体式，再进行反侧练习。

（二）**练习要点**

(1) 双手十指用力张开、张大，手指之间有伸展感，所有手指压实地面。控制压力不要集中到掌根上，虎口不要离开地面，将力量分散到手掌，大拇指指肚、指根，食指指肚、指根，小拇指指根完全用力下压；中指指肚、指根，无名指指肚、指根和小拇指指肚要用力下压；掌心上吸，使身体稳定且轻盈。

(2) 腹部肌肉收缩可以使双腿更好地抬离地面，耻骨内收上提，减少身体的晃动。

(3) 保持最终体式时呼吸尽量深长饱满，退出体式时先吸气，再呼气。

（三）**降低难度的练习**

(1) 双手无法同时穿过双腿间隙处者，可将一只手放于大小腿之间，另一只手在大腿外侧地面支撑。体式稳定后，原路退出体式，再进行反侧练习。

（2）双手能穿过双腿间隙处，但无法将臀部抬离地面者，可先将双手解出，放于臀部两侧支撑，根据身体情况，在双手掌下方垫适当高度的瑜伽砖，增高臀部抬离地面的高度。体式稳定后，原路退出体式，再进行反侧练习。

（四）功效

（1）强化双臂、肩膀以及腹部核心力量，提高身体平衡性和协调性。

（2）增强髋关节活动度，灵活脚踝、膝盖等下肢关节，促进下肢血液循环。

（3）刺激肾上腺，调节血压、新陈代谢和免疫系统。

（4）刺激根轮，有助于唤醒昆达里尼能量。

（5）刺激内啡肽的分泌，改善睡眠，有助于提高睡眠质量。

（6）缓解紧张、焦虑和其他负面情绪，有助于平心静气。

（五）禁忌

（1）手腕关节有炎症或伤痛者不宜练习。

（2）膝盖、脚踝、髋关节有炎症或伤痛者不宜练习。

（3）腰腹有炎症或伤痛者不宜练习。

（4）饱腹状态下不宜练习。

第二十一节 龟式

体式名称：龟式（कूर्मासन Kūrmāsana）

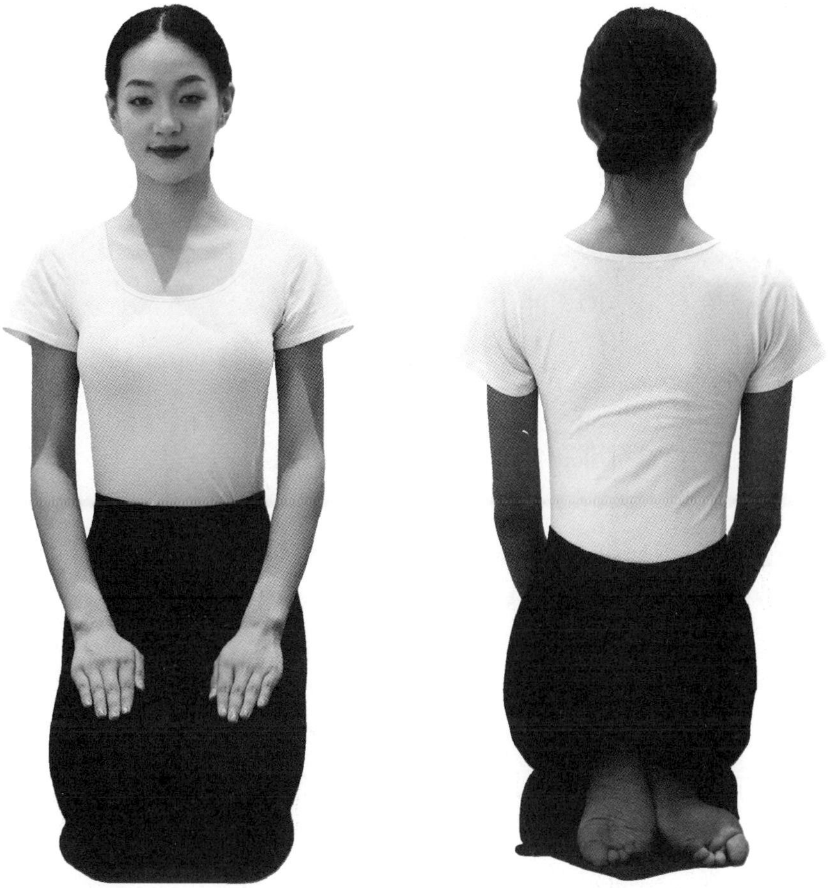

图 6-21 龟式

《格兰达本集》2.32 如下：

गुल्फौ च वृषणस्याधोव्युत्क्रमेणसमाहितौ ।
ऋजुकायशिरोग्रीवंकूर्मासनमितीरितम् ॥२.३२॥

gulphau ca vṛṣaṇasyādhovyutkrameṇasamāhitau /
ṛjukāyaśirogrīvaṃkūrmāsanamitīritam //2.32//

将两个脚跟以相反的方向放在睾丸下方，身体坐立，头部和颈部伸直呈一条直线，这是龟式。（2.32）

（一）**练习方法**

（1）准备体式：金刚坐。

（2）吸气，跪立起身，上身直立，臀部抬离脚后跟。

（3）呼气，将右小腿经过左小腿上方，右脚踝和左脚踝上下交叠，双膝尽量不分开。

（4）再吸气，脊椎延伸向上；再呼气，臀部后坐于右脚后跟上，脚后跟抵住肛门，双手自然置于同侧大腿上方。

（5）体式稳定后，原路退出体式，再进行反侧练习。

（二）**练习要点**

（1）双脚脚踝上下交叠，双膝盖尽量靠近指向前方。双脚向身体后方延伸，下方腿的小腿、脚踝、脚背贴地。

（2）微收腹部，耻骨向肚脐的方向上提，尾骨内收，骨盆处于中立位。

（3）躯干伸肌群和腹横肌收缩，脊椎伸展，使得躯干稳定处于中立位。腰背直立，脊椎沿着头顶方向延伸，保持自然生理曲度。

（4）锁骨向左右两侧延长至肩膀，背阔和肩胛区域均等下沉，带动大臂主动向外旋转，沉肩放松，左右肩膀维持在相同高度，胸腔自然扩展。

（5）弯曲手肘，大臂自然靠近肋骨两侧，双手掌心朝下置于同侧大腿上方，感官收束，保持专注。

（6）视线凝视某一固定点，保持体式稳定。

（三）**降低难度的练习**

（1）下肢僵紧或脚踝伸展感强烈者，可根据以下情况进行降低难度的练习。

情况一：下方接触地面的脚踝伸展感强烈者，可在脚踝下方垫折叠整齐的瑜伽毯作为支撑辅具，辅具边缘与瑜伽垫边缘平行或重合摆放，瑜伽毯外侧边缘置于脚踝正下方，上下重合。

情况二：双脚踝交叠处伸展强烈者，可在两脚踝之间垫瑜伽毯以减轻脚踝伸展程度。体式稳定后，原路退出体式，再进行反侧练习。

（2）后坐困难或腰背部紧张者，可垫瑜伽砖和折叠整齐的瑜伽毯作为支撑辅具，将折叠整齐的瑜伽毯垫于脚后跟之上，瑜伽毯的厚度以后坐之后身体稳定舒适为宜，再将瑜伽砖以适宜的高度置于身体两侧，手扶于同侧瑜伽砖上。体式稳定后，原路退出体式，再进行反侧练习。

（3）膝盖不适者，可在大小腿之间垫支撑辅具减轻膝盖压力。

准备体式：金刚坐。

吸气，跪立起身，上身直立，臀部抬离脚后跟。

呼气，双手掌在膝盖两侧支撑落地，弯曲手臂，手肘内收，将头顶触地。

将右小腿经过左小腿上方，右脚踝和左脚踝上下交叠，双膝尽量不分开。

将折叠整齐的瑜伽毯垫于大小腿之间，尽量让膝窝不留空隙。

吸气，将身体回到跪立状态。再吸气，脊柱向上延伸；再呼气，身体重心后移，臀部向后坐。

弯曲手肘，大臂自然靠近肋骨两侧，双手掌心朝下置于同侧大腿上方。

体式稳定后，原路退出体式，再进行反侧练习。

（四）功效

（1）矫正脊柱和骨盆，促进性腺分泌，调节生殖系统和排泄系统。

（2）灵活脚踝、膝盖等下肢关节，促进下肢血液循环。

（3）刺激根轮，有助于唤醒昆达里尼能量。

（4）缓解紧张、焦虑和其他负面情绪，有助于平心静气。

（五）禁忌

（1）膝关节或踝关节有炎症或伤痛者不宜练习。

（2）患坐骨神经痛者不宜练习。

第二十二节　立龟式

体式名称：立龟式（उत्तानकूर्मासन Uttānakūrmāsana）

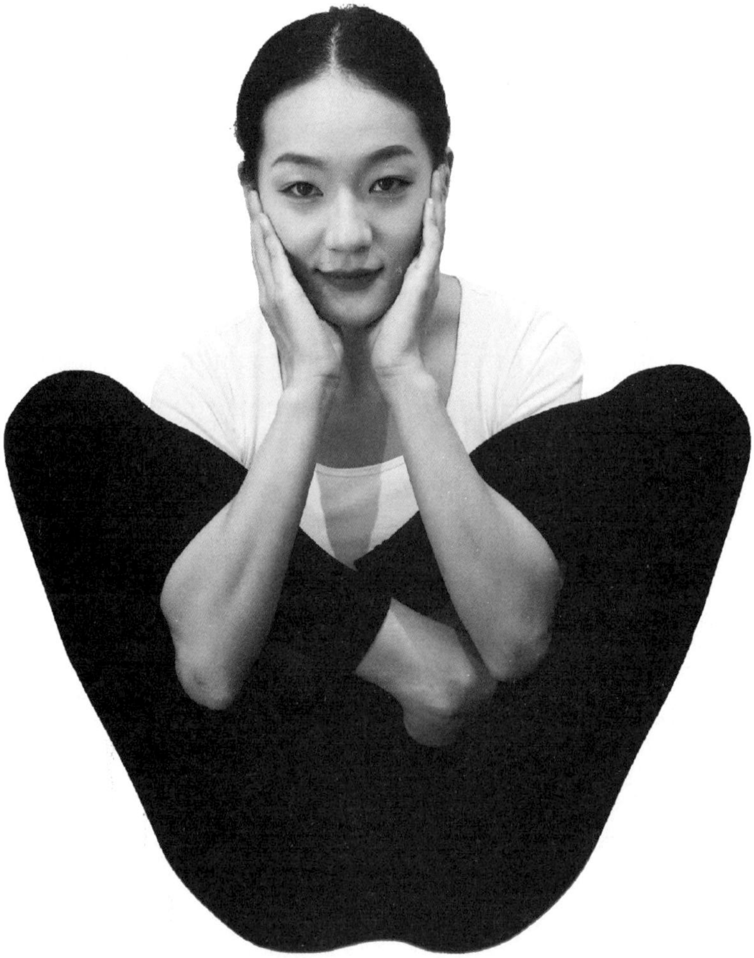

图 6-22　立龟式

《格兰达本集》2.33 如下：

कुक्कुटासनबन्धस्थंकराभ्यांधृतकन्धरम् ।
पीठंकूर्मवदुत्तानमेतदुत्तानकूर्मकम् ॥२.३३॥

kukkuṭāsanabandhasthaṃkarābhyāṃdhṛtakandharam /
pīṭhaṃkūrmavaduttānametaduttānakūrmakam //2.33//

采用公鸡式，然后双手握住肩膀，像乌龟一样挺直身体，这是立龟式。(2.33)

（一）**练习方法**

（1）准备体式：手杖式。

（2）弯曲右侧膝盖，髋关节向外展，将右脚脚背置于左大腿上方，脚后跟靠近大腿根部。

（3）弯曲左侧膝盖，髋关节向外展，将左脚脚背置于右大腿上方，脚后跟靠近大腿根部，完成莲花坐。

（4）将双手依次穿过同侧大小腿中间的空隙处，尽量越过手肘关节，双臂与肩同宽，手掌张开，掌心朝下撑地。

（5）保持双手十指张开，牢牢压地，吸气，延伸脊柱，双膝靠近胸腔；呼气，收腹，重心转移至坐骨，将两侧坐骨压实地面，双手手掌渐渐抬离地面。

（6）保持坐骨稳定支撑，将双手在肩膀处并拢，身体向后平躺，双手托住脸颊，保持体式持久稳定，呼吸顺畅自然。

（7）体式稳定后，原路退出体式，再进行反侧练习。

（二）**练习要点**

（1）手抬离地面转为坐骨支撑，启动盆底肌肉，控制两侧坐骨均匀着地作支撑以保持身体平衡。

（2）收缩髋屈肌、腹部肌肉，使膝盖与腿更好地贴合腹部和胸腔前侧。

（3）平躺后，将耻骨向内、向上提，腹部完全向内收缩，背肌延伸，头颈挺拔。

（4）锁骨向左右两侧延长至肩膀，背阔和肩胛区域均等下沉，带动大臂主动向外旋转，肩膀放松，远离耳垂，左右肩膀保持在相同高度，胸腔自然扩展。

（5）保持最终体式时呼吸顺畅自然。

（三）降低难度的练习

（1）双手无法在肩膀处并拢者，可将双手在体前掌心相对，合掌即可。体式稳定后，原路退出体式，再进行反侧练习。

（2）双手穿过双腿间隙处有限者，可以分两个阶段进行降低难度的练习。

阶段一：准备体式：手杖式。

弯曲右侧膝盖，髋关节向外展，将右脚脚背置于左大腿上方，脚后跟靠近大腿根部。

弯曲左侧膝盖，髋关节向外展，将左脚脚背置于右大腿上方，脚后跟靠近大腿根部，完成莲花坐，将双手在大腿外侧十指张开，牢牢压地。

吸气，延伸脊柱，双膝靠近胸腔；呼气，收腹，重心由坐骨转移至腰背，身体向后平躺，双手从外侧环抱大小腿，双手在体前十指交扣。

体式稳定后，原路退出体式，再进行反侧练习。

阶段二：准备体式：手杖式。

弯曲右侧膝盖，髋关节向外展，将右脚脚背置于左大腿上方，脚后跟靠近大腿根部。

弯曲左侧膝盖，髋关节向外展，将左脚脚背置于右大腿上方，脚后跟靠近大腿根部，完成莲花坐。

再将一侧手臂穿过同侧大小腿之间，小臂于交叉的腿部下方平行于地面放置，另一只手十指张开，牢牢压地。

吸气，延伸脊柱，双膝靠近胸腔；呼气，收腹，重心由坐骨转移至腰背，身体向后平躺。

支撑地面的一侧手臂从外侧环抱大小腿，双手在体前十指交扣。

体式稳定后，原路退出体式，再进行反侧练习。

（四）功效

（1）有助于打开背部、肩膀、大腿和臀部，提高注意力，缓解颈椎疲劳。

（2）调节呼吸和消化系统。

（3）刺激根轮，有助于唤醒昆达里尼能量。

（五）禁忌

（1）膝盖、脚踝、髋关节有炎症或伤痛者不宜练习。

（2）腰腹有炎症或伤痛者不宜练习。

（3）饱腹状态下不宜练习。

第二十三节　蛙式

体式名称：蛙式（मण्डूकासन Maṇḍūkāsana）

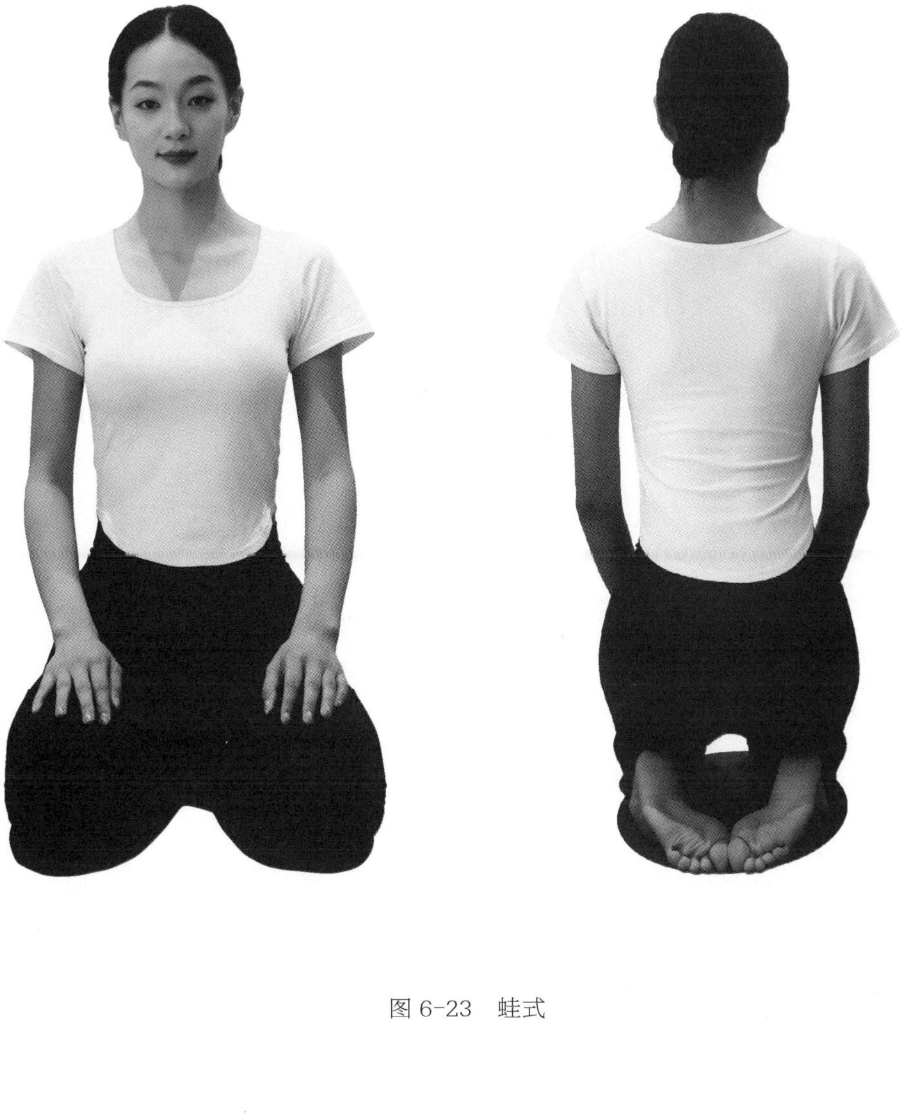

图 6-23　蛙式

《格兰达本集》2.34 如下：

पृष्ठदेशेपादतलावङ्गुष्ठौद्वौचसंस्पृशेत् ।
जानुयुग्मंपुरस्कृत्यसाध्येन्मण्डूकासनम् ॥२.३४॥

pṛṣṭhadeśepādatalāvaṅguṣṭhaudvau ca saṃspṛśet |
jānuyugmaṃpuraskṛtyasādhyenmaṇḍūkāsanam ||2.34||

双脚向后，大脚趾连在一起，双膝向前。这是蛙式。(2.34)

（一）**练习方法**

(1) 准备体式：金刚坐。

(2) 将双腿分开与坐骨同宽，双脚大脚趾相触，双手自然垂于身体两侧。

(3) 吸气，延展脊柱；呼气，将臀部后坐，双手自然搭放于大腿或膝盖上，掌心朝下。

(4) 保持腰背立直，脊柱保持正常生理曲度。

(5) 轻闭双眼，或目视正前方某一固定点，或凝视鼻尖，或凝视眉心，感官收束，保持专注。

(6) 体式稳定后，原路退出体式，可进行重复练习。

（二）**练习要点**

(1) 髋关节伸展，内旋并内收，膝关节弯曲且内旋，踝关节跖屈，脚背、脚趾完全下压铺地，双腿分开与坐骨同宽，双脚大脚趾相触。

(2) 缝匠肌、股直肌、股肌群、胫骨前肌、趾长伸肌、拇长伸肌等在伸展的状态下微缩，以保持下肢舒适稳定。

(3) 髂肌和腰大肌主动收缩，腰背由尾骨沿着脊椎延伸向上，微收腹部使得尾椎骨朝向地面，骨盆处于中立位。

(4) 背伸肌群和腹横肌收缩保持身体中立且稳定，使脊椎的延展更有空间，脊柱保持自然生理曲度。

(5) 锁骨向左右两侧延伸至肩膀，有意识地放松上斜方肌、菱形肌、中斜方肌和下斜方肌，有助于肩胛骨后缩。背阔和肩胛区域轻微收缩，带动大臂、肩膀主动向外旋转，沉肩放松，左右肩膀维持在相同高度，胸腔自然扩展。

(6) 伸直手臂后微曲手肘，大臂自然靠近肋骨两侧，双手掌心向上，双手自然搭放于大腿或膝盖上，掌心朝下。

(7) 颈椎伸肌群处于中立位，在微拉长的状态下收缩，颈椎保持自然生理曲线。

（8）轻闭双眼，或目视正前方某一固定点，或凝视鼻尖，或凝视眉心，感官收束，保持专注。

（9）进入体式和保持最终体式时自然呼吸。

（三）降低难度的练习

（1）腰背紧张、无法稳定坐立者，可先将瑜伽砖或折叠整齐的瑜伽毯放于小腿之间，其边缘与瑜伽垫边缘平行；再按步骤进入体式。体式稳定后，原路退出体式，可进行重复练习。

（2）膝盖压力过大或腿部前侧伸展强度较大者，可使用以下方法进行降低难度的练习。

金刚坐准备。

吸气，跪立起身，臀部抬离脚后跟，双腿分开与坐骨同宽。

呼气，双手掌在膝盖两侧支撑落地，弯曲手臂，手肘内收，将头顶触地。

将折叠整齐的瑜伽毯边缘置于膝窝处，沿着小腿、脚踝方向放置，尽量让膝窝不留空隙。

再吸气，将身体回到跪立状态，脊柱延伸；再呼气，身体重心后移，臀部向后坐。双手自然搭放于大腿或膝盖上，掌心朝下。

保持腰背立直，脊柱保持正常生理曲度，轻闭双眼，或目视正前方某一固定点，或凝视鼻尖，或凝视眉心。

体式稳定后，原路退出体式，可进行重复练习。

（3）脚踝伸展感强烈者，可在脚踝下方垫折叠整齐的瑜伽毯，其边缘与瑜伽垫边缘平行或重合摆放，瑜伽毯外侧边缘置于脚踝正下方，上下重合；再按步骤依次进入体式。体式稳定后，原路退出体式，可进行重复练习。

（四）功效

（1）促进胰岛素分泌，调节体内血糖水平，有助于改善糖尿病。

（2）激活脐轮，刺激腹部器官，增强新陈代谢，缓解便秘。

（3）刺激根轮，有助于唤醒昆达里尼能量。

（4）促进血液循环，缓解坐骨神经痛。

（5）缓解紧张、焦虑和其他负面情绪，有助于平心静气。

（五）禁忌

（1）患有坐骨神经痛者需谨慎练习。

（2）患有椎间盘疾病者不宜练习。

（3）膝盖或脚踝有炎症或伤痛者不宜练习。

第二十四节　立蛙式

体式名称：立蛙式（त्तनमण्डूकासनम् Uttānamaṇḍūkāsana）

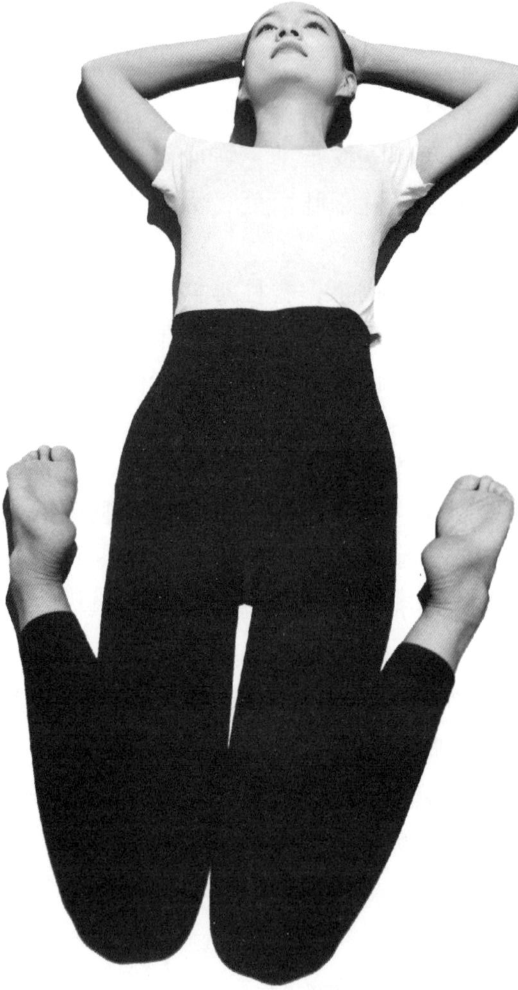

图 6-24　立蛙式

《格兰达本集》2.35 如下：

मण्डूकासनमध्यस्थंकूर्पराभ्यांधृतंशिरः ।
एतद्भेकवदुत्तानमेतदुत्तानमण्डूकम् ॥२.३५॥
maṇḍūkāsanamadhyasthaṃkūrparābhyāṃdhṛtaṃśiraḥ |
etadbhekavaduttānametaduttānamaṇḍūkam ||2.35||

采用蛙式，头部牢牢地放在肘部，胸部、腹部和腰部像青蛙一样立起。这是立蛙式。(2.35)

（一）**练习方法**

（1）准备体式：金刚坐。

（2）跪立起身，将双腿分开与坐骨同宽，双手自然垂于身体两侧，中指与裤缝重合。

（3）吸气，延展脊柱；呼气，将臀部后坐，先完成蛙式。

（4）再吸气，延伸腰背；再呼气，双手臂向后伸展，弯曲手臂，小臂支撑地面，后腰背、后脑勺落地。

（5）再呼气，放松全身；再吸气，伸直双臂，举过头顶；再呼气，弯曲手肘抱住头部，头部牢牢地放在肘部，胸部、腹部和腰部像青蛙一样立起。

（6）体式稳定后，原路退出体式，可进行重复练习。

（二）**练习要点**

（1）髋关节伸展，内旋并内收，膝关节弯曲且内旋，踝关节跖屈，脚背、脚趾完全下压铺地，双腿分开与坐骨同宽。

（2）缝匠肌、股直肌、股肌群、胫骨前肌、趾长伸肌、拇长伸肌都处于伸展的状态下微收缩，以保持下肢舒适稳定。

（3）坐骨均匀、稳定坐实下压，充分伸展腰大肌使得腰背部自然弓起，腰小肌和腹肌在拉长的状态下向心收缩，控制腰椎不发生过度挤压或移动；通过充分伸展胸大肌、胸锁乳突肌、前锯肌、肋间肌等肌群扩展胸廓、腋窝区域，创造后弯空间，胸腔向上凸起，后脑勺触地后膝盖也不易离开地面；肋间肌等包裹胸廓的肌肉在拉长的状态下微收缩，防止肋骨外翻。

（4）在最终体式中，微收下颌，颈部后侧充分延展。

（5）后仰前吸气，后脑勺落地的过程中呼气；保持最终体式时，呼吸到胸底部有助于促进上脊柱和肩带伸展加强；呼吸时专注于腹腔、骨盆，有助于臀部、髋关节、腹股沟等区域释放紧张感。

（三）**降低难度的练习**

（1）脚踝伸展感强烈者，可在脚踝下方垫折叠整齐的瑜伽毯，其边缘与瑜伽垫边缘平行或重合摆放，瑜伽毯外侧边缘置于脚踝正下方，上下重合，再按步骤进入体式。体式稳定后，原路退出体式，稍作休息，可进行重复练习。

（2）膝盖压力过大或腿部前侧伸展强度较大者，可使用以下方法进行降低难度的练习。

金刚坐准备。

吸气，跪立起身，臀部抬离脚后跟，双腿分开与坐骨同宽。

呼气，双手掌在膝盖两侧支撑落地，弯曲手臂，手肘内收，头顶触地。

将折叠整齐的瑜伽毯边缘置于膝窝处，沿着小腿、脚踝的方向放置，尽量让膝窝不留空隙。

再吸气，将身体回到跪立状态，脊柱延伸；再呼气，身体重心后移，臀部向后坐。双手自然搭放于大腿或膝盖上，掌心朝下。

保持腰背立直，脊柱保持正常生理曲度，轻闭双眼，或目视正前方某一固定点，或凝视鼻尖，或凝视眉心。

体式稳定后，原路退出体式，可进行重复练习。

（3）脊椎灵活性不足、腰椎压力大者，可将瑜伽抱枕垫于下腰背，瑜伽抱枕沿着瑜伽垫长边一侧放于身体后方的瑜伽垫正中央。先完成蛙式，吸气、呼气双手臂向后伸展，弯曲手臂，小臂支撑地面，将腰椎以上的胸椎、颈椎都完全平躺于抱枕上。微收腹部，保持身体稳定。再吸气，伸直双臂，举过头顶；再呼气，弯曲手肘关节，双手抱住头部，双臂落于抱枕上。体式稳定后，原路退出体式，稍作休息，可进行重复练习。

（4）胸椎伸展程度受限者，可将瑜伽砖垫于胸椎段。瑜伽砖放于身体后方的瑜伽垫正中央，其边缘与瑜伽垫平行。先完成蛙式，吸气、呼气，双手臂向后伸展，弯曲手臂，小臂支撑地面，将肩胛骨下缘的胸椎段放于距离腰椎最近的瑜伽砖边缘上，其他胸椎段顺势平躺于瑜伽砖上，头顶落地，颈部前侧充分伸展。微收腹部，保持身体稳定。再吸气，伸直双臂，举过头顶；再呼气，弯曲手肘关节，双手抱住头部，双臂落于地面上。根据身体情况，还可以在头顶下方垫一块低于胸椎高度的瑜伽砖。体式稳定后，原路退出体式，可进行重复练习。

（5）肩带紧张，手掌互抱手肘困难或互抱手肘后手臂不能落地者，可使用以下方法进行降低难度的练习。

方法一：先完成蛙式，身体后仰稳定后，将互抱肘关节换位成互抱小臂，或将手臂举过头顶，伸展手臂手指向远，手臂肌肉外旋缓解肩膀紧张感，伸展胸腔和腋窝，将大拇指落地即可。体式稳定后，原路退出体式，可进行重复练习。

方法二：先完成蛙式，身体后仰稳定后，继续保持双小臂在身体左右两侧支撑地面，通过小臂下压地面、斜方肌下沉、肩胛骨后缩使得胸椎更自然凸起，颈椎延伸不折叠。体式稳定后，原路退出体式，再进行反侧练习。

（四）功效

（1）伸展腋窝，疏通乳腺，促进淋巴排毒，灵活脚踝、膝盖等下肢关节，促进下肢血液循环。

（2）按摩腹部器官，促进消化和肺叶活动，对哮喘和支气管炎有一定缓解作用。

（3）刺激根轮，有助于唤醒昆达里尼能量。

（4）缓解紧张、焦虑和其他负面情绪，有助于平心静气。

（五）禁忌

（1）患有坐骨神经痛者不宜练习。

（2）膝盖或脚踝有炎症或伤痛者不宜练习。

（3）患有椎间盘疾病者不宜练习。

第二十五节 树式

体式名称：树式（वृक्षासन Vṛkṣāsana）

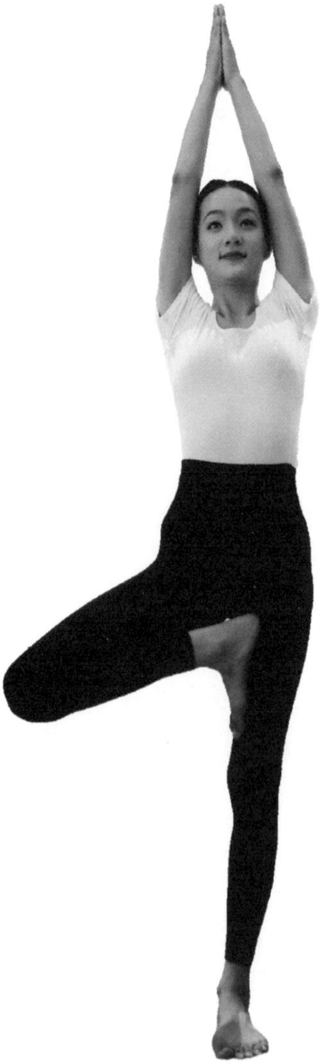

图 6-25 树式

《格兰达本集》2.36 如下：

वामोरुमूलदेशे च याम्यंपादंनिधायवै ।
तिष्ठेत्तुवृक्षवद्भूमौवृक्षासनमिदंविदुः ॥२.३६॥

vāmorumūladeśe ca yāmyaṃpādaṃnidhāyavai/
tiṣṭhettuvṛkṣavadbhūmauvṛkṣāsanamidaṃviduḥ //2.36//

将右脚放在左大腿根部，像树一样在地上站直。这是树式。(2.36)

（一）**练习方法**

(1) 准备体式：山式。

(2) 双手置于腰部两侧，身体重心转移至左腿，右腿抬离地面。

(3) 弯曲右腿膝盖，右侧髋部向外伸展，用右手抓握右脚脚踝，将右脚掌放置于左大腿内侧的根部，脚跟朝上靠近会阴，脚趾朝下。

(4) 吸气，将双手臂经由身体两侧伸展，高举过头，大臂夹靠双耳，手掌在头顶上方合十；呼气，双肩放松、下沉，目光凝视前方某一固定点。

(5) 体式稳定后，原路退出体式，再进行反侧练习。

（二）**练习要点**

(1) 站立腿臀肌和阔筋膜张肌收缩，股四头肌参与运动维持髋部稳定，保持膝关节伸展与稳定。站立腿踝关节背屈肌群收缩保证踝关节稳定，足部承担身体重量。

(2) 弯曲腿髋屈肌群收缩，臀肌、缝匠肌、臀大肌作用髋关节外展、外旋，且保持稳定。伸展股四头肌、股内侧肌，收缩腿后侧肌使膝关节屈曲、踝关节背屈，且保持上抬状态。弯曲腿的脚掌与站立腿大腿根内侧拮抗发力，以保持躯干稳定。

(3) 髂肌和腰大肌主动收缩，腰背由骶骨沿着脊椎延展向上，微收腹部使得尾椎骨朝向地面，骨盆处于中立位。

(4) 脊椎伸肌群和腹横肌收缩保持身体中立且稳定，使脊椎的延展更有空间，脊柱保持自然生理曲度。

(5) 双臂举过头顶，双手合十，双肩放松、下沉，锁骨向左右两侧延伸至肩膀，有意识地放松上斜方肌、菱形肌、中斜方肌和下斜方肌，有助于肩胛骨后缩。背阔和肩胛区域轻微收缩，且左右肩膀维持在相同高度，胸腔自然扩展。肋间肌等包裹胸廓的肌肉在拉长的状态下微收缩，防止肋骨外翻。

（6）颈椎伸肌群处于中立位，在微拉长的状态下收缩，使颈椎稳定保持自然曲线，从侧面看身体在同一平面上伸展。

（7）眼睛目视正前方某一固定点。

（8）手臂上举时吸气，下落时呼气，保持最终体式时自然呼吸。

（三）降低难度的练习

（1）难以维持身体稳定性者，调整弯曲腿脚掌的位置于大腿内侧靠近膝盖处，或者小腿内侧、脚踝等地方以维持平衡，再按步骤进入体式，始终保持弯曲腿的髋关节外展。体式稳定后，原路退出体式，再进行反侧练习。

（2）肩膀、大臂紧张者，在腿部准备结束后，调整双臂上举后分开与肩同宽，或呈 V 字形打开，或将双臂侧平举打开，平行于地面，掌心朝下，或是小臂端平合掌于胸前。体式稳定后，原路退出体式，再进行反侧练习。

（四）功效

（1）放松中枢神经系统，有助于改善神经和肌肉之间的协调性。

（2）调节血压、呼吸、新陈代谢和心率，有助于缓解心血管疾病。

（3）提高身体平衡性和协调性，提升专注度。

（五）禁忌

（1）脚踝或膝盖有炎症或伤痛者不宜练习。

（2）“三高”人群需谨慎练习，手臂不宜高举过头顶。

第二十六节　鹰式

体式名称：鹰式（गरुडासन Garuḍāsana）

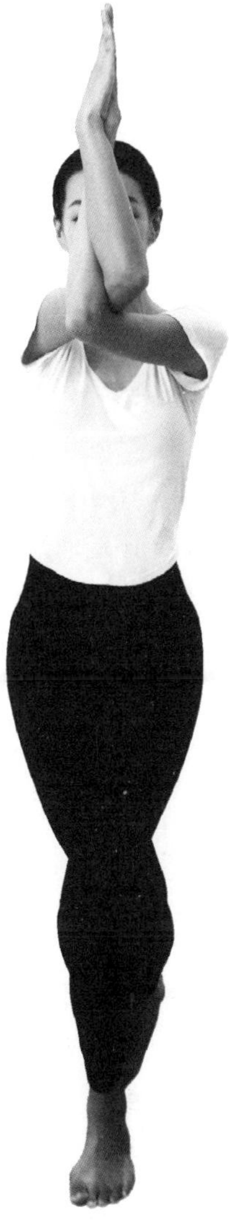

图 6-26　鹰式

《格兰达本集》2.37 如下：

जङ्घोरुभ्यांधरांपीड्यस्थिरकायोद्विजानुना ।
जानूपरिकरद्वन्द्वंगरुडासनमुच्यते ॥२.३७॥

jaṅghorubhyāṃdharāṃpīḍyasthirakāyodvijānunā |
jānūparikaradvandvaṃgaruḍāsanamucyate ||2.37||

大腿和膝盖按压地面，保持身体稳定，双手放在膝盖上。这是鹰式。(2.37)

（一）练习方法

（1）准备体式：山式。

（2）吸气，双臂前平举，平行于地面，掌心朝下；呼气，屈膝，双腿微蹲低。

（3）再吸气，脊背延伸，身体重心转移至左腿；再呼气，右腿抬离地面，将右腿绕过左膝盖前侧，右腿缠绕左腿。

（4）再吸气，脊柱再次延伸；呼气，右手臂在上，左手臂在下，将双手臂互抱双肩，手肘关节上下重叠，双手臂相互缠绕，掌心相对。

（5）再次吸气，腰背延伸；再次呼气，手臂远离面部，臀部向后、向下蹲低，收腹部卷尾骨，后背平展，目光凝视前方某一固定点。

（6）体式稳定后，原路退出体式，再进行反侧练习。

（二）练习要点

（1）站立支撑腿的耻骨肌、短收肌与长收肌向心收缩，同侧髋关节内旋且内收。臀大肌、臀中肌和臀小肌，近髋关节的腘绳肌，股肌群、比目鱼肌、足内在肌离心收缩，使得髋关节、膝关节屈曲，踝关节跖屈。骨盆平移到站立支撑腿，保持平衡稳定。

（2）抬起的缠绕腿，腰大肌、髂肌、耻骨肌、短收肌和长收肌向心收缩，同侧髋关节屈曲，内旋且内收。抬起的缠绕腿，臀大肌、臀中肌、梨状肌等肌肉伸展。胫骨内旋，踝关节背屈，脚掌外翻。

（3）髂肌和腰大肌主动收缩，腰背由骶骨沿着脊椎延展向上，微收腹部使得尾椎骨朝向地面，骨盆在随身体自然前倾的体态下仍处于中立位。

（4）脊椎伸肌群和腹横肌收缩保持身体中正且稳定，使脊椎的延展更有空间，脊柱保持自然生理曲度。

（5）前锯肌、旋前方肌、圆肌、肱肌向心收缩，为肩胛外展并上旋、肘关节屈曲、手臂旋前提供了可能。旋转肌群、肱肌、胸大肌、胸小肌、前三角肌等肌群向心收缩以维持肩关节稳定，且发生内收运动。菱形肌、中斜方肌和下斜方肌、背阔肌在体位中得到有效伸展。

（6）目光凝视前方某一固定点。

（7）延伸时吸气，下蹲时呼气，保持最终体式时自然呼吸。退出体式，起身时吸气，解开时呼气。

（三）降低难度的练习

（1）腿部缠绕有困难者，可使用以下方法进行降低难度的练习。

方法一：将上抬腿的脚尖点地进行练习。山式准备；吸气，双臂前平举，平行于地面，掌心朝下；呼气，屈膝，双腿微蹲低；再吸气，脊背延伸，身体重心转移至左腿；再呼气，右腿抬离地面，将右腿绕过左膝盖前侧，右侧脚尖触地；再吸气，脊柱再次延伸；再呼气，右手臂在上，左手臂在下，双臂互抱双肩，手肘关节上下重叠，双手臂相互缠绕，掌心相对；再吸气，腰背延伸；再呼气，手臂远离面部，臀部向后、向下蹲低，收腹部卷尾骨，后背平展，目光凝视前方某一固定点。体式稳定后，原路退出体式，再进行反侧练习。

方法二：以瑜伽椅和瑜伽砖进行辅助练习。四个椅脚匀称压在瑜伽垫上，将两块瑜伽砖以最低高度并列放于椅子前方的地面上，臀部坐于椅子的前二分之一处，双脚掌踩于瑜伽砖上，小腿垂直于地面，保持腰背立直、脊椎延伸。吸气，脊背延伸，左腿始终稳定踩实瑜伽砖，右腿抬离地面；呼气，右侧髋关节外展；再吸气，脊柱再次延伸；再呼气，右腿内收内旋，并绕过左膝盖前上方，将小腿缠绕于左小腿上(若仍有困难，右脚尖触瑜伽砖即可)；吸气，双臂前平举，平行于地面，掌心朝下；呼气，右手臂在上，左手臂在下，双臂互抱双肩，手肘关节上下重叠，然后再将双手臂相互缠绕，掌心相对；再吸气，腰背延伸；再呼气，手臂远离面部，收腹部卷尾骨，后背平展，目光凝视前方某一固定点。体式稳定后，原路退出体式，再进行反侧练习。

（2）手臂缠绕有困难者，可双臂互抱双肩进行练习。先完成腿部缠绕，吸气，脊柱延伸，双臂前平举，平行于地面，掌心朝下；呼气，右手臂在上，左手臂在下，双臂互抱双肩，手肘关节上下重叠；再吸气，脊椎再次延伸；再呼气，臀部向后、向下蹲低，收腹部卷尾骨，后背延伸；再吸气，交叠的肘关节整体向斜上方抬高，胸腔扩展，脖子前侧随之延长，下颌上扬。体式稳定后，原路退出体式，再进行反侧练习。

（四）功效

（1）提高肩部灵活性，消除肩部僵硬。

（2）扩展背部肌肉群，疏通背部经络，缓解腰背部疼痛。

（3）按摩腹部器官，消除腹部脂肪，缓解便秘。

（4）增强髋关节的灵活性，稳定骨盆，促进骨盆区域血液循环，

（5）提高身体的平衡性和协调性，提升专注力。

（五）禁忌

（1）膝盖、脚踝、肩膀或手臂有炎症或伤痛者不宜练习。

（2）哮喘患者不宜练习。

第二十七节　牛式

体式名称：牛式(वृषासन Vṛṣāsana)

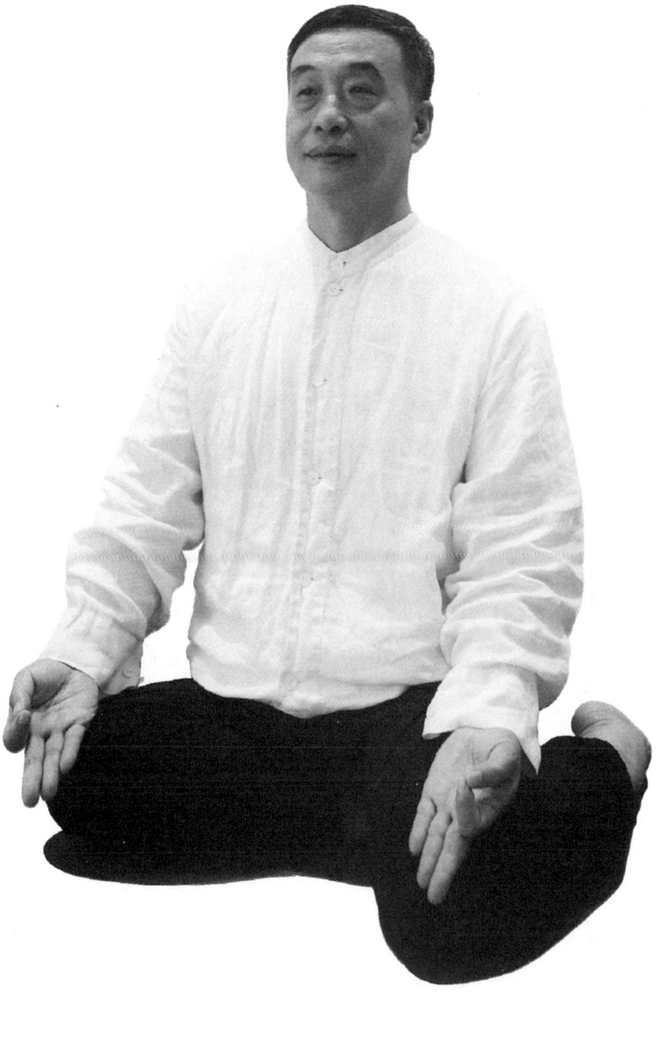

图 6-27　牛式

《格兰达本集》2.38 如下：

याम्यगुल्फेपादमूलेवामभागेपदेतरम् ।
विपरीतंस्पृशेद्भूमिंवृषासनमिदंभवेत् ॥२.३८॥

yāmyagulphepādamūlevāmabhāgepadetaram |
viparītaṃspṛśedbhūmiṃvṛṣāsanamidaṃbhavet ||2.38||

将右脚放在肛门处。左脚上翘，在右侧触地，左脚跟贴在肛门左侧。脚尖应保持在地面。这是牛式。(2.38)

（一）**练习方法**

(1) 准备体式：金刚坐。

(2) 吸气，跪立起身，上身直立，臀部抬离脚后跟，双腿、双膝分开与坐骨同宽。

(3) 呼气，双手掌在膝盖两侧支撑落地，弯曲手臂，手肘内收。保持膝盖不动，调整右小腿、脚掌靠近两腿中间的身体中线处。

(4) 吸气，脊柱延伸；呼气，身体重心后移，臀部向后坐，将肛门坐于右脚上。左侧膝盖、小腿折叠，靠近左臀部。

(5) 再吸气，脊柱延伸；再呼气，沉肩放松，双手置于腿面上，掌心朝下，目视正前方某一固定点，或凝视眉心，或凝视鼻尖。

(6) 体式稳定后，原路退出体式，再进行反侧练习。

（二）**练习要点**

(1) 髋关节外展，膝关节屈曲，臀部下方折叠腿的小腿、脚踝和脚趾均应贴地且指向身体后方，整个脚背下压地面，踝关节完全跖屈。臀部旁侧折叠的小腿内旋，踝关节跖屈。

(2) 股四头肌、臀肌伸展。髂肌和腰大肌主动收缩，腰背由骶骨沿着脊椎延展向上，微收腹部使得尾椎骨朝向地面，骨盆处于中立位。

(3) 背伸肌群和腹横肌收缩维持躯干中立且稳定，使脊椎的延展更有空间，脊柱保持自然生理曲度。

(4) 锁骨向左右两侧延伸至肩膀，有意识地放松上斜方肌、菱形肌、中斜方肌和下斜方肌，有助于肩胛骨后缩。背阔和肩胛区域轻微收缩，带动大臂、肩膀主动向外旋转，沉肩放松，左右肩膀维持在相同高度，胸腔自然扩展。

(5) 伸直手臂后微曲手肘，大臂自然靠近肋骨两侧，双手掌心朝下，分别置于同侧膝盖上方，感官收束，保持专注。

（6）颈椎伸肌群处于中立位，在微拉长的状态下收缩，使颈椎稳定保持自然曲线。

（7）进入体式和保持最终体式时自然呼吸。

（三）降低难度的练习

（1）下肢僵紧、脚踝伸展感强烈者，可在脚踝下方垫折叠整齐的瑜伽毯，其边缘与瑜伽垫边缘平行或重合摆放，瑜伽毯外侧边缘置于脚踝正下方，上下重合。体式稳定后，原路退出体式，再进行反侧练习。

（2）臀部后坐困难、腰背部紧张者，可垫瑜伽砖，其长边一侧边缘沿着小腿、脚踝、脚趾的方向摆放，砖块高度根据身体情况调整；如果能勉强坐到脚后跟，则适宜垫上折叠整齐的瑜伽毯，将瑜伽毯垫于小腿肌肉上，瑜伽毯的厚度根据身体情况灵活调整。体式稳定后，原路退出体式，再进行反侧练习。

（3）膝盖不适者，可使用以下方法进行降低难度的练习。

金刚坐准备。

吸气，跪立起身，臀部抬离脚后跟，双腿分开与坐骨同宽。

呼气，双手掌在膝盖两侧支撑落地，弯曲手臂，手肘内收，将头顶触地。

再将折叠整齐的瑜伽毯沿着双腿小腿、脚踝的方向放置，放在膝窝下方，尽量让膝窝不留空隙。

再吸气，将身体回到跪立状态，保持膝盖不动，调整右小腿、脚掌靠近两腿中间的身体中线处。

再呼气，身体重心后移，臀部向后坐，将肛门坐于右脚上。左侧膝盖、小腿折叠，靠近左臀部。

再吸气，脊柱延伸；再呼气，沉肩放松，双手置于腿面上，掌心朝下，目视正前方某一固定点，或凝视眉心，或凝视鼻尖。

体式稳定后，原路退出体式，再进行反侧练习。

（四）功效

（1）灵活脚踝、膝盖和髋关节，促进下肢血液循环，缓解关节疼痛和风湿病。

（2）缓解呼吸系统疾病，促进消化，缓解便秘。

（3）缓解紧张、焦虑和其他负面情绪，有助于平心静气，有助于睡眠，适用于调息和冥想。

（五）禁忌

髋关节、膝关节或踝关节有炎症或伤痛者不宜练习。

第二十八节 蝗虫式

体式名称：蝗虫式（शलभासन Śalabhāsana）

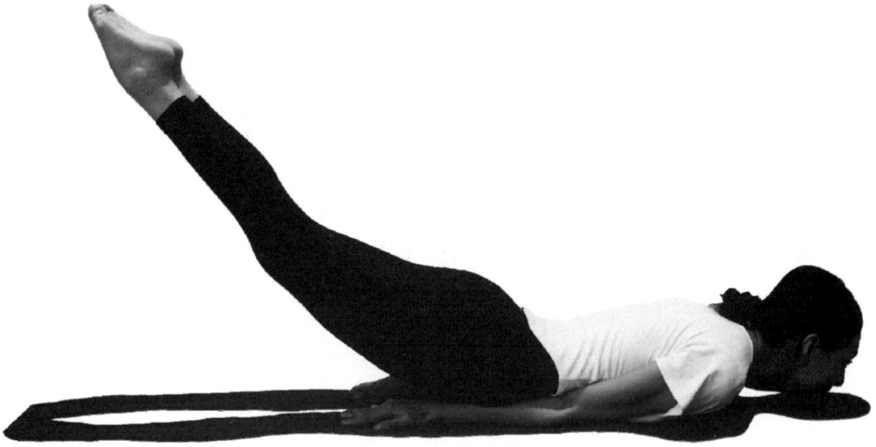

图 6-28 蝗虫式

《格兰达本集》2.39 如下：

अध्यास्यशेतेकरयुग्मवक्षआलम्ब्यभूमिंकरयोस्तलाभ्याम् ।
पादौ च शून्ये च वितस्तिचोर्ध्वंवदन्तिपीठंशलभंमुनीन्द्राः ॥२.३९॥

adhyāsyaśetekarayugmavakṣaālambyabhūmiṃkarayostalābhyām |
pādau ca śūnye ca vitasticordhvaṃvadantipīṭhaṃśalabhaṃmunīndrāḥ
||2.39||

俯卧，脸朝向地面。双臂放在胸部两侧。手掌应牢牢地放在地面上。然后将腿抬起。修行者们称之为蝗虫式。(2.39)

（一）练习方法

(1) 准备体式：俯卧。

(2) 下巴着地，将双手掌心朝下，手指顺着腹股沟的走向置于大腿面下方。

(3) 吸气，脊背延伸；再吸气，控制用大腿发力，将双腿抬离地面，臀部收缩。

(4) 体式稳定后，原路退出体式，可进行重复练习。

（二）练习要点

(1) 竖脊肌等脊柱伸肌向心收缩，保持脊柱延伸。腘绳肌、大收肌、臀大肌向心收缩，使髋关节伸展，内收并由内发生旋转。股肌群在伸展的状态下收缩使膝关节伸展。比目鱼肌等肌肉收缩使踝关节跖屈。

(2) 锁骨向左右两侧延长至肩膀，有意识地放松上斜方肌、菱形肌、中斜方肌和下斜方肌，有助于肩胛骨外旋下沉。背阔和肩胛区域在伸展的状态下收缩，带动大臂、肩膀内旋。

(3) 置于大腿下方的手掌下压地面发力，身体后侧肌肉收缩，调节双腿与地面的距离。

(4) 颈椎不可过度折叠，若颈椎不适，可换额头紧贴地面，伸展颈椎进行练习。

(5) 腿上抬时吸气，下落时呼气。

（三）降低难度的练习

双腿上抬困难者，可使用以下方法进行降低难度的练习。

方法一：抬单腿进行动态练习，最后做单侧最终体式的静态保持。体式稳定后，原路退出体式，再进行反侧练习。

方法二：将双腿分开与坐骨同宽进行练习。体式稳定后，原路退出体式，可进行重复练习。

（四）功效

(1) 增强脊柱的稳定性，增强上背部、腿部和手臂肌肉力量，缓解背部疼痛。

(2) 改善血液循环，按摩腹部器官，增强胰腺活力，促进葡萄糖的代谢和吸收，缓解经期不适。

(五) 禁忌

(1) 严重椎间盘问题患者不宜练习。

(2) 腹部有炎症或伤痛者不宜练习。

第二十九节　鳄鱼式

体式名称：鳄鱼式(मकरासन Makarāsana)

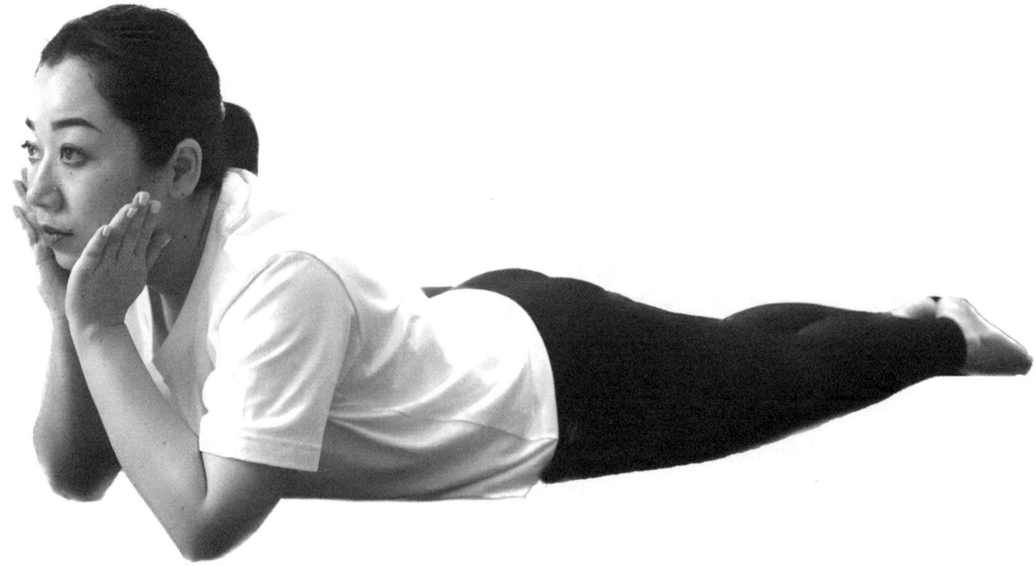

图 6-29　鳄鱼式

《格兰达本集》2.40 如下：

अध्यास्यशेतेहृदयंनिधायभूमौ च पादौप्रसार्यमाणौ ।
शिरश्चधृत्वाकरदण्डयुग्मेदेहाग्निकारंमकरासनंतत् ॥२.४०॥

adhyāsyaśetehṛdayaṃnidhāyabhūmau ca pādauprasāryamāṇau /
śiraścadhṛtvākaradaṇḍayugmedehāgnikāraṃmakarāsanaṃ tat //2.40//

胸部贴地躺下，双腿伸展，双手支撑头部。这个体式能激活身体的火，这是鳄鱼式。(2.40)

（一）练习方法

（1）准备体式：俯卧。

（2）抬起头部，双肩下沉，双手小臂置于胸腔下方支撑，胸腔和脊柱充分延展。

（3）用双手托住头部，小臂垂直于地面，肘关节自然分开。

（4）双腿伸直，脚背、脚趾延伸向远，向下压地，放松全身。

（5）体式稳定后，原路退出体式，可进行重复练习。

（二）练习要点

（1）双手托住脸颊，背伸肌群和腹横肌收缩，脊椎由骶椎、腰椎、胸椎、颈椎逐节朝前朝上延伸，保持身体中立且稳定。

（2）锁骨向左右两侧延长至肩膀，有意识地放松上斜方肌、菱形肌、中斜方肌和下斜方肌，有助于肩胛骨后缩。背阔和肩胛区域轻微收缩，带动大臂、肩膀主动向外旋转，沉肩放松，左右肩膀维持在相同高度，胸腔充分伸展上提。

（3）腘绳肌、大收肌、臀大肌微向心收缩使髋关节伸展，内收并由内发生旋转。股肌群在伸展的状态下微收缩使膝关节伸展。比目鱼肌等肌肉微收缩使踝关节跖屈。腹部及其以下部位下压贴地。

（4）进入体式和保持最终体式时自然呼吸。

（三）降低难度的练习

肩颈、腰背紧张不适者，可使用以下方法进行降低难度的练习。

方法一：小臂支撑地面进行练习。

俯卧。双腿分开与坐骨同宽，胸腔微微抬离地面，将双手小臂在胸腔下方上下叠放，双手互抱手肘关节。

将双手小臂分开，平行摆放，食指指向正前方，大小臂呈 90°，大臂垂直于地面，手臂主动向外旋转。

吸气，扩展胸腔，启动上背部发力，呼气，沉肩放松，脚背、脚趾向远延伸并下压，再次吸气和呼气重复练习。

体式稳定后，原路退出体式，可进行重复练习。

方法二：

俯卧。抬起头部和肩膀，双手托住头部，充分延伸胸腔和脊柱。
双腿伸直，脚背、脚趾延伸向远，向下压地。
体式稳定后，原路退出体式，可进行重复练习。

（四）功效

（1）放松身体，促进睡眠，调节血压。

（2）放松背部肌肉，预防和矫正含胸驼背。

（3）缓解紧张、焦虑和其他负面情绪，有助于平心静气，适用于调息和冥想。

（五）禁忌

（1）手肘有伤痛或炎症者不宜练习

（2）腹部有炎症或伤痛者不宜练习。

第三十节　骆驼式

体式名称：骆驼式(उष्ट्रासन Uṣṭrāsana)

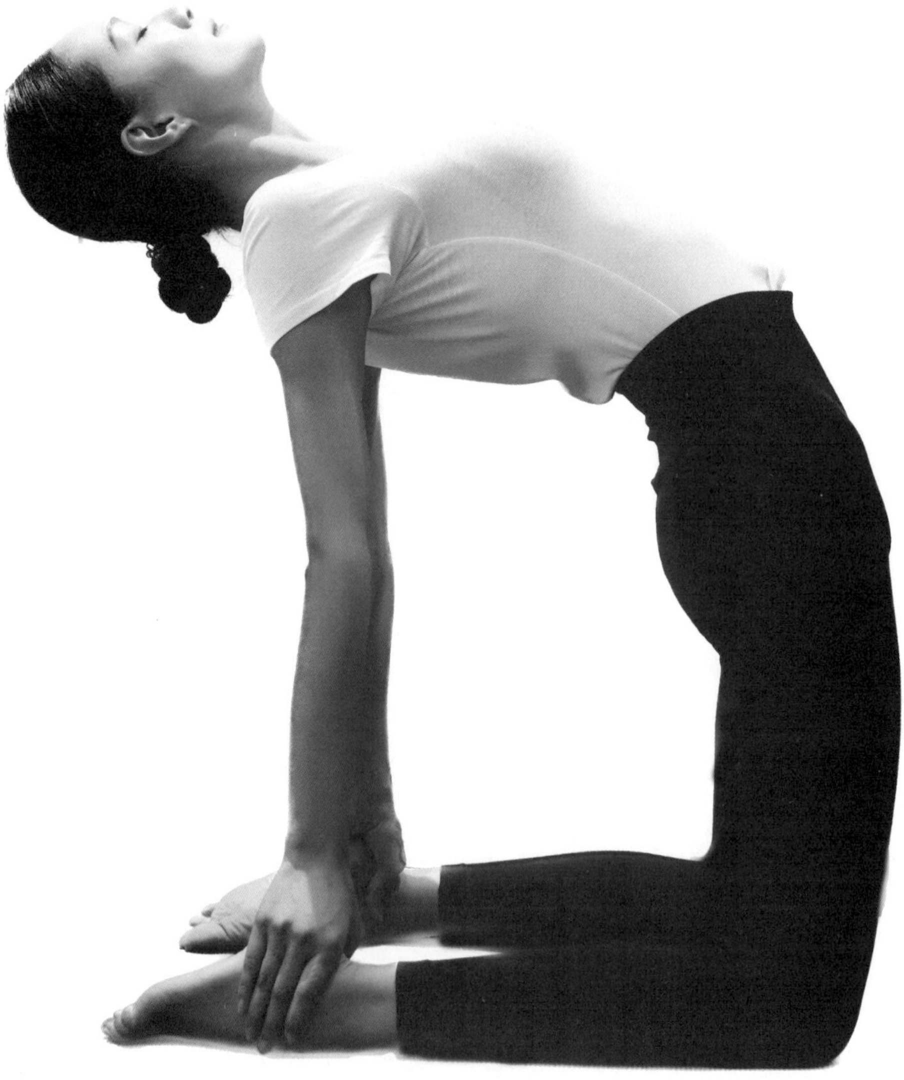

图 6-30　骆驼式

《格兰达本集》2.41 如下：

अध्यास्यशेतेपदयुग्मव्यस्तंपृष्ठेनिधायापिधृतंकराभ्याम् ।
आकुञ्चयसम्यग्ध्युदरास्यगाढंउष्ट्रंचपीठंयतयोवदन्ति ॥२.४१॥

adhyāsyaśetepadayugmavyastaṃpṛṣṭhenidhāyāpidhṛtaṃkarābhyām /
ākuñcayasamyagdhyudarāsyagāḍhaṃuṣṭraṃ ca pīṭhaṃyatayovadanti //2.41//

俯卧。弯曲双腿，在背后交叉。用手握住脚，用力挤压嘴和腹部，这是骆驼式。(2.41)

（一）练习方法

(1) 准备体式：金刚坐。

(2) 双手自然垂于身体两侧，双膝分开与坐骨同宽。

(3) 双手掌扶住腰背部，手肘内夹，吸气，胸口引领胸腔向斜上方上提扩展，脊椎延展，肩膀和大臂向外旋转；呼气，右手和左手依次经体前向上、向后绕动，将手掌落于同侧脚后跟上。

(4) 再次吸气，脊柱沿着头顶方向延伸；再次呼气，髋关节和大腿面往前推送，直至大腿垂直于地面，髋关节伸展。

(5) 在舒适且稳定的情况下，尽可能舒展全身，保持颈椎在脊柱的延长线上，不要过分仰头。

(6) 体式稳定后，原路退出体式，可进行重复练习。

（二）练习要点

(1) 腘绳肌、股二头肌、臀大肌等向心收缩，伸展髋关节，内收且由内旋转。股直肌、股外侧肌、膝关节肌等在拉长的状态下收缩，避免髋关节伸展过度，为膝关节弯曲创造条件，大腿垂直于地面。踝关节跖屈，脚背、脚趾完全下压铺地。

(2) 腹直肌被动伸展且微收缩。腰方肌、竖脊肌主动收缩，身体随重力使背面呈 C 形的弯曲状态。腰小肌、腹肌伸展，以防腰椎伸展过度。身体前侧与后侧的肌肉不同发力，维持脊椎由骶椎、腰椎、胸椎和颈椎在弯曲的状态下保持延伸。

(3) 前锯肌、胸大肌、胸小肌等肌肉伸展，中斜方肌、下斜方肌、菱形肌内收、下沉，使肩胛后缩稳定。肋间肌等包裹胸廓的肌肉在拉长的状态下微收缩，防止肋骨外翻。

(4) 三角肌伸展，手臂外旋。肱三头肌收缩使肘关节伸展，手臂垂直于地面，手掌跟与脚掌跟重叠。后三角肌、背阔肌、大圆肌等共同作用使肩关节伸展。

(5) 伸展胸锁乳突肌，颈椎伸肌群收缩伸展颈部，颈椎屈肌群协助维持颈椎稳定，头不过度后仰，颈部呈自然延伸的弧线。

(6) 面部与地面平行，面部肌肉放松，目视正上方某一固定点。

(7) 后弯时呼气进入体式，保持最终体式时，胸部吸气，每次吸气将胸骨无限向上，胸廓扩展，呼气时肩胛骨、手臂、双肩后缩。

(三) 降低难度的练习

(1) 手触脚跟困难者，可使用以下方法进行降低难度的练习。

方法一：将双脚十指回勾蹬地进行练习。

准备体式：金刚坐。

双手自然垂于身体两侧，将双膝分开与坐骨同宽，双脚十指回勾蹬地。

双手掌扶住腰背部，手肘内夹，吸气，胸口引领胸腔向斜上方上提扩展，脊椎延展，肩膀和大臂向外旋转；呼气，右手和左手依次经体前向上、向后绕动，将手掌落于同侧的脚后跟上。

再次吸气，脊柱沿着头顶方向延伸；再次呼气，髋关节和大腿面往前推送，直至大腿垂直于地面，髋关节伸展。

在舒适且稳定的情况下，尽可能舒展全身，保持颈椎在脊柱的延长线上，不要过分仰头。

体式稳定后，原路退出体式，可进行重复练习。

方法二：借以瑜伽砖进行辅助练习。

准备体式：金刚坐。

取两块瑜伽砖，对称置于脚后跟两边，高度根据身体情况进行调整。

跪立，双手自然垂于身体两侧，将双膝分开与坐骨同宽。

双手掌扶住腰背部，手肘内夹，吸气，胸口引领胸腔向斜上方上提扩展，脊椎延展，肩膀和大臂向外旋转；呼气，右手和左手依次经体前向上、向后绕动，将手掌落于同侧的瑜伽砖上。

再次吸气，脊柱沿着头顶方向延伸；再次呼气，髋关节和大腿面往前推送，直至大腿垂直于地面，髋关节伸展。

在舒适且稳定的情况下，尽可能舒展全身，保持颈椎在脊柱的延长线上，不要过分仰头。

体式稳定后，原路退出体式，可进行重复练习。

（2）身体韧性不足，后弯困难者，可使用以下方法进行降低难度的练习。

准备体式：金刚坐。

双手自然垂于身体两侧，将双膝分开与坐骨同宽。

双手掌扶住腰背部，手肘内夹，吸气，胸口引领胸腔向斜上方上提扩展，脊椎延展，肩膀和大臂做向外旋转；呼气，髋关节和大腿面往前推送，直至大腿垂直于地面，髋关节伸展；

再次吸气，脊柱再延伸，将胸骨无限向上，胸廓扩展，呼气时肩胛骨、手臂、双肩后缩。

在舒适且稳定的情况下，尽可能舒展全身，保持颈椎在脊柱的延长线上，不要过分仰头。

体式稳定后，原路退出体式，可进行重复练习。

（四）功效

（1）减少大腿脂肪，打开髋部，拉伸深层髋屈肌，加强肩膀、背部、腹部、大腿和手臂肌肉。

（2）刺激内分泌腺，改善消化和排泄系统，缓解便秘。

（3）打开胸腔，改善呼吸，增强脊柱的灵活性，缓解腹部、骨盆和颈部疾病。

（4）改善体态，预防和矫正含胸弓背。

（五）禁忌

（1）严重腰椎间盘患者不宜练习。

（2）膝盖或后背有炎症或伤痛者不宜练习。

（3）腹部有炎症或伤痛者不宜练习。

第三十一节　眼镜蛇式

体式名称：眼镜蛇式（भुजङ्गासनम Bhujaṅgāsana）

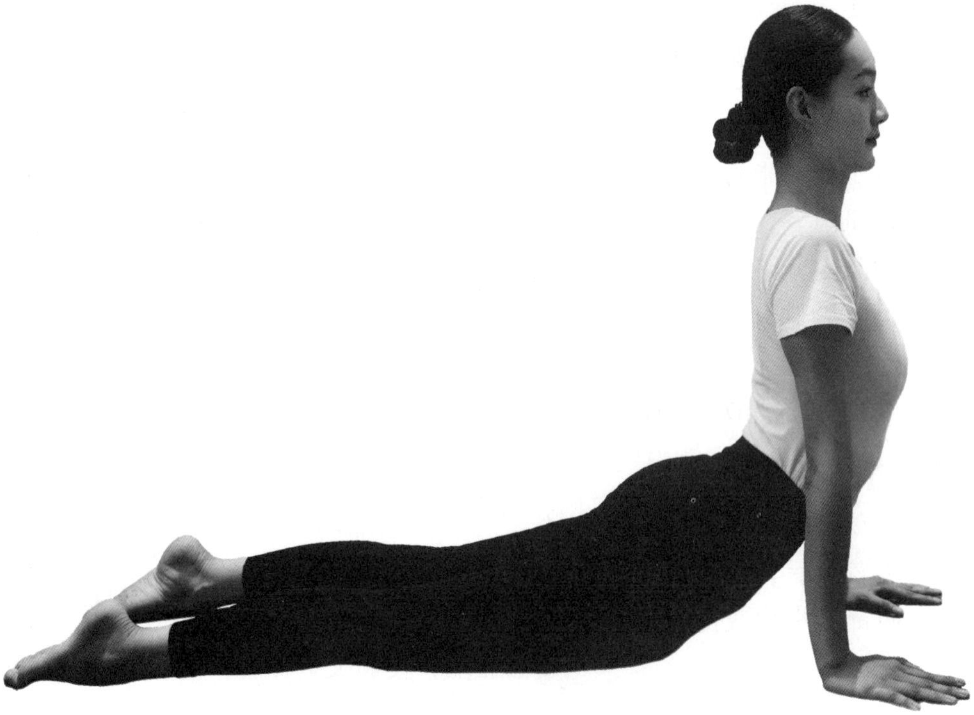

图 6-31　眼镜蛇式

《格兰达本集》2.42–2.43 如下：

अङ्गुष्ठनाभिपर्यन्तमधोभूमौचविन्यसेत् ।
धरांकरतलाभ्यांधृत्वोर्ध्वशीर्षंफणीवहि ॥२.४२॥
देहाग्निर्वद्धतेनित्यंसर्वरोगविनाशनम् ।
जागर्तिभुजङ्गीदेवीभुजङ्गासनसाधनात् ॥२.४३॥

aṅguṣṭhanābhiparyantamadhobhūmau ca vinyaset |
dharāṃkaratalābhyāṃdhṛtvordhvaśīrṣaṃphaṇīva hi ||2.42||
dehāgnirvaddhatenityaṃsarvarogavināśanam |
jāgartibhujaṅgīdevībhujaṅgāsanasādhanāt ||2.43||

保持身体从脚趾到肚脐都放在地上，手掌也牢牢地放在地上，像蛇一样抬起头。这是眼镜蛇式。(2.42)

身体之火增加，所有疾病都被摧毁，昆达里尼能量被眼镜蛇式的练习唤醒。(2.43)

（一）练习方法

(1) 准备体式：俯卧。

(2) 双腿分开与坐骨同宽，脚背、脚趾延伸向远。

(3) 将双手置于两侧肋骨旁，手肘内夹，肘关节指向脚后跟的方向。

(4) 吸气，胸腔扩展，肩膀和大臂向外旋转，手掌压实地面，将上身耻骨以上部位抬离地面；呼气，自然仰头，目视斜前方 45°角方向。

(5) 体式稳定后，原路退出体式，可进行重复练习。

（二）练习要点

(1) 腘绳肌、大收肌、臀大肌向心收缩，使髋关节伸展，内收并由内发生旋转，阔筋膜张肌和髂胫束维持髋关节稳定，臀部不要夹紧。

(2) 半腱肌、股肌群在伸展的状态下收缩，使膝关节伸展。比目鱼肌等肌肉收缩，使踝关节跖屈，脚趾平铺压地，伸展向远。

(3) 脊椎伸肌群(尤其竖脊肌)收缩为脊椎伸展创造了条件，腹部肌肉、髂腰肌群被动伸展且微收缩，以防腰椎伸展过度。

(4) 前臂旋前肌使手臂旋前，肘关节微屈，不完全伸展。腕关节背屈，双手十指用力地张开、张大，手指之间有伸展感，所有手指压实地面。注意控制压力不要集中到掌根上，虎口不要离开地面；将力量分散到手掌，大拇指指肚、指根，食指指肚、指根，小拇指指根要完全用力下压；中指指肚、指根，无名指指肚、指根和小拇指指肚要用力下压；掌心位置要像磁盘般上吸。

（5）下压前臂和手掌，使胸腔扩张，三角肌（前束、后束）、肱二头肌、胸大肌、胸锁乳突肌等在伸展的状态下收缩。肱三头肌收缩和肱二头肌伸展共同对抗重力，保持手臂伸展且稳定。

（6）颈椎伸肌群收缩，伸展颈部，颈椎屈肌群协助维持颈椎稳定，头不要过度后仰，脊椎由骶椎、腰椎、胸椎到颈椎呈自然延伸的弧线，身体前侧与后侧的肌肉不同发力，维持脊椎在弯曲的状态下保持延伸。

（7）锁骨向左右两侧延伸至肩膀，菱形肌收缩，使肩胛骨往中间靠拢。中斜方肌和下斜方肌收缩下沉，协助菱形肌将背阔和肩胛区域轻微收缩，带动大臂、肩膀主动向外旋转，沉肩放松，左右肩膀维持在相同高度，胸腔充分伸展上提。

（8）前锯肌收缩，助力胸骨前推，获得更多的伸展和减轻脊椎的压力。同时肋间肌等包裹胸廓的肌肉在拉长的状态下微收缩，防止肋骨外翻。

（9）面部肌肉放松，目视斜上方 45°角方向。

（10）进入体式时先吸气，保持最终体式时自然呼吸，退出体式时呼气。

（三）**降低难度的练习**

（1）脊柱灵活性较差、腰背部僵紧者，可不完全伸直手臂，在曲臂状态下，逐步尝试找到胸腔的扩展和上背部的发力感即可，同时可根据身体腰部情况增加双腿分开的距离。

（2）手臂力量薄弱、无法支撑躯干者，可将身体俯卧，视身体情况选择如下替代体式。

方法一：蛇伸展式。

俯卧。双腿分开与坐骨同宽，将双手臂在身体背后十指交扣，掌根相触。

吸气，绕动双肩和手臂向外旋转，同时扩展胸腔，启动上背部发力，依次将头、胸腔、腹部抬离地面，脚背、脚趾向远延伸并下压，双手向脚跟方向延伸，视身体情况选择是否需要将双手抬离臀部。

呼气，保持延伸感，放松身体。

体式稳定后，原路退出体式，可进行重复练习。

方法二：半蝗虫式。

俯卧。双腿分开与坐骨同宽，将双手臂在身体两侧伸直，掌心相对。

吸气，绕动双肩和手臂向外旋转，同时扩展胸腔，启动上背部发力，依次将头、胸腔、腹部抬离地面，脚背、脚趾向远延伸并下压，手指延伸向脚趾方向。

呼气，保持延伸感，放松身体。

体式稳定后，原路退出体式，可进行重复练习。

方法三：人面狮身式。

俯卧。双腿分开与坐骨同宽，胸腔微微抬离地面，将双手小臂在胸腔下方上下叠放，双手互抱手肘关节。

将双手小臂分开，彼此平行摆放，食指指向正前方，大小臂呈 90°，大臂垂直于地面，手臂主动向外旋转。

吸气，扩展胸腔，启动上背部发力；呼气，沉肩放松，脚背、脚趾向远延伸并下压。

体式稳定后，原路退出体式，可进行重复练习。

（四）功效

（1）打开肩胛骨、颈部和锁骨，提高脊柱灵活性，减少背部疼痛。

（2）扩展胸腔，改善血液循环，预防和矫正含胸驼背，缓解胸闷。

（3）拉伸腹部，刺激消化火，促进肠道蠕动和身体排毒，减少脂肪堆积。

（4）刺激根轮，有助于唤醒昆达里尼能量。

（五）禁忌

（1）患有严重腰椎间盘突出者不宜练习.

（2）手腕或颈椎有炎症或伤痛者不宜练习。

（3）腹部有炎症或伤痛者不宜练习。

（4）患有消化性溃疡、疝气、肠结核或甲亢者不宜练习。

（5）饱腹状态下不宜练习。

第三十二节　联结坐

体式名称：联结坐（योगासन Yogāsana）

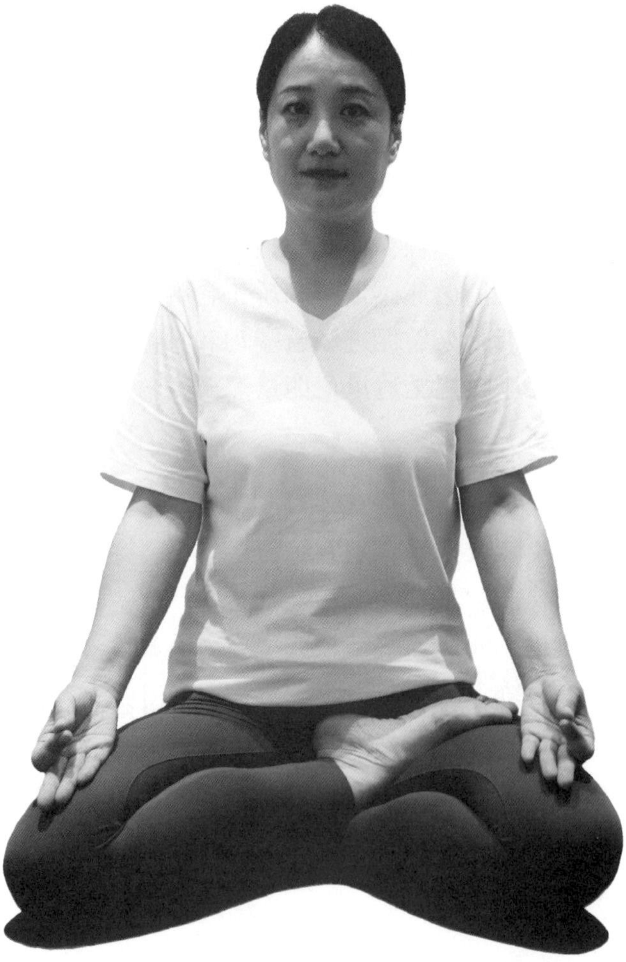

图 6-32　联结坐

《格兰达本集》2.44–2.45 如下：

उत्तानौचरणौकृत्वासंस्थाप्योपरिजानुनोः ।
आसनोपरिसंस्थाप्यचोत्तानंकरयुग्मकम् ॥२.४४॥
पूरकैर्वायुमाकृष्यनासाग्रमवलोकयेत् ।
योगासनंभवेदेतद्योगिनांयोगसाधने ॥२.४५॥

uttānaucaraṇaukṛtvāsaṃsthāpyoparijānunoḥ/
āsanoparisaṃsthāpyacottānaṃkarayugmakam //2.44//
pūrakairvāyumākṛṣyanāsāgramavalokayet /
yogāsanaṃbhavedetadyogināṃyogasādhane //2.45//

双脚放在相对的膝盖上，双手放在膝盖上，使用智慧手印。(2.44)

吸气，把空气吸进去，凝视鼻尖时屏住呼吸。瑜伽修行者必须每天练习。这是联结坐。(2.45)

（一）练习方法

（1）准备体式：手杖式。

（2）弯曲右侧膝盖，髋关节向外展，将右脚掌置于左大腿下方，脚后跟靠近大腿根部。

（3）弯曲左侧膝盖，髋关节向外展，将左脚背置于右大腿腹股沟位置上，脚掌心朝上。

（4）双膝下沉贴地，指向前方，腰背立直，伸直手臂，双手置于膝盖上，双肩放松，结成智慧手印。

（5）吸气，凝视鼻尖时屏住呼吸。

（6）体式稳定后，原路退出体式，稍作休息，再进行反侧练习。

（二）练习要点

（1）弯曲腿后，启动髂腰肌等髋屈肌群维持髋关节弯曲，髋关节主动外展，还可用手将腿部肌肉由内到外被动外旋，让腿从根部关节处进行外旋运动，才能进一步使两侧膝盖下沉，落向地面，两膝高度相等。下方脚脚后跟置于对侧的大腿根部，上方的掌心朝上置于对侧的腹股沟处。

（2）上方腿肌肉通过充分外旋带动关节运动，使得双腿能更舒适、稳定，两侧坐骨均匀着地起到重要支撑，保持身体底部中正且稳定。

（3）髂肌和腰大肌主动收缩，腰背由尾骨沿脊椎向上延伸，微收腹部使得尾椎骨朝向地面，确保骨盆处于中立位。

（4）背伸肌群和腹横肌收缩维持躯干中立且稳定，使脊椎的延展更有空间，脊柱保持自然生理曲度。

（5）锁骨向左右两侧延长至肩膀，有意识地放松上斜方肌、菱形肌、中斜方肌和下斜方肌，有助于肩胛骨后缩。背阔和肩胛区域轻微收缩，带动大臂、肩膀主动向外旋转，沉肩放松，左右肩膀维持在相同高度，胸腔自然扩展。

（6）伸直手臂后微曲手肘，大臂自然靠近肋骨两侧，双手掌心朝上，分别置于同侧的膝盖上方，结成智慧手印，感官收束，保持专注。

（7）颈椎伸肌群处于中立位，在微拉长的状态下收缩，使颈椎稳定保持自然曲线。

（8）进入体式和保持最终体式时自然呼吸。

（三）降低难度的练习

（1）下肢僵紧、髋关节外展程度有限、踝关节灵活度不足者，可在弯曲双腿后，将脚后跟均落于体前的地面上，前后重合，并处于身体中线。体式稳定后，原路退出体式，再进行反侧练习。

（2）腰背延展程度不足、膝盖未贴地者，可将瑜伽砖或折叠整齐的瑜伽毯放于瑜伽垫上作为支撑辅具，辅具边缘与瑜伽垫边缘平行；坐于辅具上，两侧坐骨均匀用力下压；再按步骤依次进入体式。体式稳定后，原路退出体式，再进行反侧练习。

（四）功效

（1）打开髋部，促进下肢血液循环，增强髋关节、膝关节和踝关节灵活性，提升身体的稳定性。

（2）改善坐姿，促进消化，缓解经期不适和坐骨神经痛。

（3）缓解紧张、焦虑和其他负面情绪，有助于平心静气，适用于调息和冥想。

（五）禁忌

（1）患有坐骨神经痛或骶骨疾病者不宜练习。

（2）膝关节或踝关节有炎症或伤痛者不宜练习。

第七章
呼吸与放松篇

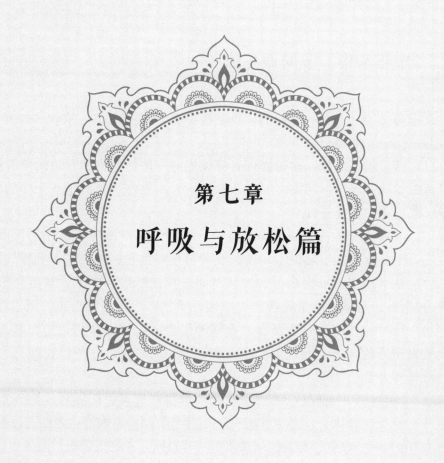

第一节　古典哈他瑜伽调息法

一、《湿婆本集》中的调息法

《湿婆本集》3.20-3.51描述了交替鼻孔调息法（नाडी शोधन प्राणायाम Nāḍī Ŝhodhana Prāṇāyāma）。

（1）练习前的准备：瑜伽修行者应该先向左边的古鲁和右边的象头神致敬，然后再向女神安比卡[①]（अम्बिका Ambikā）致敬；瑜伽修行者应坐在干净的座位上，双腿盘成莲花式，准备调息。

（2）准备练习：首先用左鼻孔吸气，同时用拇指按住右鼻孔，再通过右鼻孔呼气，不要憋气；重复以上动作，交替使用右鼻孔吸气，左鼻孔呼气。

（3）基本原则：每次练习20次，时间安排在清晨、中午、日落和午夜；坚持练习3个月，身体的能量通道得以净化，净化之后，开始正式的调息练习。

（4）练习的目的：通过调息，身体的能量通道得以净化，瑜伽修行者的身体会散发出好的气味，表现为平和、和谐、美丽，有良好的消化能力，也有充足的勇气和力量。

（5）练习的四个阶段：①初始阶段：瑜伽修行者出汗导致体内元素流失，应把汗水涂抹在身体上，避免其流失。②持续阶段：瑜伽修行者的身体会出现颤抖。③高级阶段：瑜伽修行者能够像青蛙一样跳跃。④终极阶段：瑜伽修行者能够获得风的超能力，能悬浮于空中。身体一旦摆脱风、火、水三元素的束缚，就可以恢复正常饮食。无论多吃还是少吃，甚至不吃，都不会产生不良影响。

二、《哈他瑜伽之光》中的调息法

《哈他瑜伽之光》2.46-2.70 描述了八种调息法：

深吸气，通过喉部收束，结束住气，开始呼气。接着通过喉部收束、腹部

① 安比卡是湿婆的妻子帕瓦蒂女神的化身之一，被认为是宇宙之母。

收束和会阴收束，能量流入梵天能量通道，让下行气上升，让上行气下降。

(1) 右鼻孔调息法(सूर्यभेद प्राणायाम Suryabheda Prāṇāyāma，又称为太阳式调息法)：舒适地坐着，慢慢地固定姿势，用右鼻孔吸气，保持，直到呼吸扩散到发根和指尖，然后慢慢地用左鼻孔呼气，防止督夏[①] (Dosha)失去平衡和消除蠕虫。

(2) 喉式调息法(उज्जायी प्राणायाम Ujjāyī Prāṇāyāma)：闭上嘴，通过左脉和右脉控制吸气，使呼吸从喉咙到心脏发出响亮的声音，这样可以去除痰，刺激消化火，可以在运动、站立、坐着或者散步时进行练习，有助于消除水肿和调整紊乱的能量通道。

(3) 嘶声调息法(सीत्कारी प्राणायाम Sītkārī Prāṇāyāma)：用嘴吸气，发出嘶嘶的声音，嘴不要张得过大，然后通过鼻子呼气。通过练习，可以成为第二个卡玛代瓦[②](Kamadeva)。他被瑜伽士所崇拜，成为创造之主，没有饥饿，没有干渴，没有睡眠，没有懒惰，身体中的悦性从束缚中解脱出来。

(4) 清凉式调息法(शीतली प्राणायाम Śītalī Prāṇāyāma)：通过舌头吸气，鼻孔呼气，这种练习可以治疗胃或脾脏肿大以及发烧、胆汁过剩等，能起到消毒的作用。

(5) 风箱式调息法(भस्त्रिका प्राणायाम Bhastrikā Prāṇāyāma)：使用莲花坐，使颈部和腹部呈一条直线，通过鼻孔呼出气流，再迅速吸入空气，从心脏、喉咙到头顶都能感受到响亮的声音。通过这种方式，反复吸入和呼出空气，像风箱被抽动一样，保持觉知和身体的稳定。当身体疲乏时，可以通过右鼻孔吸气。当腹部充满空气时，应迅速按住鼻孔，不要使用食指和中指，应使用拇指和无名指，保持这个姿势，然后通过左鼻孔呼气，促进胆汁和黏液的平衡，从而增加消化能量，很快地能唤醒昆达里尼能量，使人获得愉悦，消除阻塞，解开三种能量结。练习风箱式调息法是瑜伽修行者的责任。

(6) 蜂鸣式呼吸法(भ्रामरी प्राणायाम Bhrāmarī Prāṇāyāma)：快速吸气，发出类似雄性黑蜂的声音，慢慢呼气，同时轻轻地发出雌性黑蜂的声音。通过这种

---

① 督夏是阿育吠陀对能量的统称。根据阿育吠陀的记载，人体由空(आकाश Ākāśa)、风(वायु Vāyu)、火(तेजस् Tejas)、水(आप Āpa)、土(पृथिवी Pṛthivī)五大元素构成。它们相互结合形成三种督夏：瓦塔督夏(वात दोष Vāta Doṣa)、皮塔督夏(पित्त दोष Pitta Doṣa)和卡法督夏(कफ दोष Kapha Doṣa)。瓦塔督夏主要由“空”和“风”构成，皮塔督夏主要由“水”和“火”构成，卡法督夏主要由“水”和“土”构成。当三种能量处于平衡时，身体保持健康，而三种能量的失衡是造成疾病的原因。

② 卡玛代瓦是印度教神话中的爱与激情之神。这种练习会使瑜伽修行者更加有阳刚之气。

练习，瑜伽练习者能成为所有瑜伽士之神，从而获得极乐。

(7) 眩晕式调息法(मूर्च्छा प्राणायाम Mūrcchā Prāṇāyāma)：吸气结束时逐渐稳定在喉部收束上，然后慢慢呼气，使心意保持稳定，获得快乐。

(8) 漂浮式呼吸法(प्लाविनी Plavini Prāṇāyāma，又称流溢式呼吸法)：腹部完全充满空气，可以像荷叶一样漂浮在水面上。

此外，《哈他瑜伽之光》2.71–2.78 描述了自然住气法，自然住气法被认为是最好的调息法。

自然住气法(केवल कुम्भक Kevala Kumbhaka)包括呼气、吸气和住气。住气调息法有两种：连续住气(सहित Sahita)和不连续住气(केवल Kevala)。掌握住气法的人，在三界中能获得一切，可以按照自己的意愿呼吸。通过哈他瑜伽和拉亚瑜伽的练习，瑜伽士达到王瑜伽，体内的昆达里尼能量被唤醒，中脉变得通畅，哈他瑜伽变得完美。

三、《格兰达本集》中的调息法

《格兰达本集》5.86–5.98 描述了 8 种调息法。

(1) 萨希塔调息法(सहित प्राणायाम Sahita Prāṇāyāma)包括两种。

萨嘎巴调息法(सगर्भ प्राणायाम Sagarbha Prāṇāyāma)：采用简易盘腿坐，面朝东或北。通过左鼻孔吸气 16 次，冥想红色、辨性的“梵”，同时念诵 अ(A)，吸气结束后，使用腹部收束。然后屏住呼吸，念诵 64 次 उ(U)，冥想深色、悦性的克里希纳。随后呼气，念诵 म(M) 32 次，同时冥想肤色白皙、惰性的湿婆。再用右鼻孔吸气，左鼻孔呼气，以同样的方式反复念诵曼陀罗，持续练习交替鼻孔调息法，从开始吸气直到呼气结束，使用拇指和小指按住鼻孔，不要使用食指和中指。

尼尔嘎巴调息法(निगर्भ प्राणायाम Nigarbha Prāṇāyāma)：左手置于左膝上用来计数，从 1 数到 100，计算调息的次数，包括吸气、住气和呼气。最高的调息次数是 20 次，中等是 16 次，最低是 12 次。调息法如同三个翅膀，最低的会产生热量或出汗，中等的身体会颤抖(特别是脊柱)，最高的身体会升到空中。如有这三种体验，证明已掌握了此法。通过调息练习，消除疾病，唤醒昆达里尼能量，喜乐便会显现。

(2) 太阳式调息法(सूर्यभेद प्राणायाम Suryabheda Prāṇāyāma)：通过太阳能量通道深呼吸，用喉部收束保持呼吸，直到全身从指甲到发根开始出汗。十种遍布身体的能量分别是上行气、下行气、平行气、上升气、遍行气、伸展气、收缩气、饥渴气、哈欠气和生死气。上行气位于心脏，下行气位于肛门，平行气位于肚脐，上升气位于喉咙，遍行气遍布全身，这是五种主要的能量。另外五种是次要能量，伸展气的功能是打嗝，收缩气的功能是眨眼睛，饥渴气让人产生饥渴感，哈欠气的功能是打哈欠，生死气即便在死亡以后也不会离开身体。练习的时候，上行气、下行气分开，平行气升起，平行气来自肚脐根部，然后在太阳能量通道的帮助下慢慢地通过右鼻孔吸气，然后屏住呼吸，再从左鼻孔呼气，循环往复，这就是太阳式调息法。它是衰老和死亡的毁灭者，能唤醒昆达里尼能量，激活体内之火，这是最好的调息法。

(3) 喉式调息法(उज्जायी प्राणायाम Ujjāyī Prāṇāyāma)：通过两个鼻孔吸入外部空气，用心脏和喉咙吸入内部空气，用住气法控制它们，然后从肛门排出，用喉部收束，以不引起任何阻塞的方式屏住呼吸。如此，卡法督夏失衡、神经和消化系统紊乱引起的疾病就会消失，还能减轻结核病、呼吸系统疾病、发热和脾脏相关疾病等。

(4) 清凉式调息法(शीतली प्राणायाम Śītalī Prāṇāyāma)：通过舌头吸气填充腹部，在住气法的帮助下保存空气，然后通过两个鼻孔排出，这种调息法应该经常练习。通过练习，消化紊乱以及卡法督夏和皮塔督夏紊乱便会消失。

(5) 风箱式调息法(भस्त्रिका प्राणायाम Bhastrikā Prāṇāyāma)：两个鼻孔用力吸气和呼气，像风箱一样填充和清空腹部。重复这个动作 20 次，然后屏住呼吸重复练习 3 次，如此便减少疾病或紊乱。

(6) 蜂鸣式调息法(भ्रामरी प्राणायाम Bhrāmarī Prāṇāyāma)：午夜过后，在一个听不到任何声音的安静的地方，瑜伽修行者应该用双手堵住耳朵进行练习。右耳倾听体内的声音，首先是蚱蜢的声音，然后是长笛的声音，接着是雷鸣，再接着是铙钹或小鼓的声音，以及蜜蜂的嗡嗡声、钟声、大锣声、小号声、铜鼓声等。通过每天的练习，瑜伽修行者会有聆听到各种声音的体验，而神圣的声音或振动在心轮中产生。在它的共振下，内在视觉感受到内心的十二瓣莲花。随着意识融入火焰，完善练习方式，瑜伽修行者获得了三摩地的超能力。冥想胜于曼陀罗八倍，苦行胜于冥想八倍，但没有什么比聆听体内的密音更伟大。

(7) 眩晕式调息法(मूर्च्छा प्राणायाम Mūrcchā Prāṇāyāma)：舒适地进行住气法练习，瑜伽修行者通过这种练习方式把注意力从物质层面移开，集中在眉心，与阿特曼相结合。如此便能获得喜乐。

(8) 自然住气调息法(केवलि प्राणायाम Kevali Pranayama)：呼气念诵“哈姆”(हम् Ham)，吸气念诵“索”(सो So)。整个白天和黑夜要呼吸 21600 次。这叫

作“哈姆索”(हम्सो Hamso)或“索哈姆”(सोऽहम् Soham)默念曼陀罗练习。空气通过三个地方进出：底轮、心轮和两个鼻孔。因“业”而获得的身体，长度是 96 指，而体内自然流出的空气长度是 12 指，唱歌时是 16 指，吃饭时是 20 指，走路时是 24 指，睡觉时是 30 指，运动的时候更多。

如果自然呼气时间缩短，那么生命就会延长。寿命会随着呼出空气长度的增加而缩短。风能量自然地保存在体内，被称为自然住气调息法。在整个生命过程中，瑜伽士必须有意识地不断默念哈姆索。使用自然住气调息法，呼吸减少的速率增加一倍，会达到马诺马尼(मनोन्मनी Manonmanī，有意识的无意识状态)。通过鼻孔吸气住气，第一天练习 64 次自然住气调息法。以后每天练习 8 次，每 3 小时练习一次，或按照指定的时间练习，每天清晨、中午、黄昏、夜晚和午夜，或者每天日出、正午和日落。每天默念 5 遍曼陀罗，可以使练习更加完善。能够掌握自然住气调息法的人，被称为真正的瑜伽知者。

第二节 现代四种常用的呼吸法

本节主要讲述四种现代常用呼吸法：腹式呼吸、胸式呼吸、锁骨式呼吸和完全式呼吸。它们属于阶段式呼吸，相对简单实用。呼吸对人体健康的重要性不言而喻，长期固化的错误呼吸方式会给身体带来不同程度的伤害，严重者会出现功能异常。通过呼吸法的练习，能增加供氧量，改善心肺功能，适用于瑜伽练习者在体式练习、静坐冥想和休息放松时使用。呼吸练习可以采取金刚坐、简易盘腿坐、至善坐、莲花坐等坐立位体式，或者坐于椅子上，或者平躺于地面或床上。无论采取哪种体式进行练习，保持舒适稳定的姿势，有意识地调节呼吸都是练习中应该特别注意的。本节采用金刚坐进行讲解。

一、腹式呼吸

腹式呼吸是人们日常生活中常用的一种呼吸方式，能够促进血液循环，降低血压和心率，减少肌肉的紧张感，增强专注力，缓解压力。

（一）练习方法

（1）先呼气，将气息完全吐尽，腹部扁平内凹，横隔上移。

（2）深吸气，空气经由鼻腔沿呼吸道流动，穿过喉轮，下压横隔，腹部慢慢向外鼓起，扩张，吸气到极限。

（3）呼气，腹部逐渐变得扁平内凹，肚脐无限靠近后背脊柱的方向，横隔上移，排尽所有的废气、浊气。

（4）腹式呼吸练习时长因人而异，通常建议为5~10分钟。

（二）练习要点

（1）避免塌腰翘臀，脊椎从骶骨向上延伸，腰背直立，保持正常生理曲度。

（2）呼吸深长缓慢，意识专注，细心体会一吸一呼之间气息的流动和腹部的变化。

（3）除了参与呼吸的部位，其余部位均放松，尤其避免双肩紧张，肩膀要主动外旋、下沉，锁骨自中线处延伸向肩袖向远。

（4）腹式呼吸比胸式呼吸更深入缓慢，练习前期需要不断尝试才能逐渐找到适合自己的程度和状态。前期容易出现呼吸困难、节律混乱现象，可以将手掌轻放于腹部，感受呼吸时腹部扩张与收缩。

（5）随着练习持续深入，可以有效调节呼吸节律和程度。对于具备一定经验的练习者，可以尝试在每次吸气后悬息住气，即吸气完成后，屏住呼吸，保持一定时间后再呼气。

（三）功效

（1）能够促进血液循环，降低血压和心率。

（2）减少肌肉的紧张感，增强专注力，缓解压力。

（四）禁忌

腹部疼痛者不宜练习。

二、胸式呼吸

胸式呼吸是日常生活中常用的一种自主呼吸模式，不需要有意控制。胸式呼吸主要以胸廓区域肋间肌的收缩与舒张，胸骨和肋骨的上升、下降引起胸廓前后、左右径的大小变化为作用机制，肌肉主动或被动发力使得胸腔体积改变而形成肺通气，吸气和呼气在密闭的胸廓区域进行交换。在瑜伽体式练习中，后弯的体式通常采用胸式呼吸，如骆驼式、眼镜蛇式。

（一）分类

胸式呼吸是人体的一种基本能力，有意识地进行胸式呼吸练习对改善肺部健康、锻炼呼吸肌和保持身体健康大有裨益。胸式呼吸通常分为上胸式呼吸和下胸式呼吸。

（二）练习方法

（1）吸气，气体经由鼻、咽喉、支气管吸入肺部，肋间肌舒张，肋骨上提、外翻，胸廓扩展。

（2）呼气，肋间肌收缩，肋骨下沉、后降、内翻，空气排出肺部，胸廓缩小。

（3）胸腔扩展时吸气，胸腔收缩时呼气。

（4）重复练习第 1、2 步，胸式呼吸练习时长因人而异，通常建议为 5~10 分钟。

（三）练习要点

（1）避免塌腰翘臀，脊椎从骶骨向上延伸，腰背直立，保持正常生理曲度。

（2）腹部不动，呼吸只发生在胸腔。

（3）呼吸深长缓慢，意识专注，细心体会一吸一呼之间气息的流动和胸腔的变化。

（4）放松身体和意识，避免双肩紧张。

（5）胸式呼吸是一种自主呼吸，人们对它通常缺少有意识的训练和观察。练习初期易出现气息紊乱、心理不适等现象，可以将手掌轻放于肋骨侧面、前面、后面，感受呼吸时胸廓扩张与收缩的变化。尝试将每一次呼吸都带到手压按的部位，以增加肋骨柔韧性和胸廓呼吸肌的协调性。

（6）随着练习持续深入，呼吸节律和程度将会得以控制。对于具备一定经验的练习者，可尝试与腹式呼吸相同的悬息住气练习。

（四）功效

（1）刺激交感神经，改善精神不振。

（2）促进中上肺部肺泡活跃，改善肺部功能，增加肺活量。

（3）缓解缺氧症状，降低心率，改善呼吸系统。

（五）禁忌

胸部或脊柱疼痛者不宜练习。

三、锁骨式呼吸

事实上，锁骨式呼吸仍然是在胸廓内进行气体交换的呼吸，是在胸式呼吸基础上，以双肩、锁骨和上肋骨的上下运动进行呼吸。由于单纯的锁骨式呼吸气息短浅，在日常生活中，只有极少的人群才会采用这种呼吸方式，如哮喘病患者，有意识的练习对促进身体灵敏性以及深度后弯体式的练习具有重要意义。

（一）练习方法

（1）吸气，气体经由鼻、咽喉、支气管吸入肺部，肋间肌舒张，肋骨上提、外翻，胸廓扩展，继续将上肋骨、锁骨和双肩缓慢上提，充分完全地吸气。

（2）呼气，肋间肌收缩，肋骨下沉、后降、内翻，将空气排出肺部，胸廓缩小，肋骨、锁骨和双肩缓慢下沉，完全彻底地排出气体。

(3) 胸腔扩展，肋骨、锁骨和双肩上提时吸气；胸腔收缩，肋骨、锁骨和双肩下沉时呼气。

(4) 重复练习第1、2步。锁骨式呼吸练习时长因人而异，通常建议为3~5分钟。

(二) 练习要点

(1) 避免塌腰翘臀，脊椎从骶骨向上延伸，腰背直立，保持正常生理曲度。

(2) 呼吸深长缓慢，意识专注，细心体会一吸一呼之间的变化。

(3) 放松身体和意识，提肩但不要耸肩。

(4) 通过将手掌轻放于锁骨下沿来感受变化，尝试将每一次呼吸都带到手压按的部位上。

(5) 随着练习的持续深入，呼吸节律和程度将会得以控制。对于具备一定经验的练习者，可尝试与腹式呼吸、胸式呼吸相同的悬息住气练习，在胸式呼吸足够充分的情况下进行锁骨式呼吸能够促进肺部功能。

(三) 功效

(1) 提高对于锁骨区域肌肉、韧带、骨骼的感知力。

(2) 有效调节呼吸，促进肺部功能。

(四) 禁忌

肩颈疼痛者不宜练习。

四、完全式呼吸

完全式呼吸是将前三种呼吸法结合在一起的呼吸法，对身体的要求更高，呼吸过程中腹部、胸腔都完全参与到呼吸运动中，是调息法练习的必要准备。

(一) 练习方法

(1) 先呼气，将气息完全吐尽，腹部扁平内凹，横隔上移。

(2) 深吸气，空气经由鼻腔沿呼吸道流动，穿过咽喉、支气管，下压横隔，腹部慢慢向外鼓起，扩张；紧接着肋间肌舒张，肋骨上提、外翻，胸廓扩展，胸腔饱满；再继续将上肋骨、锁骨和双肩缓慢上提，充分完全地吸气。

(3) 呼气，肋骨、锁骨和双肩缓慢下沉；肋间肌收缩，肋骨下沉、后降、内翻，胸廓缩小；腹部逐渐变得扁平内凹，肚脐无限靠近后背脊柱的方向，横隔上移，完全彻底地排出肺部气体。

（4）腹部隆起、胸腔扩展，肋骨、锁骨和双肩上提时吸气；腹部内凹、胸腔收缩，肋骨、锁骨和双肩下沉时呼气。

（5）重复练习第 1、2 步，完全式呼吸练习时长因人而异，通常建议为 5~10 分钟。

（二）练习要点

（1）脊柱延伸，腰背直立。

（2）呼吸深长缓慢，意识专注，细心体会一吸一呼之间的变化。

（3）放松身体和意识，气息不可在任一阶段中断。

（4）需要成熟掌握前三阶段的呼吸练习或在专业老师的指导下尝试完全式呼吸。

（5）可以将一只手轻放于肚脐，另一手轻放于胸前感受呼吸的变化，尝试将每一次呼吸都带到手按压的部位。

（6）完全式呼吸始终顺畅、稳定、轻柔，每个阶段之间应自然过渡，连续不断，刚开始练习会有困难，需要不断努力和尝试。对于具备一定经验的练习者，同样可尝试与腹式呼吸、胸式呼吸相同的悬息住气练习。

（三）功效

（1）增加肺活量，让更多新鲜的氧气供应血液。

（2）平衡交感神经和副交感神经，调节内分泌。

（3）有助于排毒和缓解身体压力。

（四）禁忌

（1）腹部疼痛者不宜练习。

（2）胸部或脊柱疼痛者不宜练习。

（3）肩颈疼痛者不宜练习。

第三节　现代三种常用的放松术

瑜伽放松术，也称为瑜伽休息术，是在瑜伽练习过程中非常重要的环节。它是一种循序渐进、由内而外、由粗糙到精微的深度放松方式。本节重点讲述摊尸式、束角摊尸式和双腿沿墙直立式三种现代常用的放松术。瑜伽放松术被视为修复身体的有效方法，对身、心、意具有调节与放松作用。每个人可以根据自身的身体状况选择适合的放松术。此外，语言的引导也是非常重要的一部分，有时结合唱诵。

一、摊尸式

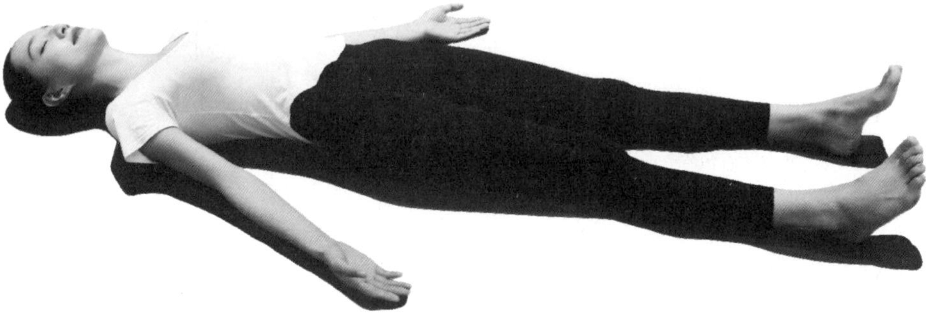

图 7-1　摊尸式

（一）练习方法

（1）准备体式：仰卧。

（2）双腿分开与坐骨同宽，双脚自然分开，垂向地面。

（3）双臂分开，与身体约呈 45°夹角，掌心朝上，手指自然弯曲。

（4）微收下颌，后脑勺着地，轻闭双眼。

（5）体式稳定后，在语言的引导下，自上而下依次放松身体各个部位。

（二）练习要点

（1）双脚分开与坐骨同宽，脚跟外侧支撑着地，双脚脚趾随地心引力自然下垂。

（2）双腿完全放松，从大腿根部开始外旋，腿内侧朝上，腿后侧不要刻意下压地面。

（3）微收腹部，耻骨上提至肚脐方向，肚脐沉向地面，进而带动尾骨卷向耻骨方向，远离腰椎，使骨盆保持中立位，下腰背部完全贴实地面。

（4）双臂分开，从肩关节处开始做手臂外旋运动，掌心顺势朝上，腋下舒张，直至双臂离躯干的位置大约呈 45°夹角，肩胛下沉带动双肩放松，远离双耳。

（5）微收下颌，面部平行于地面，颈椎延伸，胸廓自然打开，舒展肋骨。

（6）身体后侧的尾骨、脊柱和头颅底部完全处于身体中线上，两侧臀部、竖脊肌、肩膀均等下压地面；身体前侧的眉心、鼻梁、下巴、胸骨、肚脐和耻骨中央区域处于一条直线上。

（7）呼吸均匀顺畅，轻闭双眼，意识专注，深度放松。

（三）降低难度的练习

（1）腰背部下方始终留有空间或感到紧张者，可使用以下方法进行降低难度的练习。

方法一：可利用折叠整齐的瑜伽毯或瑜伽抱枕作为支撑辅具，瑜伽毯或瑜伽抱枕与瑜伽垫长边垂直放置，膝窝置于支撑辅具上，微收腹部，耻骨上提至肚脐方向，带动尾骨卷向耻骨方向，远离腰椎，腰骶部的紧张感便可得以释放。

方法二：仰卧后弯曲双膝膝关节，将脚掌踩地，双脚分开与坐骨同宽，脚跟靠近臀部两侧，这时再结合骨盆卷动，微收腹部，耻骨上提至肚脐方向，带动尾骨卷向耻骨方向，远离腰椎，下腰背部便会更贴实地面。

（2）肩颈紧张者，为了维持颈椎 C 形生理结构，可将瑜伽毯折叠整齐垫于颈椎下方，高度刚好支撑后脑勺、颈后侧和肩后侧，保持脊柱自然生理曲度，放松全身。

（四）功效

（1）深度放松身体，消除肌肉紧张感，缓解身体酸痛。

（2）消除疲劳，缓解压力，加强意识对身体的觉知。

（3）促进睡眠，改善睡眠质量。

二、束角摊尸式

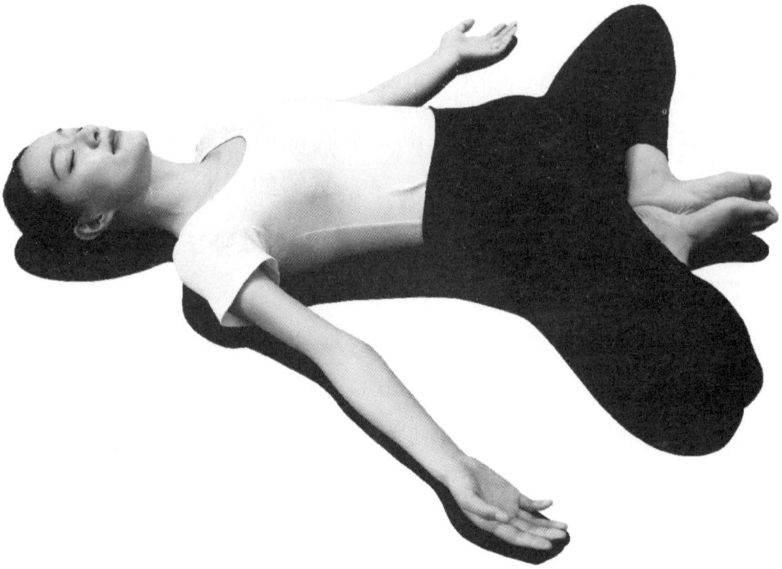

图 7-2　束角摊尸式

（一）练习方法

（1）准备体式：仰卧。

（2）髋关节向外展，弯曲双膝膝关节，将双脚掌心相触，脚的外侧贴地，脚跟抵住会阴处，膝关节自然下沉落地。

（3）骨盆处于中立位，腰背部贴实地面，脊椎保持延展。

（4）将双臂分开，与身体约呈 45°夹角，掌心朝上，手指自然弯曲。

（5）微收下颌，将后脑勺着地，轻闭双眼。

（6）体式稳定后，在语言的引导下，意识专注于身体各个部位，自上而下依次放松身体各个部位，深度放松 10 分钟左右。

（二）练习要点

（1）髋关节外展的程度决定着双腿弯曲后呈现的状态与放松程度，可先在手杖式的基础上，弯曲一侧腿，用手帮助腿部肌肉从大腿至小腿依次由内而外舒展，最终调整脚掌、膝盖舒适、稳定后再进入束角摊尸式。

（2）保持骨盆中立位，微收腹部，上提耻骨，肚脐沉向地面，进而带动尾骨卷向耻骨方向，远离腰椎，下腰背部完全贴实地面。

（3）双臂分开，从肩关节处开始做手臂外旋运动，掌心顺势朝上，腋下舒张，直至双臂离躯干的位置大约呈 45°夹角，肩胛下沉带动双肩放松，远离双耳。

（4）微收下颌，调整面部平行于地面，颈椎延伸，处于脊柱的延长线上，胸廓自然打开，每根肋骨都自然舒展。

（5）保持体式中立位，沿身体的中线，脚跟、膝盖、髋、手臂等四肢部位被均等平分；身体后侧的尾骨、脊柱和头颅底部应当完全处于身体中线上，两侧臀部、竖脊肌、肩膀均等下压地面；身体前侧的眉心、鼻梁、下巴、胸骨、肚脐和耻骨中央区域处于一条直线上。

（6）呼吸顺畅均匀，轻闭双眼，意识专注，深度放松。

（三）降低难度的练习

（1）双脚掌心并拢、脚跟靠近臀部困难者，可在弯曲双腿后，先将脚掌心相对，将双脚跟远离臀部，使大小腿呈菱形，再向后躺下，在保证髋关节和膝盖舒适的前提下，根据身体情况调整脚跟距离臀部的距离。

（2）膝盖不能落地、腿内侧紧张者，可在弯曲双腿时，在两大腿外侧对称放置瑜伽砖或瑜伽抱枕作为支撑，在确保脚掌心彼此贴合的前提下，调整支撑辅具与身体中线的距离，有效伸展腿的内侧，膝盖与地面的距离会随着练习的深入逐渐缩短。

（3）腰背部下方始终留有空间、感到紧张者，可将瑜伽枕或折叠整齐的瑜伽毯垫于脊椎下方。躺下前，支撑的辅具应贴紧臀部，帮助脊椎由下至上依次躺下，躺下后，臀部仍然在地面上。由于脊椎被垫高，为获得更全面深入的放松，一方面，可以在后脑勺下方再垫适宜高度的瑜伽毯以使颈椎更舒展，胸廓自然扩张，呼吸顺畅；另一方面，肩膀距离地面的位置也变高了，可以在沿着大臂和手指延伸的方向上，将折叠整齐的瑜伽毯垫于手臂下方。

（四）功效

（1）拉伸髋关节、腹股沟和臀部，对坐骨神经痛有一定缓解作用。

（2）促进骨盆血液循环，缓解经期疼痛。

（3）增强髋关节灵活度，缓解腰部疼痛。

（4）放松全身，舒缓压力，促进睡眠，改善睡眠质量。

（五）禁忌

膝盖或髋关节有伤痛者不宜练习。

三、双腿沿墙直立式

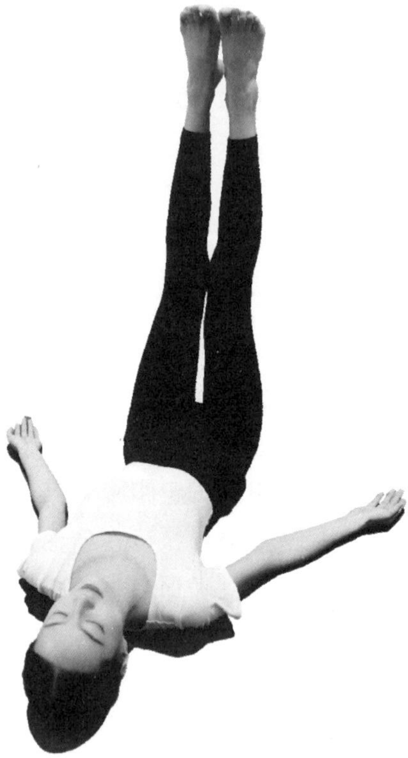

图 7-3　双腿沿墙直立式

（一）练习方法

（1）准备体式：靠墙仰卧，双脚搭于墙体。

（2）调整臀部贴实墙角，双腿伸直。

（3）骨盆中正，将腰骶部及整个后背贴实地面，后背舒展，脊椎保持延展。

（4）将双臂分开，与身体约呈 45°夹角，掌心朝上，手指自然弯曲。

（5）微收下颌，将后脑勺着地，轻闭双眼。

（6）体式稳定后，在语言的引导下，意识专注于身体各个部位，自上而下依次放松身体各个部位，深度放松 10 分钟左右。

（二）练习要点

（1）微屈双膝，不回勾脚掌，双腿后侧有轻微伸展感，双腿中立且与地面垂直。

（2）保持骨盆中立位，通过微收腹部，上提耻骨，肚脐沉向地面，进而带动尾骨卷向耻骨方向，远离腰椎，下腰背部完全贴实地面。

（3）双臂分开，从肩关节处开始做手臂外旋运动，掌心顺势朝上，腋下舒张，直至双臂离躯干的位置大约呈45°夹角，肩胛下沉带动双肩放松，远离双耳。

（4）微收下颌，调整面部平行于地面，颈椎延伸，处于脊柱的延长线上，胸廓自然打开，每根肋骨都自然舒展。

（5）保持体式中立位，沿身体的中线，脚跟、膝盖、髋、手臂等四肢部位被平分；身体后侧的尾骨、脊柱和头颅底部应当完全处于身体中线上，两侧臀部、竖脊肌、肩膀均等下压地面；身体前侧的眉心、鼻梁、下巴、胸骨、肚脐和耻骨中央区域处于一条直线上。

（6）呼吸顺畅均匀，轻闭双眼，意识专注，深度放松。

（三）降低难度的练习

（1）髋屈能力弱、臀部不能贴实墙角者，可将臀部离开墙角适当距离，使双腿与墙体呈现一定夹角进行练习。

（2）腰骶部不适者，可将瑜伽枕或折叠整齐的瑜伽毯垫于腰骶部下方，再沿着后背脊椎，从骶椎、腰椎、胸椎、颈椎依次降低支撑辅具的高度，使整个脊椎充分延伸，以缓解不适。

（3）上举的腿部不适、难以保持稳定者，可将双腿沿墙体对称分开，保证骨盆处于中立位，腰骶及整个后背部舒展贴实地面。为保持稳定，可分别在双腿的外侧垫瑜伽抱枕或瑜伽砖作为支撑，避免因身体不处于中立位而造成其他部位代偿发力。

（四）功效

（1）有助于血液回流，增加盆腔供血，有助于盆腔内器官的新陈代谢。

（2）促进全身血液循环，尤其促进下肢血液循环，改善肌肉疲劳，缓解释放压力。

（3）拉伸韧带，增强身体柔韧性，对于长期久站或者腿部水肿人群，有效缓解腿部和脚部疲劳，减轻下肢肿胀和疼痛等症状。

（4）舒缓神经，促进睡眠，改善睡眠质量。

（五）禁忌

患有高血压或心脏病者不宜练习。

后记

一个甲子的时光交替，六十本命年迎来了第 21 本著作的出版。工作近 40 个春秋，一半在山东大学，一半留给了云南。山东大学给了我两次公派出国留学的难忘经历，那里有学富五车、虚怀若谷的师长们，有曾经朝气蓬勃、意气风发的外事处同仁们，还有许多亲如兄弟的朋友们。而云南则是我将储备了 20 余年的知识、智慧和经验用于实践的地方。在这里，我挥洒汗水，多少个不眠之夜枯坐办公室撰写报告和国际化规划；在这里，多少个日日夜夜接待国际友人、国内同行。2023 年 11 月，我受托接待印度大学校长访华团，来自古吉拉特中央大学的杜贝教授，一位博学而直率、一见如故的挚友，在结束访问前的临行感言中说："离开中国之际，已经像思念故乡一样，把这里当作自己的家一样思念，您年届六十，仍一丝不苟地工作，值得我们学习。"而这一切都是责任和使命使然。感恩当年指引我来到云南大学的师友，感恩在我工作遇到瓶颈时引我到云南民族大学的领导，云南已是我的半个故乡。

2007 年，云南大学校党委将本年度确定为学校国际年。2007 年初，云南大学入选中国政府奖学金来华留学生接收院校，首批 15 位来自法国、加拿大、意大利、比利时、波兰、斯洛伐克和老挝等国的留学生到校学习。云南大学来华留学生工作开启了以政府奖学金为杠杆，扩大规模与提高层次并重的快速发展阶段。同年，获教育部批准，云南大学成为"中国—东盟大学校长论坛"中方秘书处单位。

2010 年，云南大学开始启动与印度国际大学的全面合作，并申报外交部"亚洲区域合作资金"项目——东亚峰会高等教育合作论坛获得批准。同年，该论坛在昆明召开。孟加拉南北大学孔子学院挂牌成立，这是中国在南亚的第一家孔子学院。

2011 年，云南大学成为首批列入教育部"111 计划"和国家外专局"千引工程"的地方院校。在泰戈尔诞辰 150 周年之际，"泰戈尔：远行的罗曼史（Tagore: Romance of Travel）"画展在云南大学举办。

2012 年，云南大学与印度国际大学正式开启了学生交换、教师交流、图书编撰等多领域的交流合作，首批 20 位印度国际大学学生到云南大学进行了为期三周的短期访学；尼赫鲁大学的金达教授（后成为尼赫鲁大学第一副校长）作为泰戈尔讲席教授来云南大学讲学授课。同年，作为"中印交流年"和纪念泰戈尔诞辰 150 周年的后续活动，云南大学接收了印度政府赠送的泰戈尔半身铜像，中国只有北京大学和上海世博会曾被赠送过。这一年是我开始与印度友人深入交流，了解印度文化，促进中印人文交流的开端。从此，我与印度深深结缘。

感谢中印人文交流中心团队的所有成员，蔡春阳老师是我多年的同事，我们共同编写完成了中印人文交流三部曲。自 2018 年中印人文交流中心成立至今，我们共同致力于中印人文交流事业。近些年，我们专注于瑜伽和印度哲学的研究。2022 年初，蔡春阳老师、王赞贻博士和我合著了《瑜伽史纲》。我与王赞贻博士相识于 2017 年，那时赞贻是印度辨喜瑜伽大学的在读硕士研究生，后来她在辨喜瑜伽大学读博，研究方向为中印哲学比较研究，我有缘成为她的中方合作导师，现在赞贻博士已顺利毕业。余松松老师是云南民族大学中印瑜伽学院首届瑜伽专业研究生，现在是我的同事。他最初因身体原因开始接触瑜伽，通过习练瑜伽，身体健康状况得到很大改善，慢慢热爱上了瑜伽，在体式方面有自己的独到见解。媛坤老师通过当时我担任云南大学国际处处长期间牵头建立的云南大学与印度国际大学全面合作关系开展的学生互访项目来到中国，后来在云南大学攻读硕士和博士学位，博士毕业后，留在中印人文交流中心工作。她热爱中国文化，为中印人文交流贡献着自己的力量。2022 年暑假期间，我们四人一同拍摄了古典哈他瑜伽体式视频，并分享在“中印人文交流”公众号中，为本书的撰写奠定了扎实的基础。此后，几位老师和我多次商量本书的构架，打磨细节，力争完整准确地体现古典哈他瑜伽体式的全貌。没有他们的努力，本书不可能顺利完成。

感谢我的学生徐燕超、刘倩茹、瞿晨曦、唐梦林、喻佳丽、洪见光，他们是中印瑜伽学院的研究生，正直、善良、有理想、积极上进，对瑜伽历史、文化、哲学和行法有着浓厚的兴趣，积极参与中心的各项活动，为本书的编写贡献着自己的力量。还要特别感谢穆佳钰同学，她虽然不是我带的学生，但她多次不辞辛劳、积极主动地参与瑜伽体式的拍摄工作。

同时，特别感谢本书的读者们，你们是我们撰写此书的动力源泉，本书难免有不足之处，也恳请你们提出中肯的意见和建议，以便于下一版的修订。

于欣力

2024 年 1 月 6 日